本 书 承

广东省科学技术厅资助出版

广东省优秀科技专著出版基金会推荐

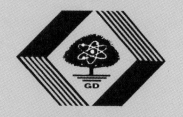

广东省优秀科技专著出版基金会

超声介入

——产前诊断与宫内治疗学

Ultrasound-Guided—Prenatal Diagnosis & Intrauterine Therapeutics

主　编　康佳丽　张玉洁

广东省出版集团
广东科技出版社
·广州·

图书在版编目（CIP）数据

超声介入——产前诊断与宫内治疗学/康佳丽，张玉洁主编. —广州：广东科技出版社，2008．3
ISBN 978-7-5359-4452-8

Ⅰ．超… Ⅱ．①康…②张… Ⅲ．①妊娠诊断：超声波诊断②产科病—介入疗法 Ⅳ．R714

中国版本图书馆CIP数据核字（2007）第182333号

责任编辑：熊晓慧　谢志远
装帧设计：林少娟
责任校对：罗美玲　山林
责任技编：LHZH
出版发行：广东科技出版社
　　　　　（广州市环市东路水荫路11号　邮码：510075)
E-mail:gdkjzbb@21cn.com
http://www.gdstp.com.cn
经　　销：广东新华发行集团股份有限公司
排　　版：广东科电有限公司
印　　刷：佛山市浩文彩色印刷有限公司
　　　　　（南海区狮山科技工业园A区　邮码：528225）
规　　格：787mm×1 092mm　1/16　印张20.75　字数410千
版　　次：2008年3月第1版
　　　　　2008年3月第1次印刷
印　　数：1～2 000册
定　　价：108.00元

如发现因印装质量问题影响阅读，请与承印厂联系调换。

内 容 简 介

　　现代超声介入及分子生物学诊疗技术在胎儿医学中的发展与应用，对预防和降低新生儿出生缺陷、改善围生儿预后、提高人口素质起到了不可估量的作用，是近代医学的一项巨大成就。

　　本书把细胞遗传学、生化遗传学、分子遗传学等基础学科与临床产科学、儿科学、超声影像学等医学实践紧密结合起来，系统、详尽地从产前诊断、宫内治疗及宫内治疗护理3个方面对超声引导下的介入技术作了逐一探讨，重点阐述了该技术的诊疗规范及操作技巧，并融合了相关领域的最新进展及各位作者本人宝贵的实践经验。

　　本书内容既兼顾到教科书的系统性和理论性，同时也凸现了工具书的实用性，以适应众多学科专业人员的不同需求。

编 委 会

主　编：康佳丽　张玉洁

编　者：（按姓氏笔画排序）

王冬昱　邓玲红　李小毛　李东至

李国樑　何　平　何东华　吴丽丽

杨美英　陈勉予　陈淑贤　岑春华

罗　新　姚文英　夏　薇　黄志红

曾艳华　廖　灿　潘　敏

谨以此书

献给
培育我们成长的党和人民！
献给
为人类健康繁衍辛勤耕耘的同仁志士！

序

　　近年来，胎儿医学飞速发展，其中胎儿宫内诊断水平的进步为评估胎儿生长发育提供了可靠依据。产前诊断水平的不断提高，也使胎儿宫内治疗越来越受到重视，及时有效的胎儿宫内治疗可明显改善围生儿预后。超声波检查是医生眼睛的延伸，在多种情况下是胎儿影像学检查的唯一方法及引导手段。超声技术本身的更新也使很多介入性超声诊断和治疗成为可能，超声以其实时性、灵活性、便携性、无放射性等优点成为胎儿介入性诊断与治疗最有力的候选者和应用者。

　　目前国内胎儿宫内诊断治疗的专著不在少数，但从临床医生角度探讨超声技术在此领域应用的书藉却很少，《超声介入——产前诊断与宫内治疗学》的出版正好填补了这一空白。书中详细地从产前诊断、宫内治疗及宫内治疗护理三个方面对超声引导下的介入操作技术和注意事项做了逐一探讨，其中既包括了诊疗常规及操作要点，还加入了相关领域的最新进展及各位作者本人的宝贵实践经验。所以此书不仅可作为妇产科介入操作的参考书，还有利于医师对此领域新进展的了解。

　　此书主编康佳丽教授是广州医学院附属第一人民医院妇产科主任，从事妇产科工作20多年，在妇产科超声介入治疗方面造诣颇深，其主持的《超声介入宫内治疗》科研项目成果已达国内领先水平，现已在国内外杂志上发表论文60多篇，硕果累累。妇产科界对康佳丽教授的精湛医术、高尚医德和魅力人格也非常熟悉，拜读此书之后更有耳目一新之感，相信对于同道应是大有裨益，使他们对产前诊断及宫内超声介入治疗有更深刻的了解。所以我向妇产科医生及超声科医生推荐此书，并以此为序。

中华医学会广东省医学会围产医学分会主任委员
中山大学附属第三医院妇产科教授
2007年7月于广州

前　言

　　优生优育、提高人口素质已日益引起全社会的关注，它需要全人类长期艰苦的努力，尤其是积极发展有关医疗方面的技术。

　　近年来，随着现代超声介入及分子生物学诊疗技术在产科的应用，拓宽了产前诊断的范围，带动了胎儿医学的发展并提高了卫生经济学效益。超声介入作为现代超声医学的一个分支，是在超声显像基础上为进一步满足临床诊断和治疗的需要而发展起来的一门新技术。其主要特点是在实时超声监视或引导下，完成一系列穿刺、活检、抽吸、注药、官内治疗及进行外科手术等各种诊断和治疗。超声具有实时显像功能，图像清晰，而超声介入下操作简便、安全、临床应用价值高，已成为介入医学的重要组成部分。介入性超声诊疗在产科的应用，大大提高了产前诊断的安全性和准确性，显著改善了妊娠结局，使胎儿能与成人一样接受多方面的检查及医学治疗，对推动围产医学发展，以及优生、优育和提高人口素质都将具有重大的意义。

　　产前诊断是通过直接或间接地对胎儿健康状况及性别进行检测，以防止具有严重的遗传病、智力障碍及先天畸形患儿出生。产前诊断是由细胞遗传学、生化遗传学、分子遗传学等学科和临床产科学、儿科学、超声影像学等医学实践紧密结合起来形成的一门边缘学科，是近代医学的一项重大成就。对孕妇进行产前诊断，为预防和降低新生儿出生缺陷、提高人口素质起到了不可估量的作用。

　　超声介入诊疗技术近年来发展迅速，而且是医学今后发展的趋势之一。而关于超声介入在产科方面的专著甚少，本书的出版将把超声介入诊疗在产科的应用推向一个新的里程。

　　本书的主要内容和观点，既参考了国外经典专著和国内外最新成果，亦是我们多年工作经验的积淀。本书内容编排上既兼顾教科书的系统性和理论性，同时也凸现工具书的实用性，以适应众多学科专业人员的不同需求。

　　作为本书的主编，我们深感才疏学浅，力难从心。但为完成历史赋予我们的责任，故斗胆为之，以回报培育我们成长的祖国和人民。限于能力和时间的关系，纰漏难免，诚望前辈、师长和同仁予以指正。此书的编写旨在抛砖引玉，促进我国超声介入诊疗技术在产科应用的深入研究与进一步发展。

在全书的编写过程中，有众多台前幕后的同道为此付出了辛勤的汗水，在此特别致谢！

承蒙出版社的领导给予热忱的关怀和支持，并付出了许多劳动和心血，我们愿借此机会一并向他们表示真挚的谢意！

康佳丽　张玉洁
2007年8月于广州

目　录

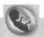

第一编
产前诊断

第一章 产前诊断的概况

第一节 产前诊断的意义

产前诊断（prenatal diagnosis）是由细胞遗传学、生化遗传学、分子遗传学等学科和临床产科学、儿科学、超声影像学等医学实践紧密结合起来形成的一门边缘学科。是近代医学的一项重大成就。通过产前诊断，即直接或间接地对胎儿健康状况及性别进行检测，以防止具有严重遗传病、智力障碍及先天性畸形患儿出生。

目前，产前诊断已成为国外临床产科学的重要组成部分。在发达国家，大多数35岁和35岁以上的高龄孕妇都能接受产前诊断检查，对常见的唐氏综合征的产前诊断早已被明确列为产科常规检查项目之一。产前诊断的主要目的，是为可能出现遗传病或与遗传因素有关的疾病以及具有其他导致畸形因素的高风险家庭提供充足可靠的信息，使他们能够在妊娠期对异常的胎儿尽早做出自己适当的选择。所以，产前诊断的意义非常重要，具体表现为：

1）当检查结果正常时，为风险家庭提供循证医学的依据，使之放心。

2）为风险夫妇在计划怀孕之前提供风险信息。

3）及早为个别愿意保留患病胎儿的孕妇及家庭提供有关遗传方面的信息，以利于对妊娠期间和分娩后子女保健、抚养及成长等问题，做好从精神到物质等各个方面的准备。

4）在诊断结果异常时，使有关专业人员及时做好对异常胎儿出生时和出生后的应对措施。

5）为计划做流产的风险夫妇提供信息，使他们在精神上做好思想准备。

随着人类健康水平的不断提高，原来儿科死亡率甚高的非典型遗传性疾病逐年减少，如营养不良、传染病及感染性疾病等；而与遗传有关的疾病相应增加，根据目前临床资料统计分析，普通人群中遗传病流行率可高达73%，甚至有人认为，除了外伤性骨折以外，其他疾病都与遗传因素有关。我国每年大约有2 000万的新生儿出生，据我国对1986—1987年以医院为基础的不完全调查统计，新生儿出现患有出生缺陷的发病率为1.3%（实际应高于此值），其中70%~80%为遗传因素所致。估计我国人群中唐氏综合征的发生率与国外近似，约1/650~1/800；各地的苯丙酮尿症、假肥大型肌营养不良症等遗传病的发病率估计也与国外接近；中南地区的地中海贫血发病率高；先天性神经管畸形在我国北方部分地区高发；环境污染容易使孕妇接触致畸物质而导致胎儿染色体畸变风险增高；感染性疾病仍然相当普遍，性传播疾病的死灰复燃并传播等；全部妊娠中7%发生自然流产，其中50%是染色体异常所致。我国人群中等以下智能障碍（IQ<70）约占2.2%，其中确诊有遗传缺陷的占37%，环境因素占20%，原因不明占

43%。每个人都可能带有5~6个隐性有害基因，并可能向后代传递。所有这些数据和事实，充分说明广泛建立和健全产前诊断的紧迫性和必要性，这也是推动优生优育的重大举措。众所周知，绝大多数遗传病目前都难以治疗，还需要广大医务工作者不懈的努力去攻克。

产前诊断直接关系到胎儿健康，如果让患有遗传病的婴儿出生，将给家庭和社会带来严重的危害和负担。故产前诊断项目的建立必须采取严肃认真的科学态度，并且必须具备一定的条件和严格遵循一定的标准，这主要包括：

1）疾病应该有明确的定义以及诊断标准。

2）疾病严重，需要终止妊娠。

3）对疾病无法治疗，或疗效很差。

4）疾病向下代传播的风险高。

5）终止妊娠可被孕妇接受。

6）具有准确性高、特异性强、高度敏感的产前诊断方法。

产前诊断需要有专业的人才队伍，同时也要求多种专业学科的配合，其中包括产科、儿科、超声影像学、临床遗传、细胞遗传、生物化学遗传、分子遗传以及遗传咨询等。

第二节 产前诊断的指征

产前诊断的指征可以根据诊断适应对象和发生疾病类型两大方面进行分类。

一、根据产前诊断适应对象主要有几种情况

1）夫妇一方有染色体异常，包括数目和/或结构的异常，或生育过染色体疾病患儿的孕妇，特别是表型正常，而具有染色体异常的携带者。

2）夫妇一方为某种单基因病的患者，或曾生育过某一单基因患儿的孕妇。

3）夫妇一方有神经管畸形或生育过开放性神经管畸形儿的孕妇。

4）不明原因的自然流产、畸胎史、死产或新生儿死亡史的孕妇。

5）羊水过多的孕妇。

6）夫妇之一有致畸因素接触史。

7）≥35岁的高龄孕妇。

8）具有染色体断裂综合征家系的孕妇。

9）具有遗传病家族史又属于近亲婚配的孕妇。

二、需进行产前诊断的疾病分类

1）染色体病。如唐氏综合征（Down's syndrome，图1-1）、13三体综合征、18三体综合征、脱纳（Turner）氏综合征等。

2）先天畸形。主要指多基因疾病，如先天性神经管缺陷、先天性心脏病（表1-1）、腹壁缺陷，先天性髋脱位、先天性马蹄内翻足等。

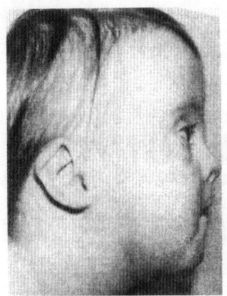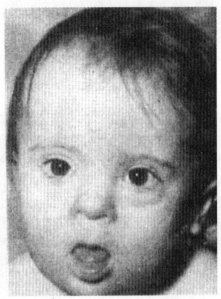

图1-1 唐氏综合征患儿

表1-1 同胞或父母患先天性心脏病时胎儿的复发率（%）

	父亲	母亲	1个同胞	2个同胞
室间隔缺损	2	6～10	3	10
房间隔缺损	1.5	4～4.5	2.5	8
法乐四联症	1.5	2.5	2.5	8
肺动脉狭窄	2	4～6.5	2	6
主动脉狭窄	3	13～18	2	6
主动脉缩窄	2	4	2	6

3）胎儿感染。如巨细胞病毒感染、风疹病毒感染、单纯疱疹病毒感染、弓形体病以及性传播疾病等。

4）遗传性代谢疾病。如糖原贮积症、黏多糖贮积病、半乳糖血症、苯丙酮酸尿症、枫糖尿症等。

5）单基因疾病。如假肥大型肌营养不良症、地中海贫血、血友病、脆性X综合征等。

6）其他。

目前，在我国进行产前诊断的疾病仍然以胎儿感染性疾病、先天畸形和染色体疾病这三大类为主。由于染色体病与孕妇年龄关系密切，随着我国孕妇年龄逐年升高，卫生大环境不断改善，染色体病占产前诊断中的比例将越来越大。同时，随着基因组工程的逐步完善和致病基因不断发现，单基因疾病的产前诊断也将逐渐增加。近年来，国内外对试管婴儿（IVF-ET）已开展着床前胚胎遗传学诊断（preimplantation genetic diagnosis，

PGD）。另外，由于癌基因和肿瘤抑制基因的发现，把肿瘤易感胎儿在出生前诊断出来也将变成现实。

第三节　出生缺陷的产前诊断

自20世纪30年代临床上首次使用经腹部羊膜腔穿刺术后，并且于60年代起应用在出生缺陷的产前诊断以来，各种产前诊断的新技术和新方法不断出现，能够行产前诊断的种类逐渐增加并得到发展，目前可以对出生缺陷进行产前诊断的疾病达100种以上。我国1977年开始开展出生缺陷的产前诊断工作，其后相继在各大、中城市设立了专门的门诊和实验室，对数十万计的孕妇进行了产前出生缺陷的检查和诊断，特别是在社会不断进步和经济高速发展的今天，对产前出生缺陷的检查和诊断具有特别重要的意义，它为预防出生缺陷、提高我国人口素质起到了不可估量的作用。

一、胚胎或胎儿产前检查技术

胚胎或胎儿出生缺陷的产前检查，根据需要和可能划分为无损伤性检查技术和胚胎或胎儿采样检查两大类。前者如X线照片、B型超声波检查等，主要用于妊娠的中期和后期，检出各种比较明显的结构畸形；后者是采集胚胎或胎儿的血液、细胞或组织，进一步进行遗传学、生物化学等分析，可用于妊娠的早期和中期，检出的出生缺陷的范围也比较广泛。常用的胚胎或胎儿采样检查技术有羊膜腔穿刺术、绒毛膜采样以及胎儿镜检查等。

（一）羊膜腔穿刺术

受精卵自第7天形成羊膜腔并生成羊水，羊水与胚胎直接接触，故妊娠期内可从羊水中采集到胎儿的脱落细胞，应用各种诊断方法（如生化、遗传、病毒学方法等）来进行各种出生缺陷的产前诊断。

目前，国内外大都采用经腹腔的羊膜腔穿刺术。国内的寻证医学表明，妊娠12～30周的羊水细胞均可培养成功，但多数选择的穿刺时间是在妊娠的16～20周，这主要是由于：①这段时期羊水量可达200～500 mL，胎儿约占据子宫腔的1/2，羊水与胎儿的比例适合羊膜腔穿刺；②这时羊水中成活的胎儿脱落细胞较多，大约占20%，易培养成功；③此期羊水中胎儿的脱落细胞有上皮样细胞和成纤维样细胞，适合进一步做先天性代谢性疾病、细胞内酶学测定等，使可诊断的出生缺陷范围扩大；④选择16～20周羊膜腔穿刺比较容易进行，万一培养失败，还可重新穿刺，尽可能避免过晚穿刺，以免引起治疗性流产。妊娠中、后期的羊膜腔穿刺，国内已较广泛地使用。

随着B型超声波在临床上的广泛应用和实验羊水细胞培养技术的不断改进，目前国外已较多地采用妊娠早期（妊娠15周以前）的羊膜腔穿刺。妊娠早期羊膜腔穿刺是在B型超声波介导下进行。穿刺前先用B型超声波进行胚胎或胎儿、胎盘、子宫的定位和测定羊水总量，穿刺过程中继续通过B型超声波对穿刺针进行跟踪监测和定位。羊水采集量可按妊娠时间大致计算（1 mL/周），如妊娠第12周可采集羊水12 mL。但是，妊娠早期的子宫体积多数比较小，仍呈后屈位；子宫腔内可以供穿刺的体积较小，并且可能有小肠覆盖在子宫上。因而，穿刺前必须仔细观察子宫上方有无小肠覆盖，改变病人的体位和膀胱排空有助于消除上述情况；亦可两人操作，一人从阴道提高子宫位置，另一人实施羊膜腔穿刺。据美国生殖遗传和产前诊断中心报道，在妊娠的16～20周，对1 805例孕妇行羊膜腔穿刺，一次穿刺成功率高达99%。穿刺病例的妊娠结局、分娩方式、胎儿的出生体重等与常规其他妊娠时间羊膜腔穿刺相比均无明显差别。

（二）绒毛采样

绒毛采样是用于妊娠早期产前诊断的胚胎采样技术。妊娠7～10周时，羊水囊尚未充满子宫腔，绒毛开始分化成丛密绒毛膜和平滑绒毛膜，前者在绒毛退化后成为胎盘形成的部位。因此，丛密绒毛膜具有有丝分裂最旺盛的绒毛，是绒毛膜绒毛采样的理想部位。

早在20世纪60年代末，国内外学者就开始探索妊娠早期胚胎活检的技术和方法，由于技术上的限制和引起的并发症较多，均未能成功地应用于临床。80年代初期，苏联学者Kazy开始在B型超声波定位下进行绒毛膜活检，用于各种遗传性出生缺陷的产前诊断；随后各国学者积极开展了这方面的研究。据不完全统计，截至1988年，世界范围内至少已进行了5万例绒毛膜绒毛采样，而后已经无法统计。目前，穿刺技术和实验室培养方法已经成熟，并趋于标准化。

绒毛膜采样之前，先用B型超声波定位，详细观察子宫、胎儿、脐带和胎盘的位置和大小，测量并记录妊娠囊的大小和胎儿的头-臀长度，并确定形成胎盘的位置。孕妇手术位为仰卧屈腿，严格消毒外阴、阴道和子宫颈后，再次用B型超声波进行子宫定位。使用直径1.5 mm的聚乙烯管和有弹性的金属内芯作为采样管，轻轻弯曲使之容易到达采样部位（图1-2）。在B型超声波的连续监测和引导下，用轻柔技术固定子宫颈和子宫位置，轻轻地旋转弯曲的采样管，缓慢地将采样管插进宫颈内，刺入绒毛膜中心采样。插入过

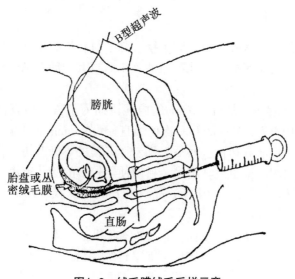

图1-2　绒毛膜绒毛采样示意

程中应注意避免采样管与阴道壁接触。在采样管到达采样位置后，轻轻取出金属管芯，取出过程中注意不要改变采样管位置，连接装有 5 mL营养培养液的 20 mL注射器，在采样管刺入绒毛膜后抽取5～10 mL。

另一种绒毛采样方法是腹腔穿刺，使用20号薄壁穿刺针，在B型超声波引导下从腹壁垂直刺入绒毛膜。当穿刺针刺入子宫肌层后，改变超声波探头的位置和距离，以便能更清楚地观察穿刺针的活动和绒毛膜的位置。穿刺针刺入绒毛膜后，取出针芯，连接注射器，抽取绒毛组织细胞。由于穿刺针直径小，一般需要把穿刺针反复插入绒毛膜数次，才能采集到足够量的绒毛组织标本。

不论哪种方法采样，采样的标本中应有肉眼可见的有细小分支的白色组织碎片沉积在取样注射器底部的表面。以无菌操作将含有标本的培养基注入直径60 mm的灭菌培养皿中。成功的采样应能抽取大约 10～20 mg（湿重）的绒毛组织，足以进行细胞遗传学、生物化学和酶学或某些DNA重组的测试分析。如果采集的绒毛组织标本不足，可重复采样，最多可达3次。但一般认为，连续采样2次以上可造成并发症的危险度增加。采样结束时及之后，孕妇应无明显不适、出血或其他问题。采样后 24 h内应避免体力活动、游泳或洗澡等，最佳方法是卧床休息。

绒毛膜采样的主要优点是：①可在妊娠早期进行。一般认为在妊娠第9周，或者在可以清楚地观察到脐带嵌入时即可进行。在阴道内超声波监测下，最早可在妊娠第6周时进行。②采集的绒毛组织可直接制备中期分裂相细胞，在数小时内制成染色体片进行细胞遗传学分析。③采样的绒毛组织可直接提供DNA样本。每毫克绒毛组织可以提取5 μg DNA，这些提取的DNA用来作各种分子生物学测试分析，诊断某些分子遗传病。此外，绒毛标本还可用来进行许多生化和酶学、病毒学和免疫学测定分析。绒毛膜采样的主要缺点是并发流产的概率较高。根据美国国立卫生院（NIH）和加拿大MRC的综合资料，绒毛膜采样后孕妇的流产率分别为3.4%和4.9%。另外，亦有报道认为，绒毛膜采样可能与诱发胎儿的四肢畸形有一定关系。

（三）胎儿镜采样

胎儿镜过去又称为羊水腔（或宫腔）镜，除了可在妊娠中期直接观察和检出胎儿的各种结构畸形外，还可用来采集胎儿的血液、皮肤或其他胎儿活组织，进行各种出生缺陷的产前诊断。

1954年，Westine首先用直径10 mm的内窥镜插入子宫，检查宫颈和羊膜腔内的胎儿、脐带和胎盘。1973年，Valenti第一次使用直径为6.8 mm 的"羊（膜）腔内窥镜"肉眼直视下采取胎儿的皮肤和血液。其后，随着胎儿镜的不断改进，使用胎儿镜采集胎儿血液或皮肤等进行组织活检也逐渐增多。目前使用较多的胎儿镜由Dyonie公司制造，是一种冷光光源的光导纤维镜，直径为1.7 mm，长150 mm，视角70°，可放大2～15倍，焦深从1 cm到无限大（图1-3）。

用胎儿镜采样时先用超声波扫描，常规检查胎儿、胎盘、羊膜腔和脐带等，确定插入胎儿镜的部位。选择的插入部位应尽可能接近绒毛盘或脐带血管，远离胎儿和母体腹部疤痕。胎儿镜检查和采样应无菌操作，局部麻醉下进行，腹壁手术切开0.5 cm，深至

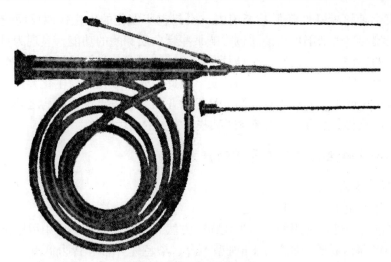

图1-3　最常用的胎儿镜

腹膜腔，然后将装有套件的套管由切口插入子宫羊膜腔内，插入的方法和深度均由超声波监测引导。在采取羊水的同时，用胎儿镜的Y形套管（椭圆直径2.2 mm×2.7 mm）内的长套针（一般用27号长针）进行胎盘或脐带血管穿刺，装在Y形套管内的内窥镜使穿刺可以在直视下操作，帮助采集胎儿的血液或组织。

穿刺采血可选择距脐带嵌入胎盘的嵌入部数厘米远的血管部位进行，也可直接在脐带嵌入胎盘部位的脐带大血管处采血。如果胎盘位于子宫的后壁或侧壁，血管的定位一般不难；但若胎盘部位于子宫前壁，则需要转换胎儿镜及其套管的角度，使之与胎盘平行。刺入血管后用含有抗凝剂的注射器抽血，抽血针头视套管和血管的口径大小而定，一般用25～27号针。抽取胎儿血后即用Coulter计数器测量血细胞数量的大小，确定标本中胎儿血细胞的数目，以及母体和胎儿红细胞的比例。如果采集的血液标本确定为胎儿血，并且符合有关产前诊断方法的要求，可迅速取出胎儿镜及其套管，进行术后处理。

采取到的胎儿血液标本，可在48～72 h之内进行染色体组（核）型分析，还可同时进行多种凝血因子病和血红蛋白病的产前诊断、IgM抗体测定、同种免疫和其他免疫缺陷的测定、红细胞缺陷及α-抗胰蛋白酶缺乏等多种出生缺陷的产前诊断。胎儿镜检查和采样其主要并发症有早产、流产以及胎儿损伤等，其中以诱发流产的发生率最高，约为23%。

除了胎儿镜采血外，胎盘内窥镜、胎心穿刺和经胎儿脐带血管采样（PUBS）等采样技术，也可用来直接采集胎儿的血液，进行上述各种出生缺陷的产前诊断。

二、先天性代谢缺陷与生化缺陷

先天性代谢缺陷与生化缺陷是一类较常见的出生缺陷，多为常染色体隐性遗传所致，种类繁多，目前已发现和肯定的这类出生缺陷已达400种以上。

先天性代谢异常是由于基因突变而引起蛋白质合成缺陷，包括蛋白质合成或分解速度的异常，或合成的蛋白质结构异常，这些异常都可能使蛋白质的功能发生改变，并出现相应的病理和临床表现。如果受到影响的蛋白质是某种酶，酶合成减少或酶分子结构的异常，就会使该处活性降低甚至消失，引起它所催化的生化代谢反而受阻。另一方面，某些类型的出生缺陷也可能通过影响某些蛋白质和酶的功能，表现为母体或胎儿的代谢或生化的异常。目前已知，在高龄孕妇（≥35岁）的妊娠结局中，95%的神经管缺陷和20%的21三体综合征均无家族遗传史。因此，先天性代谢与生化异常的产前诊断，除了用特异性酶或生化方法来诊断高危妊娠胎儿的某些先天性代谢病之外，还应包括一般人群的非特异性生化测试，用来诊断某些较常见的出生缺陷。

（一）特异性生化或代谢异常的产前诊断

1. 特异性生化筛查

（1）母体甲胎蛋白（AFP）测定

这是当前国内外最常用的产前生化初筛方法。母体血清和羊水中甲胎蛋白浓度的测定，可用于产前诊断胎儿胎龄、Rh血型不合、染色体异常和智力低下，多种结构畸形（如神经管缺陷、先天性肾脏畸形、先天性食道闭锁）、脑积水、骶尾骨畸胎瘤等，以及死胎、宫内发育迟缓，有34%为先天性结构畸形，19%为围生期死亡，11%有妊娠并发症。甲胎蛋白异常升高者多见为结构畸形或其他缺陷，而异常降低者则可能与非整倍体性染色体畸变有关。一般认为，所有的妊娠妇女都应进行血甲胎蛋白的测定分析。有些国家已将这项指标列为妊娠妇女的常规检查方法，甚至以立法形式要求所有孕妇进行血甲胎蛋白的测试。

甲胎蛋白主要在胎儿肝脏和卵黄囊内合成。从受孕的第29天起，肝细胞内开始合成甲胎蛋白，到胎儿10~20周时达到高峰。在妊娠6~7周，胎儿血中的甲胎蛋白开始出现，10~21周达到高峰，其后随胎龄的增加而逐渐降低。胎儿血中的甲胎蛋白可经羊水进入母体血循环。在妊娠早期，可用放射免疫或酶联吸附方法测定分析。妊娠14~20周时，母体甲胎蛋白浓度呈线性升高，平均每周升高1.2倍，20周以后逐渐降低。因此，母体血清和胎儿羊水的甲胎蛋白浓度一般都在妊娠14~20周内测定。

在校正了孕妇的体重、种族、疾病（如糖尿病）等影响因素之后，二次测定母体血清甲胎蛋白浓度均高于复合中位数（MOM）的2.5倍（≥2.5 MOM），就应考虑到胎儿可能有结构畸形。但是，如果为双胎妊娠，诊断阈值则应定为升高4.5倍，即高于正常复合中位数4.5倍以上（>4.5 MOM）方有诊断意义。还没有足够的资料确定多胎妊娠的诊断阈值，推测可能要>4.5倍。一般而言，当母体血清甲胎蛋白异常升高（≥2.5，≤3.9）并经重复验证后，应进一步行B型超声波检查、羊水穿刺或绒毛膜绒毛采样。但是，如果第一次的测定结果升高4倍以上，则不必等待重复验证，可以直接进行羊水穿刺或绒毛采样检查。

另一方面，母体血清甲胎蛋白低于正常值，则提示胎儿可能有非整倍体性染色体异常。由于染色体的非整倍体异常直接与孕妇的妊娠年龄有关，因此在用母体血清甲胎蛋白检验结果来估计非整倍体妊娠的可能性时，应考虑到孕妇的妊娠年龄因素。年轻孕妇的血清甲胎蛋白浓度低于正常值，则胎儿21三体或其他非整倍体性染色体异常的危险度大大增加，概率大于随妊娠年龄而增加的危险度。可用35岁为标准危险度进行妊娠年龄的校正。在进行年龄校正之后，母体血清甲胎蛋白测定可检出大约35%~40%

的21三体综合征。例如，如果年龄为 23 岁的妊娠妇女的血清甲胎蛋白浓度为正常的 0.4（0.4 MOM），其胎儿非整倍体性染色体异常的危险度与 30 岁孕妇甲胎蛋白为正常的 0.7（0.7 MOM）相等，也等于血清甲胎蛋白正常（1.0 MOM）的35岁妊娠之危险度。任何年龄孕妇的非整倍体妊娠的危险度升高（血清甲胎蛋白显著降低），都应进一步采集羊水、胎儿血液或绒毛，取得胎儿的染色体核型，以便及早明确诊断。

（2）胎儿甲胎蛋白和乙酰胆碱酯酶测定

母体血清甲胎蛋白异常或有其他高危妊娠因素，可进一步测定胎儿的甲胎蛋白水平。羊膜腔穿刺采集的羊水标本，可同时进行胎儿甲胎蛋白和其他多种生化指标的测定，以及染色体核型的分析。1978年，我国某医院报告了妊娠期间各周羊水中甲胎蛋白正常值的曲线图，以后又测定了200例怀疑有神经管缺陷的胎儿的羊水，其中60名甲胎蛋白升高超过3个标准差（SD）的病例中，有92％为开放性神经管畸形，其余为脑积水、脑积水合并先天性软骨发育不全以及无脑儿等。在羊膜腔穿刺过程中，伤及胎儿或胎盘可能会引起羊水甲胎蛋白测定结果的假阳性，应注意排除。如果羊水甲胎蛋白升高，但并不明显（如升高2～3倍之内），不易作出临床判断时，可结合羊水内乙酰胆碱酯酶（ACHE）的测定，联合作出初步诊断。一般认为，羊水乙酰胆碱酯酶测定不受母体血或胎儿血污染的影响，对于先天性神经管缺陷等多种结构畸形的产前诊断有高度特异性，可用来鉴别甲胎蛋白的假阳性结果。

除了甲胎蛋白测定之外，母体血清绒毛膜促性腺激素（HCG）和非结合性（游离）雌三醇（E_3）的测定分析，也对某些类型的出生缺陷，尤其是染色体异常的产前诊断有一定价值。据报道，采用母体年龄、甲胎蛋白降低、HCG升高（＞2倍）和非结合性雌二醇降低等作为综合诊断指标，可检出 60％以上的 21三体综合征。也有人认为，HCG的升高与甲胎蛋白异常关系不大，非结合性雌三醇的降低没有诊断意义。但是，从临床实际出发，同时进行以上3项或其中两项检查，有利于相互印证，有助于临床产前诊断。目前，这些指标已经列入产前诊断常规。

2. 特异性代谢异常

与非特异性的生化测试不同，特异性代谢异常的产前诊断对象应是高危妊娠，即夫妇双方或某一方经遗传和产前咨询后，确定为特异性代谢病患者、代谢异常的隐性基因携带者，或家族成员中有患该病历史的妊娠。排除由于表现型、代谢性或遗传异质性而引起误诊的可能性，清楚地证明先证者或其他亲属中有诊断明确的病史。如果先证者已死亡，则应确定父母双方致病基因的特性。所有的杂合子或纯合子测试，都要有阳性病例和正常人作为对照，在相同的实验条件（如细胞类型、细胞密度）下，用标准或参考标准方法来证明其代谢分子缺陷。必要时可请专家会诊或其他单位测试验证（平行样本），也可以直接将标本送至有条件和经验的单位进行测试分析。即使先证者诊断明确，也应进一步确定父母双方常染色体隐性疾患的异质性，用酶学或生化方法来证明X连锁性状或显性遗传代谢疾患（如各种卟啉病）的杂合子状态。所有这些测试，都将有助于确立特异性酶或代谢的水平，有助于胎儿出生缺陷的产前诊断。

在明确了双亲的诊断之后，还应考虑胎儿何种组织会有该病理基因的表达，根据可能出现的胎儿组织或体液的细胞缺陷或代谢异常，选择灵敏、特异的检测方法来诊断胎儿的先天性代谢缺陷。羊水细胞或绒毛细胞采样后直接测试，或组织培养后测试，可诊断许多种类的先天性代谢异常。但是，某些类型的先天性代谢缺陷，羊水细胞和绒毛细胞都不能很好地检测发现，而需要直接采集胎儿的血液甚至组织（如皮肤、肝脏等）活检，选择更好的实验方法才能检出。例如，在羊水和绒毛培养细胞中，arylsulfatase的同工酶（A，B，C）的I活性有很大的差别，同工酶A（缺乏此酶致代谢性脑白质营养不良，MLD）是同工酶 C的1%，用人工合成的底物进行常规测试，经常有同工酶C的显著升高，给先天性脑白质营养不良的产前诊断带来困难。再如，绒毛膜中 a-L-iduronidase（MPS JH）和糖蛋白神经氨酸酶的活性都非常低，因而依据绒毛组织材料来诊断这两种酶的缺陷均不可靠。在这些情况下，必须有一种以上的方法相互验证，才能作出产前诊断。在实验方法的选择上，可考虑分别用两种底物测定酶的活性，电镜或等电聚焦技术观察酶活性，直接测定羊水、绒毛组织或羊水细胞中底物和酶产物的浓度。有条件时，还可用DNA重组技术、聚合酶链反应、特异性等位基因（突变）–低核苷酸探针等新技术，以期作出的产前诊断更明确、可靠。

特异性先天性代谢异常的产前诊断方法，大体上可分为以下四类：

1）酶和代谢产物分析。羊水或羊水细胞培养，绒毛或绒毛细胞培养，酶活性测定和代谢产物分析，都可用来诊断多种特异性酶缺陷。特别是许多酶学诊断方法，可直接用新鲜的绒毛进行测定，1~2天内即可获得结果。除了常规的酶活性测定和代谢产物分析外，免疫学技术包括放射免疫或火箭免疫电泳技术，不会因其他酶的存在而影响到结果的判断，避免了用自然或人工合成的底物来测定酶活性时出现的其他酶的干扰，使实验室诊断更加特异、具体和明确。对某些类型的先天性代谢疾患，还可用单克隆抗体来测定正常或突变的酶的特异性表达（抗原决定簇）。

2）胎儿组织活检和光（电）镜检查。用光学或电子显微镜检查胎儿的血液标本，可以检出胎儿红细胞、白细胞、血小板、血浆和血液其他成分中表达的各种遗传性代谢缺陷。胎儿皮肤活组织检查，可帮助诊断某些在皮肤组织中表达的代谢性出生缺陷。例如，妊娠中期胎儿皮肤活检，可诊断致死性的大泡性表皮松懈和先天性大泡性鳞癣样红皮病；胎儿肝脏活检，可诊断先天性鸟氨酸氨甲酸基转移酶缺陷等。

3）连锁分析。对于在培养的羊水细胞或绒毛膜绒毛中不表达的代谢性出生缺陷，可用连锁分析来帮助作出产前诊断。例如，先天性肾上腺增生是一种较常见的代谢性出生缺陷，系21–羟化酶基因缺陷所致，与第6条染色体HLA–B位紧密连锁。如家族中发现有先天性肾上腺增生的纯合子，其他成员的HLA遗传型分析将有助于发现杂合子和事先没有诊断出的同胞纯合子。用羊水细胞培养来确定HLA表现型，可用以作为遗传位点标记来诊断21–羟化酶缺陷。另一种显性遗传性出生缺陷——强直性肌营养不良，其致病基因与ABH基因的分泌位点紧密连锁，用羊水来分析确定胎儿的分泌基因类型，可对高危妊娠中75%的强直性营养不良作出产前诊断。如在第19条染色体上接近强直性肌营养不良的基因位点处使用DNA探针检测使产前诊断更加准确、可靠。

4）DNA重组：随着 DNA重组技术的不断改进，陆续发现了一些常见和少见的出生缺陷引起的特别位点上的等位基因。这些等位基因的特异性探针，或特异性等位基因标志（如LHA类），可直接用于出生缺陷的产前诊断。此外，遗传型–表现型之间的关系一且确立，特异性等位基因探针还可在提供产前诊断依据的同时，提供有关遗传的信息。但是，从临床角度讲，DNA重组技术只能作为现有酶学或免疫学诊断方法的补充，而不是取代这些方法。例如，家族性脾性贫血完全可根据绒毛培养组织中酸性β-葡萄糖酶的活性测定结果作出正确的临床诊断，但不能区别胎儿的临床表现型及其预后。而对于某些表现型差别很大的代谢性出生缺陷，酶活性测定和DNA重组分析相结合，则更容易作出正确的产前诊断和预后。

（二）染色体畸变及其他遗传性出生缺陷

染色体异常包括数目畸变和结构畸变，可以是遗传因素引起，也可能由环境因素诱变所致。正常人群中，只有少数的亲代染色体异常可传递给子代，在所有活产中，染色体畸变的发生率约为0.76%，产前子代染色体检查的畸变率约为2.6%。但是，亲代易位携带者的子女中，染色体异常的发生率可高达10%～25%。此外，一些单基因遗传病，像脆性X染色体综合征、范可尼贫血（Fanconi anemia，先天性再生不良性贫血）等也可有染色体异常。例如，染色体断裂率增加是产前诊断范可尼贫血的主要依据之一。

由染色体畸变引起的这类出生缺陷，可用细胞遗传学和分子生物学方法作出产前诊断，其中胎儿染色体分析是目前最常用的产前诊断方法。到目前为止，至少300多种遗传性出生缺陷已确定了染色体定位，其中大部分可用DNA分析和其他分子生物学方法进行产前诊断。这些遗传性出生缺陷都是单基因遗传病，系由染色体特定位置上的基因突变所引起，以显性或隐性方式遗传。迄今可用DNA分析和分子生物学方法检出的基因突变，主要是那些已确定染色体定位、致病基因和基因图谱的出生缺陷。而对于致病基因尚未分离，或虽然已分离出致病基因但它在不同的家谱（庭）中有各种不同类型的突变的出生缺陷，目前还不能直接检测并在产前作出诊断。

DNA分析的基本方法，是在受影响和不受某出生缺陷致病基因影响的人群中画出家谱，用来预测多态性状和比较DNA的多型性。在确定受影响个体（患者）的多型性与致病基因同时遗传之后，就可用来检出家族中其他成员的致病基因携带情况。DNA分析方法诊断遗传性出生缺陷的准确程度，决定于：①染色体上多态位点与致病基因之间的距离；②家庭主要成员基因分析资料的可用性；③家族成员多态位点变异的出现频率，并且能区别染色体携带的正常基因和突变基因。由于收集和分析家庭成员的血样至少要数周时间，因此最好能在妊娠之前进行连锁分析。

对于那些已分离出致病基因的出生缺陷，可用直接检测其突变的性质（类型）和频率而作出产前诊断。基因的突变类型和频率可明显的不同，某些基因容易发生稳定的较大范围的缺失突变，而另一些基因则出现不具活性的小范围的替代、缺失或插入。某些致病基因（突变的基因）可以在完全没有血缘关系的家庭中重复发现，另一些则只见于有家族史的家庭中。一般而言，隐性遗传性出生缺陷常与家族有关，多由较小的突变引起，所有的携带者都携带相同类型的突变基因；与之相反，显性遗传和X连锁性出生缺陷，则往往由不同类型的基因突变所致，在各个家庭中表现不同的突变类型通常难以预测。

虽然用于出生缺陷产前诊断的方法很多，但最基本和常用的技术方法有两类，即

DNA索氏印迹法（Southern blotting）和聚合酶链反应（PCR）。前者可大体地观察整个基因，主要用来检测较大范围的缺失突变，许多连锁分析中的多态现象，都可以用DNA印迹法限制片段的长度多态现象来检测确定。后者可用来检测不同类型的突变，包括较小的突变，在产前诊断中的应用越来越广泛。聚合酶链反应（PCR）的基本方法和步骤是：①选择设计能与DNA特定区域（包括致病区域或突变高发区）连接的、人工合成的低核苷酸引物，将引物与胎儿组织的DNA结合；②加热，使胎儿组织DNA双链解链，冷却后引物与标本DNA单链结合；③在4种核苷酸亚单位的参与下，DNA聚合酶从引物结合部位开始，重新合成双链核苷酸；④重复加热和冷却，使DNA分子不断地复制；⑤经过大约20次冷热循环后，两个特别引物之间的区域内将合成大量的DNA产物。这些产物可进一步用凝胶电泳等不同的方法来分析DNA的核苷酸顺序，检测突变原，确定突变的频率。

聚合酶链反应和其他分子生物学技术的广泛应用，在加深了对许多出生缺陷发生机制的了解的同时，也为这些出生缺陷的产前诊断和预防提供了临床实用的检测手段，其中囊性纤维变（CF）就是一个典型的例子。囊性纤维变是一种常染色体隐性遗传，因囊性纤维转移膜传导调控基因（OFTR）缺陷而引起的出生缺陷。CFTR基因于1989年分离，位于第7号染色体，编码为细胞膜蛋白，调控氯的转运。该基因缺失或功能缺陷的主要后果是，肺部浓稠黏液累积，常由于慢性感染而加重恶化，其他的症状还有胰腺或其管腺的阻塞（梗阻），新生儿期小肠梗阻等，平均存活期约26年。绝大多数囊性纤维变的携带者都携带有相同的突变基因——CFTR蛋白上第508氨基酸（苯丙氨酸，符号F）的3个碱基对的缺失突变，即dE508，少数携带者还有G542X，G551D，R553X以及N1303K等其他突变。囊性纤维变的产前诊断，可根据妊娠者有无家族史而采用不同的检测方法。对于有家族史的妊娠来说，可首先确定家族成员的突变类型，然后检测胎儿有无相同类型的突变；而对于没有家族史的妊娠，则可直接检测胎儿有无上述常见的CFTR突变。有家族史并且突变类型明确的妊娠，以PCR为基础的检测方法可容易地检出其基因突变，尤其是OF508突变，灵敏度和特异性均可达100%，没有假阳性或假阴性。即使没有家族史，或虽有家族史但患者的突变类型不明确，常见突变类型检测结果阳性，也可清楚地说明胎儿有突变基因存在。但是，阴性结果不能排除胎儿有囊性纤维变，而只是表明胎儿有这种出生缺陷的概率较小。

（三）先天性微生物感染的产前诊断

常见的先天性微生物感染有弓形体、梅毒螺旋体、风疹病毒、巨细胞病毒和单纯疱疹病毒感染等。这些微生物的先天性感染有一个共同的特点，即发病率都<100%。换言之，母体的感染并非意味着胚胎或胎儿的感染和发病。因此，虽然母体的血清学检查可肯定胚胎或胎儿曾有微生物的接触暴露，但诊断先天性感染是否引起出生缺陷一般都比较困难。目前诊断各种先天性微生物感染引起的出生缺陷，基本上只是鉴别和诊断胎儿有无感染。

胎儿和胎盘组织的感染，主要来自母体子宫颈的上行感染或母体血源性播散。绝大多数的胎儿损害是由于致病原复制而造成的细胞病理直接作用的后果，某些病例也可能是过强的细胞免疫反应造成对胎儿的损害，如先天性梅毒等。巨细胞病毒或弓形体的先天性感染可损害修复组织，形成胎儿组织器官的纤维化、钙化，或疤痕组织形成等。

1. 系统采集病史

绝大多数妇女妊娠期的微生物感染无明显的临床症状，系统地采集病史可能会发现部分孕妇曾有感冒、类似感冒的症状，或淋巴结肿大等。如果妊娠期间孕妇出现原发性生殖器疱疹，或所在地区曾有水痘等流行，则有可能是胎儿先天性感染的临床征兆。详细的询问病史，包括询问家庭其他成员的接触感染史，可以发现有价值的接触史资料，对确定进一步检查和明确诊断很有帮助。例如，妊娠妇女曾接触过患水痘或其他微生物感染的儿童，可能会造成相应的微生物先天性感染。职业接触史也是病史采集的一个重要部分，例如，幼托人员、接触病人血或尿的化验室工作人员，巨细胞病毒接触和感染的机会较多。此外，有食用生肉或未煮熟肉类习惯，或接触动物尤其是猫的人员，容易感染弓形体病；吸毒者可能容易有免疫缺陷病毒（HIV）或非甲型肝炎病毒感染，配偶或性伙伴的免疫缺陷病毒感染，也可传染给孕妇和（或）胎儿。

2. 血清学筛检

母体内存在血清免疫球蛋白是既往感染的证据，测定分析免疫球蛋白的亚单位可以大体确定受到感染的时间。但是，不同微生物感染所引起的血清免疫学反应可能不同，有时会给临床上诊断和检验结果解释带来一定的困难。免疫球蛋白G（IgG）常与感染有关，抗体效价改变4倍以上提示有近期感染，或者是风疹病毒和梅毒螺旋体的（短期后）复发。抗体效价的"升高"或"改变"并不都是由近期微生物感染引起，也可以完全没有感染而自动发生。传统认为，检出IgM提示有近期的感染，但某些情况下（如某些弓形体感染的病例）IgM抗体效价很低，不易检出和诊断。

由于绝大多数的先天性微生物感染，均不能只通过采集病史和体格检查作出诊断，因而血清学筛检就成为主要的产前诊断方法之一。目前最常用的血清抗体测定方法是酶联免疫吸附试验（ELISA）。这种方法的优点之一是可以自动测定，不需要放射性标记物。例如，特异性风疹病毒酶联免疫吸附方法，已经取代了病毒血清抑制试验，广泛地用于检测风疹病毒的特异性抗体。常用的弓形体感染的血清抗体测定方法有两种：ELISA和间接荧光抗体（IFA）测定，前者测试结果准确可靠，后者则简便易行，适于基层医院。然而，当前的疱疹病毒的血清抗体测定方法，还不能准确地区别病人的既往感染和HSV2感染，无法预测、估计胎儿宫内感染或产程中感染的危险度并为临床上诊断和鉴别提供实验室证据。

3. 病原和病原抗原检测

绝大部分（并非所有）致畸的病原微生物可以在体外组织培养中生长。用新的免疫组织化学技术检测致畸病毒的外壳蛋白，可在数日之内作出产前诊断。临床标本的直接抗原检测，主要是用特异性抗体和各种不同的指示系统。例如，DNA-RNA杂交标记的探针，可以检测病毒基因材料；索氏（Southern）、劳氏（Northern）或范氏（Western）凝胶电泳方法，可以分别检测致病微生物的DNA，RNA或蛋白质；用PCR方法检测病原体的抗原，能识别组织标本中特异性微生物DNA顺序，可在1~2天内完成测试，尤其适用于当临床上采集各种致畸微生物的特异性抗原集的标本（如羊水、绒毛或脐带穿刺采集的胎儿血液）有限时，各种致畸微生物的物异性抗原的检测。

临床实践已经证明，羊水中可分离出单纯疱疹病毒、巨细胞病毒、风疹病毒以及弓形体等致畸微生物。羊水绒毛、脐带血分离病原微生物可以用于产前诊断胎儿的各种先天性微生物感染，但诊断价值（临床意义）随分离出的病原微生物而异。羊水中分离出巨细胞病毒或单纯疱疹病毒，胎儿出生时或出生后可以完全正常，而胎儿羊水、脐带血、胎盘或胎儿组织中分离出弓形体，或检出弓形体抗原，则对于胎儿先天性感染的产前诊断很有帮助。绒毛膜采样后，用标准的组织学、免疫组织学培养，采用PCR方法，可以检测多种致畸微生物或微生物抗原。脐带穿刺直接获得胎儿血液标本，可以直接分离病原微生物、测定特异性抗体，并且可以用 PCR方法分析各种病原微生物的 DNA顺序，这显然对临床诊断有重要价值。

Romero等人发现，测定羊水中葡萄糖浓度是判定产前胎膜完整时羊膜腔内感染的一种快速且敏感的方法。他们分析了168例妊娠23～25周合并早产和宫内感染孕妇的羊水葡萄糖浓度，并与细菌培养做了对照研究。结果表明，羊水葡萄糖浓度<0.78 mmol/L时，敏感性为86.9%，特异性为91.7%。Kirshon研究羊水中葡萄糖含量与早产和宫内感染有关，而且羊水中葡萄糖含量对宫内感染的诊断比羊水革兰氏染色找细菌更敏感和具有特异性。有关存在宫内感染时羊水中葡萄糖含量下降机制可能是因为宫内感染通常是上行性感染所致，有扩散功能的炎性白细胞反应通过羊膜营养作用消耗羊水中的葡萄糖，导致羊水中葡萄糖含量降低。Meyer-WJ等人的研究则通过对羊水进行细菌培养，观察不同培养结果下羊水葡萄糖浓度间的差异，从另一角度肯定了羊水葡萄糖浓度可以判定羊水膜腔内感染的临床意义。

近来大量的研究表明，宫内感染可以发生在胎膜早破之前，并导致胎膜早破；而且其他非感染因素引起的胎膜早破，可使宫内感染增加，二者互为因果。据报道，在未足月胎膜早破患者中，约有1/3存在微生物侵犯羊膜腔。胎膜早破的发生率为妊娠总数的10%左右，可引起绒毛膜羊膜炎和产后急性子宫内膜炎，可导致死胎、死产、新生儿死亡，严重影响胎儿和孕产妇安危。因此，寻找早期快速诊断羊膜腔感染的方法，成为目前产科领域的研究热点之一。近年来，国内外专家对羊水葡萄糖含量判定宫内感染的相关报道可显示，羊水葡萄糖的含量对宫内感染及并发胎膜早破的预测和诊断，其敏感性及特异性均较高。且其检测方法（葡萄糖氧化酶方法测定羊水中葡萄糖含量）具有快捷、价廉、简单等优点，如与其他方法（如检测羊水中IL-6，IL-8，LDH羊水革兰氏染色、羊水细菌培养、血CRP、白细胞计数等）结合，能早期、快捷、准确诊断宫内感染。并对权衡母体感染和胎儿早产，确定终止妊娠的最佳时机起到重要的作用，为临床处理提供可靠的依据。

4. 超声波检查

妊娠中期以后，超声波检查有助于发现胎儿的某些微生物先天性感染，尤其是会引起明显结构畸形的先天性感染或重症感染病例。大脑钙化、脑积水、无脑儿、肝脾肿大、心脏缺损、水肿胎型、腹水、胸腔积液、心包积液、宫内发育迟缓、四肢畸形等先天性微生物感染的畸形表现，均可经B型超声波检查发现。但到目前为止，从B超图像中诊断先天性感染的检出率仍不清楚，某些微生物先天性感染引起的某些迟发性出生缺陷，如巨细胞病毒感染引起的听力损害，无法用超声波作出诊断。

总而言之，由于胎儿先天性微生物感染的病理生理尚不完全清楚，因而不能期望单独使用任何一种方法即可作出可靠的产前诊断。为了更好地产前诊断胎儿的先天性微生物感染，临床上应采取多种方法相互验证。例如，对于母体血清初筛阳性的妊娠，可考虑在妊娠早期绒毛膜采样，妊娠16周时羊膜腔穿刺，妊娠22周左右时脐带穿刺采血，采取的标本分别进行常规的病毒培养（或小鼠会阴内弓形体培养），绒毛膜组织PCR方法检测抗原等。即使病原培养阳性，PCR检测的结果亦可鉴别和证实有无近期感染。

（四）结构畸形的产前诊断

大部分胎儿的结构畸形，尤其是严重的结构畸形不论是何种原因引起，都可在出生前作出较明确的诊断。常用的诊断方法有B型超声波扫描、多普勒血流图（color Doppler flow imaging）、X线检查、超声心动检查及CT扫描和MR检查等，其中以B超扫描最常用。目前，有条件的医院会使用彩色B超扫描和（或）三维、四维B超扫描。

1. 超声波扫描

自Campbell（1972年）首先报道用超声波诊断无脑儿畸形开始，超声波已被日益广泛地用于人类各种结构畸形的产前诊断。大多数发达国家已将妊娠期间定期B超扫描列为妇产科常规检查和围生期保健的主要内容之一。

绝大多数的胎儿结构畸形都没有明确的家族遗传史和环境致畸原接触史。孕妇有下列病史或临床指征时，应考虑到有胎儿结构畸形的可能，并进行超声扫描检查。这些病史或指征包括：

1）母体妊娠16～18周期间AFP升高；

2）既往妊娠中曾有结构畸形如先天性心脏病胎儿出生；

3）母亲有遗传性疾病或家族遗传史，如多囊肾等；

4）孕妇妊娠期间有感染史或其他疾病，前者如风疹或巨细胞病毒感染，后者如母亲合并糖尿病、痴呆症等；

5）有明确的环境致畸原接触史，如母亲曾服用致畸药物或接触环境致畸物理或化学物等。

以下10种常见胎儿超声图像异常，提示胎儿可能有严重的结构畸形：

1）胎儿早期生长迟缓；

2）胎儿形体异常，如"柠檬型"胎儿等；

3）胎儿某器官或某部分不对称性生长；

4）巨大胎盘；

5）畸形足；

6）腭裂和唇裂；

7）颈背皮肤增厚；

8）胎儿手臂畸形；

9）双管脐带；

10）羊膜索。

妊娠早期B超扫描检查的目的包括：妊娠定位，诊断多胎妊娠，确定妊娠期，胎儿成活力和胎儿结构检查，胎盘定位和胎盘结构检查，卵黄囊和绒毛膜检查并确定羊水量是否正常，子宫及子宫附件的检查定位，协助绒毛膜或其他产前采样检查等。其中最常见的B超定位指征为阴道流血（约25%），检查的主要目的是确定胎儿的成活力。如果妊娠早期卵黄囊密度增高或卵黄囊极小（＜2 mm），多数是自发性流产的征兆，少数为先天性畸形。妊娠早期B超扫描可检出的胚胎发育异常（表1-2）。

妊娠中期以后，B超可以检出的胎儿发育异常可分为3大类，即致死或致残的结构畸形，需要监测随访的胚胎发育异常，以及可以矫正或补救的胎儿发育异常。其中最常见的致死或致残的胎儿严重畸形有：

1）神经管缺陷。无脑畸形可在妊娠早期或妊娠中期扫描检查发现。胎儿无颅穹隆较易诊断，一般不会漏诊。脑脊膜膨出并不常见，但若扫描见颅骨有明显缺损，则可得出诊断结论，囊内或脑积水中存在有神经组织可使诊断更明确。

表1-2　　　　　　　　　　妊娠早期超声波扫描可检出的胚胎畸形

超声检出的畸形类型	检出时间（妊娠 周）	其他异常发现
不完整胎块	8	三倍体
纤维性水囊瘤	9.5 ~ 12	其1例46，XX
头颈纤维化	10 ~ 11	21三体
连体（双）胎	10.5	
隔膜疝	12 ~ 13	
脑脊膜膨出	12	
脐突出	12	46，XX
无脑畸形	13	
腹裂畸形	13	
坏死性发育不良	13	
无颅畸形	14	

胎儿开放性脊椎裂畸形，通常导致出生前、新生儿期或出生后5年之内死亡，只有极少数的畸形儿可以存活并且没有严重残疾。对于妊娠16 ~ 18周母体血浆 AFP升高者，大部分的开放性脊椎裂畸形可经详细的超声波扫描检出。超声波检查时，最好是对胎儿的全脊椎（脊椎全长）进行连续横切面扫描。正常脊椎横切面为环形，如脊椎无后神经弓或后神经弓未融合，超声图像

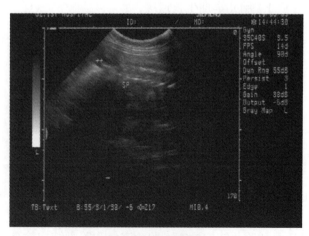

图1-4　脊柱裂声像

则表现为杯形或V形。但是，如果
损害部位很小，尤其是骶骨部位的
小范围缺损，则诊断比较困难（图
1-4，图1-5）。

2）脑畸形。妊娠20周之后，孕
妇B超扫描检查可以发现胎儿的某些
脑解剖结构畸形，包括积水性无脑
畸形等。积水性无脑畸形的扫描图
像特征为整个颅腔内大囊充填，脑
干突入囊内。大面积脑积水或脑空
洞畸形也可显现类似的扫描图像。
此外，胎儿的前脑无裂畸形通常合

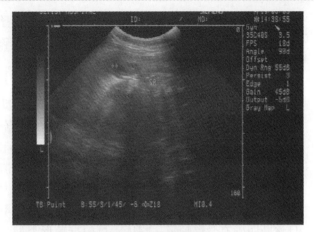

图1-5 脊柱裂声像

并有面部畸形；枕骨裂露脑畸形常与脊椎畸形同时存在（图1-6，图1-7）。

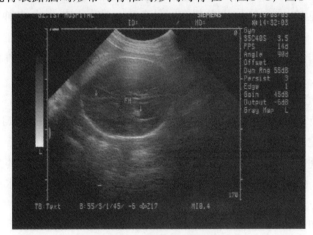

图1-6 脑积水声像

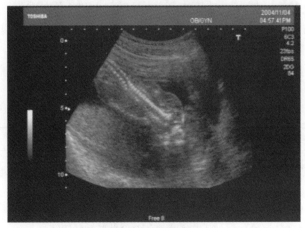

图1-7 无脑儿声像

3）肾发育不全。不论是何种原因所致，或者有无结构畸形，妊娠中期重度羊水过多可能预示着胎儿的发育不良。重度羊水减少，无肾回波和没有正常的膀胱结构，是诊断胎儿先天性肾发育不全的主要依据。但是，羊水缺乏和胎儿的屈曲体位，可能使肾区难以显影，加上胎儿的肾上腺有时会被误认为肾脏，因此一般需要反复（甚至数小时）的检查，才能确定胎儿有无缺肾或肾发育不全。有人建议，对高度怀疑有肾发育不全的病例，可给母亲用利尿药呋塞米（速尿），以便帮助确诊。但是，妊娠20周以前的正常胎儿是否有对利尿药的反应能力，尚没有足够的证据。

4）骨骼畸形。骨骼畸形是指骨骼形态、大小和骨质密度的异常。按照国际疾病分类标准，骨骼发育异常分为5大类共164种。诊断骨骼畸形时，应测量和检查胎儿所有的长骨、手、足以及颅骨、胎儿骨质钙化程度和胸廓大小。许多骨骼畸形有其典型的超声图像特征，例如侏儒症的坏死性扁椎骨畸形、成骨不全和低磷酸酯酶症的骨折表现等。一旦诊断明确有骨骼畸形，临床上可根据畸形类型、损害范围和程度来决定是否需要中止妊娠。

5）心脏畸形（见"胎儿超声心动图和多普勒血流图"）。除了上述最常见的胎儿严重畸形外，如果妊娠中期B超扫描发现有同种免疫、非免疫性胎儿水肿以及其他任何胚胎异常发育的征象，都应密切随访，辅以其他检查以期明确诊断，并在可能时给予及时的治疗和处理。例如，Rh阴性母亲和Rh阳性胎儿的同种免疫反应，明确诊断后可给予相应的治疗和处理。

2. 胎儿超声心动图和多普勒血流图检查

心脏畸形为最常见的先天性畸形。有人统计，产前B超扫描的孕妇中，大约有50%的胎儿疑似有先天性心血管畸形。因此，对于孕妇有妊娠期高血压、心脏病、糖尿病、胶原性疾病、妊娠期间曾接触潜在致畸原，或者有遗传性疾病、染色体异常、先天性心脏病家族史的妊娠，或者是初步检查胎儿有生长迟缓、胎儿水肿、羊水过多或过少、多胎妊娠、胎儿心律失常等，都可考虑选择超声心动图和多普勒血流图检查。

超声心动图和多普勒血流图，可用来检查胚胎（儿）胎盘血管系统的功能状态，观察胎儿心脏的生长发育，检查有无先天性心血管畸形、节律失调或功能紊乱等，评价胎儿的血液动力学状态等。超声心动检查通常在妊娠18～24周内进行，必要时进行详细的四房室超声检查和随访。到妊娠后期，由于胎儿长大、羊水减少，以及某些异常胎位的影响，胎儿的超声心动检查不易进行。

胎儿超声心动检查可检出的先天性心脏疾患见表1-3。

表1-3　　超声心动图可检出的胎儿先天性心脏疾患

心脏疾患	血管疾患	瓣膜疾患
法洛氏（Fallot）四联症和无肺瓣膜综合征	大动脉错位	瓣膜损害——主动脉狭窄
室间隔缺损	房式管	坎布斯坦畸形并三尖瓣回流
心脏肿瘤（横纹肌瘤）	右心发育不全合并肺动脉闭锁	三尖瓣闭锁

续表

心脏疾患	血管疾患	瓣膜疾患
栓塞性心肌梗死		躯干动脉畸形 动脉导管未成熟闭合
单心室		
肥大性心肌病		
心肌炎伴有心内膜纤维弹性组织增生		
异位心脏		
左心发育不全合并阻塞性裂孔或主动脉闭锁		
右心室双出口		
房间隔缺损		
心脏缩窄		

3. X线检查

妊娠期间胎儿X线检查和羊膜腔造影亦可用于胎儿结构畸形的产前诊断。X线检查主要可用于诊断胎儿的各种骨骼畸形。在妊娠20周之前，由于胎儿的骨骼尚未钙化，X线不能分辨，故一般是在妊娠20周以后作为辅助检查方法应用。X线检查可以诊断的胎儿常见畸形包括中枢神经系统畸形，如无脑儿、脑积水、短肢侏儒、多肢及缺肢畸形等。其他畸形如胸廓畸形、胎儿腹水等X线检查亦对临床诊断有所帮助。羊膜腔造影能勾出胎儿软组织外形，对诊断某些严重的软组织畸形有一定价值。但是，由于可能引起胎儿吸入造影剂、流产以及放射线过量接触等危险，近年来已较少应用。胎儿的脊柱裂畸形，X线检查一般不易发现。

4. MRI检查

目前，国内外已有较多医院开展核磁共振成像（magnetic resonance imaging，MRI）技术。MRI在胎儿检查中具有重要的临床应用价值，可用于诊断胎儿的各种畸形，其优势已超过B超扫描检查，特别是当B超怀疑有胎儿发育异常时，MRI更是重要的补充。但该检查医疗费用较高，故阻碍其广泛开展。

三、产前诊断对象和方法的选择

由于一方面绝大部分的新生儿出生时没有明显的先天畸形（人群中严重出生缺陷的发生率约2%～3%），另一方面，除了少数无损伤产前诊断技术和方法对母子无不良影响外，大多数的产前诊断技术和方法，都可能有不同程度的不良反应或危险性。因此，临床上没有必要、也不可能对每个妊娠妇女的胎儿都进行系统的出生缺陷的产前诊断检查，而应在常规的产前检查和随访中，选择发现高危妊娠作为出生缺陷产前诊断的对象，采用不同的产前诊断技术和方法，进行各种出生缺陷的产前诊断。

（一）产前诊断对象的选择

应将遗传及环境问诊列为妊娠后产科门诊和产前咨询的常规内容。遗传和环境问诊的目的，是发现有关出生缺陷的危险因素，确定高危妊娠和进一步检查的对象。问诊的内容应包括以下3方面：

1. 妊娠夫妇一般情况和家族史

包括年龄、婚姻、社会经济状况、种族、家族史以及外科手术史等。妊娠年龄与染色体病尤其是与唐氏综合征有关，对于高龄妊娠妇女（35岁以上）应进行胎儿的细胞遗传学检查。夫妇双方如为近亲结婚，则胎儿遗传性疾患的概率大大增加。社会经济状况的某些因素（居住拥挤、营养不良和卫生条件差等）也与出生缺陷的发生有关，如先天性巨细胞病毒感染多发生在社会经济状况较差的家庭中。在不同的种族中，某些遗传性疾病的携带率和发病率可以有很大的差别，例如，希腊和意大利人群中，β型地中海贫血的携带率较高（约4%），而α型地中海贫血则主要见于亚洲人群。除了许多已明确的遗传性出生缺陷外，某些类型出生缺陷的发生也有较明显的家族倾向。例如，曾分娩过21三体综合征患儿的妇女，再次妊娠胎儿出现类似染色体畸变的可能性约为1%；一般人群中神经管缺陷的发生率为0.1%～0.2%，而在出生过神经管缺陷儿童的孕妇中间，她们的子代中神经管缺陷的再发率可高达2%～5%；一般人群中先天性心脏缺陷的发生率约为0.4%～0.8%，而在出生过先天性心脏病儿的孕妇中的再发率为2%～4%。因此，如果家族中有明确的遗传病史，或出现过神经管缺陷、先天性心脏病、染色体易位或倒位等，则胎儿再发相应的出生缺陷的危险度增加。

因为外科手术史中可能包括某些先天畸形的矫正手术，如唇裂矫正手术等，所以询问和采集夫妇双方的外科手术史有助于发现和确定高危妊娠。目前的资料表明，唇腭裂的再发率为4%；畸形足发生率约为3%，但如畸形足双亲曾出生过畸形足儿，则再次妊娠发生畸形足的危险度可高达10%～15%。

2. 孕妇的既往史和现病史

母体的营养状况和某些疾病，与其子代的出生缺陷有密切的关联。已经肯定与胎儿出生缺陷有关的母体疾病有糖尿病、癫痫、肾脏疾病、多发性神经纤维瘤、系统性红斑狼疮、母体苯丙酮尿症、先天性心脏病、妊娠前高血压、甲状腺疾病、贫血等。

母亲患癫痫并且在怀孕前服用抗癫痫药物，胎儿发生严重结构畸形、智力低下或遗传性出生缺陷的危险度比正常人群高2～3倍（7%～10%）。除了癫痫本身与胎儿的某些畸形直接有关外，某些具有致畸作用的抗惊厥药也与这些畸形发生率的升高也有一定关系。母体慢性肾小球疾患、肾病综合征、慢性间质性肾病（最常见的是肾盂肾炎）等，子痫前期的危险度升高；胎儿尿路上段的某些畸形，如输尿管积水、肾病变和马蹄肾等很少单独发生，常与其他出生缺陷或遗传性疾病有关。一些研究表明，系统性红斑狼疮孕妇的流产率相当高，出生的胎儿因心脏进行性纤维化而引起先天性心脏阻滞的危险度增加。目前一般认为，先天性心脏病的发生是由多因素联合作用所致，有先天性心脏病的母亲中，新生儿心脏缺陷的再发率随畸形类型而不同，约2.5%～18%。母体其他疾病如苯丙酮尿症、甲状腺疾患、糖尿病等与胎儿出生缺陷之间的关系。

3. 母体妊娠期间接触史

母体妊娠期间的微生物感染、服用某些药物或接触放射线、职业或环境接触各种环境致畸原均可能引起胎儿的结构畸形、智力低下或遗传性疾患,其危险度约为3%~4%。

1)微生物感染。可引起胎儿严重出生缺陷的微生物感染,包括母体妊娠期间的风疹病毒、疱疹病毒、巨细胞病毒、乙型肝炎病毒、免疫缺陷病毒(HIV)感染,弓形体和梅毒螺旋体感染等。母亲妊娠前8周感染上述微生物,胎儿出生缺陷的发生率可高达85%;妊娠9~12周的感染,胎儿出生缺陷的发生率为52%;13~20周时的感染,新生儿出生缺陷的危险度为16%。活产新生儿中,先天性巨细胞病毒感染的发生率约为0.4%~2.3%。已经肯定,母体HIV感染可传播给胎儿,引起各种出生缺陷,HIV阳性母亲传播给胎儿的危险度约为20%~25%。传播的途径包括先天性宫内感染、产程(期)感染和哺乳等。此外,母亲妊娠期间乙型肝炎病毒感染,虽然不会引起胎儿的严重结构畸形,但可能使胎儿成为乙型肝炎病毒的长期携带者。

2)服用药物和接触医源性放射线。已有十几种药物被确认为人类致畸原,包括数种抗生素和抗惊厥药物、抗凝剂、抗肿瘤药物等。妊娠不同时期服用不同的药物,所引起的出生缺陷的类型和严重程度不同。例如,妊娠期间服用抗惊厥药物三甲双酮,可引起早期流产和胎儿的严重畸形。妊娠早期使用双香豆素可导致大约10%的胎儿鼻发育不全、点状软骨发育不良和智力低下;而妊娠中期和后期使用,则可引起胎儿的颅内出血和神经系统其他出生缺陷。另一个例子是具有致畸作用的维生素同系物Etretinate,临床上主要用于治疗脓疮和红皮性牛皮癣,在停止使用一年之后仍可检出体内的潴留,所以有人建议使用该药的妇女,应实行避孕2年,或妊娠前2年内避免使用该药。因此,在采集孕妇的用药史时,应仔细地了解有无用药,用药的品种和剂量,以及妊娠期内用药的时间和连续服用的时间等,以便确定其胎儿出生缺陷的类型和危险度。

妊娠期间接触X线,是可能引起胎儿出生缺陷的另一个危险因素。一般而言,接触低剂量的诊断或治疗性放射线的危险度较低。有人估计,妊娠前4个月内接触剂量为0.01 Gy(1 rad)的放射线,引起胎儿先天畸形和肿瘤的危险度为(0~1):1 000。接触临床常用诊断剂量的放射线〔≤0.05 Gy(5 rad)〕的孕妇,没有观察到先天畸形和生长迟缓的发生率升高。但是,妊娠早期接触大剂量的放射线,则可引起胎儿的出生缺陷。

3)接触职业与环境致畸原。妇女妊娠期间因职业或环境接触某些工业毒物、农药,或其他的职业危害,可能造成其子代的出生缺陷,包括流产、死胎、结构畸形或功能发育不良等。已知可能影响胚胎和胎儿发育的工业毒物有铅、汞及其化合物,镉、砷等金属和类金属毒物,苯、甲苯、二硫化碳、汽油等工业溶剂,氯乙烯、氯丁二烯等高分子化合物以及麻醉性气体、性激素等。职业接触电离辐射包括X射线、α,β和γ射线,以及电子、中子等粒子放射线,噪声、振动等物理因素,也可能对胚胎发育造成不同程度的损害。某些地区性的环境因素如地方性缺碘等,亦可影响胚胎和胎儿的正常生长发育,造成出生缺陷。

（二）产前诊断技术和方法的选用

通过门诊咨询，了解可能引起出生缺陷的危险因素后，就可以根据所掌握的病史资料和临床印象，推测和初步判断可能出现的出生缺陷类型以及危险度，选择不同的产前诊断技术和方法来进行产前诊断。由于出生缺陷种类繁多，各种产前诊断的技术和方法又各有利弊，因此，临床上选用产前诊断的技术和方法时，应注意掌握3个原则：①对于以初筛为目的或无特异性危险因素的妊娠妇女，应尽量采用无损伤性或不良反应较小的技术和方法，如母体甲胎蛋白测定、B超扫描等，以减少可能对母体和胎儿的损害；②对于有特异性危险因素或危险度较高的妊娠妇女，例如有明确的遗传性出生缺陷家族史、高龄（≥35岁）妊娠等应尽可能选用可以在妊娠早期使用的产前诊断技术和方法，以便早期诊断并进行相应的治疗和处理；③一般而言，绝大多数的出生缺陷，很难只依靠单项检查或一次检查作出明确的产前诊断，经常需要选用一种以上的产前诊断技术和方法相互印证，或一次以上的重复验证，方能作出比较可靠的产前诊断。

目前临床上常用的产前诊断技术和方法各有利弊，在适应证、检测（诊断）能力以及对孕妇和胚胎的不良作用等方面有很大不同。例如，产前B超扫描检查可检出各种解剖结构畸形，包括化学致畸原和微生物感染引起的结构畸形，以解剖畸形为特征的某些遗传性疾患尤其是单基因遗传病等，用来诊断高危妊娠的结构畸形的灵敏度和特异性都在90%以上。但是，常规超声检查很容易漏诊各种先天性心脏畸形。若怀疑胎儿可能有先天性心脏缺陷时，应进行四房室详细检查，有条件时可考虑用彩色B超扫描和（或）三维、四维B超扫描来进一步检查诊断。再如，与羊膜腔穿刺相比，绒毛膜采样分析的主要优点是可在妊娠早期（一般9～12周内）应用，并且能在较短时间内获得检测结果（最快可在24～48 h内）；另一个优点是可获得较多的胚胎组织，能够得到DNA分析和某些酶活性测定所需的标本量，进而同时进行多种项目的检查。但是，绒毛膜采样引起流产等不良反应的发生率略高于羊水穿刺（比羊膜腔穿刺高0.8%），亦有些报道认为，绒毛膜采样后胎儿短肢畸形的发生率升高。胎儿脐带采血或组织活检技术，其明显的缺点是安全性不及其他产前诊断技术和方法，其中经皮采血后流产等不良反应的发生率要比未经皮采血的同类妊娠高2%。但是，对于胎儿的某些血液系统缺陷，包括同族免疫作用、血红蛋白病、血小板减少、凝血因子异常等，胎儿血液直接采样常可得出非常明确的诊断，而对某些较少见的遗传学出生缺陷如表皮松懈性大疱、假性肥大性肌营养障碍等，胎儿组织活检更具有特殊的诊断意义。

妊娠不同时期，可以选用的产前诊断技术和方法如下：

1. 妊娠前

孕妇妊娠前可选择进行常规的血型、Rh因子、风疹和梅毒抗体的血清学检查。根据病史，还可分别进行巨细胞病毒、乙型肝炎、先天性弓形体等的血清学和病原体检验、母体苯丙酮尿检查、血糖测定和甲状腺功能检查等。如果患者有多次自发性流产史而未曾进行过染色体检查，应考虑对其染色体进行核型分析。对于某些有家族史或有种族背景的妇女，若不清楚其携带状态，应进行某些项目（如镰状细胞贫血、家族性黑蒙性白痴、地中海贫血）的检查。此外，还可根据病人的职业史、生活习惯及嗜好（如吸烟、饮酒等）进行相应项目的检查。

2. 妊娠早期

孕妇首次门诊，应进行常规血型、Rh因子、风疹病毒抗体测定、梅毒血清反应、尿常规和尿培养、全血常规和抗球蛋白试验。需要时还可根据孕妇的个体资料，进行弓形体、单纯疱疹病毒、巨细胞病毒、肝炎病毒等微生物血清学和病原学检验，母体血铅测定及相关检查，母体苯丙酮尿、镰状细胞贫血、地中海贫血等实验室检查，家族性黑蒙性白痴携带状态分析，G6PD试验，血糖测定，母体血清甲胎蛋白（MSAFP）水平测定等。后者作为胎儿出生缺陷的预测（初筛）指标，可为进一步选择特异性产前诊断方法提供主要依据。同时还测定子宫大小，如疑有异常，应该进行B型超声波进一步检查。

如妊娠6～9周B超检查发现胚胎明显小于正常妊娠，则自发性流产的可能性>90%。妊娠早期B超扫描可清楚地显示胚胎的肢芽、腹部、头颅和心脏的结构图像，诊断这些组织器官的严重结构畸形。其中头颅的严重畸形如无脑畸形等，最早可在妊娠的第10周（颅骨开始钙化）后检出。但胎儿的腹壁畸形，在妊娠早期易与生理性肠突起混淆，一般要在妊娠早期末才能明确诊断。总的来讲，妊娠早期B型超声波检测胎儿结构畸形的特异性较高，灵敏度相对较低，检查和诊断方法还没有标准化。

妊娠早期可以采用的损伤性产前诊断技术有绒毛膜绒毛采样和羊膜腔穿刺采集羊水。虽然绒毛膜采样最早可在怀孕第6周进行，但由于妊娠9周之前的胎盘位置不易用超声波定位，并且绒毛膜过早采样可能与胎儿的四肢畸形有一定关系，因此通常在妊娠9～11周进行绒毛膜采样。妊娠11周之后，绒毛膜穿刺不易接近胎盘，采集绒毛比较困难。所以，妊娠12周之后可根据孕妇的具体情况实施羊膜腔穿刺。早期羊膜腔穿刺，可对某些细胞遗传性出生缺陷作出可靠的产前诊断，但用羊水标本生化测定来诊断其他类型出生缺陷的可靠性如何，尚未完全肯定。

3. 妊娠中期

到妊娠中期，应测定孕妇血清AFP。妊娠早期和中期AFP初筛，除了可以检出80%～85%的开放性神经管缺陷外，还可用来诊断死胎或低体重胎儿，并且对胎儿的某些染色体畸变，尤其是先天愚型（唐氏综合征）的产前诊断有一定的临床价值。对于高龄妊娠，同时测定孕妇的血清HCG和雌二醇，可进一步提高胎儿先天愚型的检出率。如果孕妇妊娠期间曾接触过病原微生物，还可测定该病原体的血清抗体效价，以确定是否需要用免疫球蛋白进行治疗。

孕妇妊娠中期B超扫描，可清楚地显示胎儿大小、各器官的大小和形态，以及任何形态畸形。胎儿生长迟缓和羊水过少，通常预示结构畸形、流产或死胎。某些畸形（如脑积水、十二指肠闭锁、膀胱梗阻等）可能是由于体液正常流动受阻，正常结构膨胀扩大而逐渐形成的，因此既往检查正常并不能排除畸形的可能。这一时期的中段，对疑有先天性心脏缺陷的胎儿还可进行超声心动图和彩色多普勒检查，其检出先天性心脏畸形的灵敏度最高可达92%。但在此之前尤其是妊娠早期检查，其灵敏度要低得多。羊膜腔常规穿刺，通常是在妊娠15～19周进行。特别是如果绒毛采样检查的结果不甚明确（如镶嵌等）时，羊膜腔穿刺可作为随访验证检查项目。

目前的资料表明，对母体血清AFP升高的孕妇，B超检查完全可以诊断各种主要的结构畸形，包括脊椎裂、脑膨出、腹裂畸形和脐突出等。因此，如怀疑胎儿有结构畸形并已经B型超声波检出，则无必要进行诊断性羊膜腔穿刺。如孕妇有某些临床指征（如阴道流血、AFP升高等），但超声波检查没有可肯定的阳性发现时，可考虑羊膜腔穿刺并进行羊水的细胞遗传学分析和AFP测定。对于有特异性危险因素的妊娠，这一时期内还可根据孕妇具体情况，针对其危险因素选择相应的产前诊断检查项目，如胎儿脐带采血或组织活检，以便诊断或排除胎儿的某些出生缺陷。

4. 妊娠后期

应复查孕妇妊娠以前的各种疾病，包括血糖测定以排除妊娠期糖尿病，Rh因子、甲状腺功能测定等。同时还应测定胎儿长度（宫高）。宫高异常通常提示可能有先天畸形、巨大胎儿或生长迟缓，以及羊水过多或羊水过少等异常，应进一步进行B超扫描检查，必要时同时进行胎儿染色体分析。如果疑有先天畸形的胎儿没有羊水过少，可采用羊膜腔穿刺或胎儿脐带采血；但若胎儿羊水过少，则只能脐带采血或考虑引产。

四、产前诊断的新技术及发展趋势

产前诊断技术和方法的发展，很大程度上依赖于整个生物医学，尤其是分子生物学、分子遗传学和临床医学的发展。可以预测，在科技与经济高速发展年代，随着人类基因组计划的完成，分子生物学技术和方法的各项进展，各种出生缺陷的产前诊断将面临一个重大飞跃：所有常见的单基因遗传性的出生缺陷都可在产前检出；产前能诊断的其他类型的出生缺陷范围将不断扩大；目前的某些技术比较复杂、价格昂贵的产前诊断方法，将被改进成为简易、经济、易于推广和普遍应用的方法。

当前产前诊断的研究重点和趋势，主要集中在早期、安全（无损伤）以及扩大现有技术和方法诊断出生缺陷的范围3个方面。其中妊娠早期产前诊断的研究，包括植入前遗传学分析、妊娠早期胎盘或胎儿器官组织活检等；而无损伤（或基本无损伤）性的产前诊断研究中，以用母体循环血中分离出的胚胎或胎儿细胞来进行出生缺陷的产前诊断较为瞩目。现将植入前遗传学分析和从母体循环血中分离胎儿细胞这两项最新的产前诊断技术简要介绍如下。

（一）植入前遗传学分析

植入前遗传学分析是20世纪90年代诞生的产前诊断技术和方法。与目前临床上采用的早期（大部分在妊娠10～16周）诊断方法（羊水或绒毛采样分析）不同，植入前遗传分析是在植入前期采集胚前期的一个或一个以上的卵裂球DNA标本，扩增后进行遗传学分析，进而诊断遗传性出生缺陷。在临床前的实验研究中，植入前遗传学分析现已成功地用于鼠性别鉴定、检出髓磷脂基础蛋白基因突变的等位基因、次黄嘌呤磷酸核糖转移酶缺陷、β-地中海贫血以及鸟氨酸转氨甲酸酶（DTC）缺陷等。在临床上，这一新技术已用于人胚植入前的性别鉴定和检出性连锁（X连锁）的遗传性出生缺陷等。

临床上应用植入前遗传分析的对象，主要是有遗传性出生缺陷的高危妊娠。目前认为必须符合以下标准：①所要诊断的遗传性出生缺陷的DNA顺序和突变已被识别肯定；②已具备该遗传病的诊断特异性扩增技术，如用PCR技术来检出家族性黑蒙性白痴

（Tay-sachs病）和囊性纤维变性；③胚前胚经显微操作活检后仍能生长发育；④能确保诊断的准确性、重现性和一致性；⑤妊娠夫妇双方都了解植入前分析的价值和意义，以及可能存在的危险性。

1. 胚前胚采样

目前有两种方法进行胚前胚采样：

1）胚前胚和卵母细胞活检。由体外受精途径获得胚前胚，在4细胞或8细胞发育阶段进行活检，然后继续培养胚前胚使卵裂球进一步分化。活检采样可用挤压、吸引和摘出等方法进行，不论是体外培养还是植入体内，活检后的胚胎均与正常对照胚胎的发育一致，没有诱发任何发育异常。从6～10细胞阶段的人胚前胚取出一个卵裂球后，37%的胚前胚发育到胚泡（囊胚）阶段，22%由透明带孵出；在体外受精的胚前胚中，20%～30%可发育到胚泡阶段。目前看来，显微采样只对胚前胚的存活力有轻微的损害，而不会影响它们在子宫内或新生儿期的正常生长发育。

2）极体采样。这种方法是在体内受精后，用体外受精技术灌洗子宫，取得胚前胚标本。在第一次减数分裂期间，第一个极体形成于卵黄周围区域的透明带下。在杂合个体中，极体具有正常或突变的等位基因。如果极体有突变的等位基因，而卵母细胞则为正常的等位基因，表明没有发生交换。这种方法已在临床上用于a-1-抗胰蛋白酶缺陷携带者的植入前遗传学分析——产前诊断。从7例卵母细胞取出的极体，用低聚核苷酸探针杂交后，用PCR方法分析a-1-抗胰蛋白酶缺陷的DNA靶顺序，成功地诊断了其中5例（71%），其余2例未能与正常或突变的DNA探针杂交，再植入子宫后也没有进一步发育。

除了上述两种方法之外，另一种替代采样方法，是在胚泡阶段采取胚外组织如滋养外胚层进行活检分析。这种方法已被用在小鼠等多种属实验动物的胚泡，以检测鸟氨酸转氨甲酸酶缺陷等。最新研究结果表明，人胚泡活检后对胚胎的发育没有明显的影响。这种方法的主要优点，包括可以取得较多的细胞以便进行详细的分析，或平行样的重复验证，避免显微采样对内层细胞群的直接损害，并且易于冷藏和保存等。

2. 胚前胚标本DNA的靶顺序分析和检测突变

胚前胚活检标本，可用多种方法进行遗传学分析，以检出其突变等任何异常。这些方法包括PCR技术、原位杂交、特异性等位基因低核苷酸（ASO）杂交，以及生物化学的微量测试等。临床上，经过植入前活检和用Y染色体特异性重复顺序（片段）扩增鉴定过性别的胎儿已经分娩。小鼠已被用来作为胚前胚产前诊断的实验模型，曾在胚前胚期用PCR技术鉴定过性别和识别突变的髓磷质基础蛋白基因的小鼠也成功地出生存活。超微荧光测试已用于分析卵母细胞和胚前胚的丙氨酸盐或葡萄糖的摄取能力等。虽然上述技术和方法已经分别应用于胚前胚的出生缺陷诊断，但看来这些方法结合使用，无疑将会明显提高从单个胚芽细胞中检出任何突变的能力。

（二）母体循环血中分离胚胎（儿）细胞

自20世纪70年代初开始，人们就开始探索从母体循环血中分离胎儿细胞，进而用于胎儿出生缺陷的产前诊断。由于这种方法是用静脉穿刺采集母体血来直接检测分析胎儿的细胞，理论上讲结果应更加可靠，同时不会对母亲和胚胎造成任何损伤，或产生任何副作用，因而可能适用于妊娠妇女产前诊断的初筛或普查，被认为是当前和今后产前诊断研究的一个重要领域。用从母体循环血中分离出的胎儿细胞进行出生缺陷的产前诊断，主要有3个步骤：①用特异性的胎儿细胞标记，从大量的母体细胞中识别和分离胚胎或胎儿细胞；②增殖培养这些分离出的数量很少的胚胎或胎儿细胞；③选择敏感和特异性的技术和方法，检测分析胎儿细胞的遗传材料或其他细胞组织成分。

从妊娠第2周起，胚胎血液在卵黄囊内形成，大约在妊娠35天时移至肝和脾。妊娠9周以后，前体细胞在肝脏内开始出现，14周后出现于血液和脾脏。胎儿血中的各种细胞在妊娠的不同时期有着不同的变化，从妊娠16周至分娩时，幼红细胞的比例显著降低，而血小板、嗜酸性细胞和单核细胞的浓度保持不变；淋巴细胞的绝对数目随妊娠时间逐渐增加，到妊娠20周时大约为成人的 2/3，26周时约为成人的 1/2，分娩时胎儿淋巴细胞浓度高于成人。

进入母体血循环的胎儿细胞，包括淋巴细胞、滋养层细胞和有核红细胞。大多数的常规方法是分离检测分析胎儿淋巴细胞的遗传材料，最初主要是检查非显（分）带的中期细胞，后来发展成为分裂间期核Y染色体荧光染色方法。但是，这些常规方法的敏感性不够，并常出现假阳性结果，限制了它们在临床上的应用。

分子生物学技术和方法的应用，为从母体血循环中识别和分离胎儿细胞提供了更敏感和特异的方法。这些分子生物学方法的共同特点，是在母体DNA背景的基础上检测特异的胎儿 DNA顺序。常用的方法有以下3种：

1. PCR方法

由于 PCR技术可用来扩增和检测微量，甚至只有单个细胞的标本，因而适用于从母体血中检出那些数量极少的胎儿细胞，并且已经取得了比较满意的结果。当前这方面的研究，大多数是应用PCR技术分析Y顺序来检出男性胎儿的细胞。一些研究结果表明，虽然可以从未经纯化分离的母体血中检出胎儿的DNA片段，但是由于与母体细胞相比，胎儿细胞所占比例极小，因而容易被污染，产生假阴性或假阳性结果。因此，目前一般认为应在进行DNA扩增之前，首先进行胎儿细胞的分离和增殖。

现在有两种方法可分离胎儿细胞，即荧光活化细胞拣选法（FACS）和免疫磁珠法。由于在妊娠早期母体循环中，胎儿有核红细胞数量较多，而成人血循环中不存在有核红细胞，所以胎儿有核红细胞很适合用来进行DNA检测分析，尤其是妊娠第17周后的母体循环血中更容易检出。有人用转铁蛋白受体抗原和荧光活化细胞拣选增殖，然后用 PCR扩增，在8例男性胎儿中成功地检出了其中6例的Y特异性信号，而10例女性胎儿中只有1例出现假阳性的Y特异性信号。最近又有人报道，在荧光活化拣选之前，先同时用转铁蛋白抗体（CD71）和造血的祖代细胞抗体（CD34）双标记胎儿的有核红细胞，然后再用PCR和FACS检测分析，其分离增殖效果更佳。

2. 磁性活化细胞拣选（MACS）

这种方法是用抗体和免疫磁珠标记细胞后，让细胞悬浮液通过一个放在极强磁场中的装有磁化床的分离柱，无标记的阴性细胞可自由地通过分离柱，而有标记的胎儿细胞则被吸附在分离柱内，待全部细胞悬浮液通过分离柱后，从强磁场中移出分离柱，洗脱有标记的胎儿细胞，然后进一步分析其 DNA 顺序。初步结果证明，这种方法可以有效地识别和分离胎儿细胞，并且相对经济、易行，不易污染。

3. 荧光原位杂交（FISH）

采集的母体血液标本经 FACS 增殖后，还可用荧光原位杂交方法来识别分离胎儿细胞，检测胎儿细胞染色体畸变。临床上已成功地用此方法检出诊断了胎儿的常染色体三体病。但是，这种方法价格昂贵，操作也比较复杂，故目前还未能常规应用于临床。

第四节　出生缺陷的治疗和预防

一、出生缺陷的治疗

出生缺陷的治疗可分为出生前的胎儿治疗、新生儿以及婴儿期以后各种出生缺陷的治疗。新生儿及婴儿期以后的出生缺陷治疗，例如Rh阳性的治疗、某些先天性微生物感染的治疗、唇腭裂畸形矫正以及智力低下的智能训练等，大多已在临床上实践多年，国内外专著已有较详尽的治疗介绍。本节重点简介两个较新的领域：先天畸形的出生前治疗——胎儿治疗和基因治疗。

（一）胎儿一般治疗

人类把胎儿作为治疗对象（病人）的探索，最早可以追溯到古罗马时期。历史学家们发现，大约公元前700年，古罗马的法律就允许在妊娠母亲死亡前，剖腹分娩未足月的婴儿。我国古代传统医著中，也有这方面的记载。例如宋·陈自明《妇人良方大全》就指出："胚胎造化之始，精遗气变之后，保卫辅翼，故有道矣。"《幼科发挥的胎疾》中也指出，各种先天畸形"皆胎禀不足也，并宜六味地黄丸主之"。但是，长期以来由于未出生胎儿被笼罩在神秘主义色彩中，一直没有明显的突破。直到20世纪中叶以后，超声波、胎儿镜技术的发展，才使人类得以揭去这层神秘的面纱，直接观察和研究子宫内的胎儿以及胎儿的母体宫内治疗，并且在60年代初期，首创了用母体子宫内输血方法来治疗Rh阳性胎儿，开始了胎儿宫内治疗的新纪元。

随着近年来分子生物学和产前诊断技术的迅速发展，胎儿治疗领域也取得了一些重要的进展，能够进行胎儿期治疗的出生缺陷范围正在不断扩大。

1. 胎儿治疗的适应证

胎儿治疗是指在胎儿发育过程中采取干预措施和医学处理，以治疗或矫正胎儿的出生缺陷。胎儿治疗习惯上常指干预性治疗，多数是损伤性治疗方法，因而必须慎重地选择治疗对象和适应证。临床上的胎儿治疗必须具备下述条件：

1）完全明了胎儿出生缺陷的性质、特点，以及可能造成的胎儿功能；

2）能够准确地分辨出生缺陷造成的功能异常与正常功能变异之间的区别；

3）胎儿出生缺陷的产前诊断十分明确。

不具备上述3个条件的胎儿治疗，不仅难以取得治疗效果，还会因不必要的干预或损伤而造成流产和各种妊娠并发症。

目前一般认为，有下列常见情况之一者不宜进行干预性胎儿治疗：①双胞胎妊娠；②单侧泌尿道阻塞；③胎龄＞32周；④非进行性脑室肥大。

除上述之外，在选择和确定胎儿治疗对象时，还应认真研究治疗措施，权衡对母亲和胎儿的利与害，即在可能达到的治疗效果和可能对母体/胎儿造成的损害之间慎重权衡，进行费用–效果分析，并且在考虑医学伦理、法律约束等因素之后，作出最后决定。

2. 非干预性胎儿治疗方法

（1）产前监护

对于产前诊断有出生缺陷的病例，应实施产前监护。由于绝大多数产前诊断的胎儿畸形，都可以在足月分娩之后进行有效的治疗矫正，并且足月分娩的新生儿所承受的手术和麻醉的危险性要比未足月胎儿小得多，因此，即使明确诊断有出生缺陷的妊娠，也不必马上进行干预性治疗，而应首先考虑进行产前监护。产前监护的目的，是在严密监护的情况下，尽可能使胎儿足月分娩，而不进行干预性治疗。产前监护包括选择合适的终止妊娠时间与分娩方式，以便更好地为胎儿提供良好的产后保健，并且取得有经验的新生儿专家、小儿外科和麻醉科及其他科室医生的协助，共同商定治疗或矫正新生儿的各种出生缺陷，也可以在必要时将孕妇转送有新生儿治疗条件和经验的上级医院或专科医院。例如，诊断有完整膜包绕的脐疝（突出）的胎儿，在超声波和其他监护措施下，大多数可以足月阴道分娩，但必须在出生后尽可能快地由小儿外科医生实施手术治疗。只要能够在出生后立即实施手术治疗，分娩时脐疝破裂不致引起新生儿死亡。但是脐疝常用其他出生缺陷如染色体畸变、先天性心脏病等。因此，如发现胎儿有疝畸形，应考虑同时进行胎儿染色体核型分析和超声心动图检查。

产前监护应首先考虑的常见的胎儿异常有：包膜完整的脐疝，食管、十二指肠、空肠或肛门闭锁，良性囊肿（肠系、卵巢），包膜完整的小面积（范围）脑（脊）膜突出，脊髓脊膜膨出或脊柱裂，骶骨前畸胎瘤，水囊瘤，颅面、四肢远端和胸壁畸形，轻度的非进行性脑室肥大，轻度非进行性双侧肾盂积水，以及胎儿腹水等。对其中某些可引起羊水过多和继发性早产的胎儿缺陷，最好用腹壁引流法处理羊水过多，预防早产，使胎儿能继续在母体中生长发育。

（2）提前分娩

终止妊娠和提前分娩也是治疗胎儿的方法之一，是介于产前监护或损害性胎儿手术干预之间的可供选择的处理方式。这种治疗处理方法的主要优点是，能够预防和阻止畸形对胎儿的进一步损害，例如红细胞同种免疫和宫内生长迟缓等。而缺点是未成熟早期分娩可能对胎儿有一定危险。

有下列情况之一出现时，预示继续妊娠可能会进一步损伤胎儿，可以考虑终止妊娠：梗阻性尿路病变、进行性脑室肥大、严重的腹壁缺陷（如腹裂畸形或脐疝破裂）、胎儿心律不齐合并心衰、胎儿免疫性水肿、肠局部缺血或坏死（如肠扭转、胎粪性肠梗阻）、羊膜索综合征等。终止妊娠提前分娩可以避免继续妊娠加重对胎儿的损害，或是由于损害性胎儿宫内治疗可能带来的风险。例如，如果胎儿有严重的阻塞性尿路病变，提前分娩可预防阻塞性肾脏发育不全（良）和肾脏畸形。胎儿腹壁裂或脐疝破裂可进一步发展形成黏稠、纤维性炎性渗出物，从而影响胎儿正常功能和妨碍修复，会使胎儿的发病率和死亡率增加，而提前分娩和出生后手术矫正则可取得很好的治疗效果。

（3）选择分娩方式

选择剖宫产的目的是预防分娩创伤和用来分娩那些因头盆不称难产的胎儿。但是，对某些明显的胎儿畸形，剖宫产也是胎儿治疗的方法之一。这些常见的胎儿畸形有：巨脐疝、巨头畸形合并严重的脑积水、较大的骶骨前畸瘤或纤维性水囊瘤，以及产科剖宫产的其他临床指征如异常胎位、宫缩乏力或胎儿宫内窘迫等。在上述情况下，正常产道即阴道分娩可能会加重胎儿的损害，不利于出生后的治疗处理。而剖宫产则是一个相对无菌的产道，有利于出生后及时治疗和处理上述畸形。

3. 干预性胎儿治疗

（1）非外科手术疗法

由Liley首创的母体腹膜内红细胞点滴方法，仍然是治疗胎儿成熟红细胞增多症的有效方法。在原有方法的基础上，近年来不少学者又采用胎儿镜协助进行脐带穿刺，母体宫内胎儿直接输血，或者在超声波指引下胎儿肝内脐静脉穿刺输血，来治疗胎儿的Rh因子阳性。目前临床上大多采用后两种方法。

宫内治疗胎儿的某些代谢缺陷和激素缺乏是一种相对较新的尝试。从理论上讲，激素缺乏可以在产前作出诊断并进行胎儿治疗。例如，如果胎儿明确诊断为甲状腺机能减退，羊膜穿刺或其他途径给予甲状腺素，减轻胎儿的甲状腺肿大。其他的试验性治疗包括在胎儿分娩前给孕妇类固醇激素，意在促进胎儿肺发育成熟，给予孕妇苯巴比妥以诱导胎儿肝脏酶的活性和降低出生后血胆红素水平，以及最近开始的治疗胎儿的某些遗传性代谢缺陷等。例如，Evans（1985）等报告，从妊娠第10周起，孕妇每日4次口服地塞米松0.25 mg，可治疗先天性肾上腺增生（CAH）及预防胎儿在母体子宫内的男性化，为另一种通过母体子宫内胎儿治疗方法阻止先天畸形提供成功例子。

除此之外，国内已经有产科专家成功开展了胎儿宫内治疗羊水过多、羊水过少，胎儿生长发育迟缓、妊娠合并糖尿病羊膜腔内给类固醇激素促进胎儿肺发育成熟等多种治疗方法。

（2）外科手术治疗

先天性脑积水：是较常见的先天畸形之一，新生儿期死亡率较高，存活者亦常合并有智力低下。有报道，先天性脑积水畸形儿经出生后治疗，86%畸形儿存活1～16年，其中33%有智力低下。因此，人们正在探索先天性脑积水畸形还没有造成胎儿脑组织不可逆损害之前，即在出生前治疗这些畸形儿。

先天性脑积水胎儿治疗的基本方法，是用一种脑室羊膜分流装置，在母体子宫内对胎儿实施脑室分流术。一般认为，只有妊娠不到32周的单纯性脑室扩大，方可考虑用此方法治疗。妊娠32周以后胎儿的单纯性进行性脑室扩大，应提前分娩并进行脑室分流治疗。而对那些虽有先天性脑积水，但病情较稳定的非进行性病例则不必进行干预性治疗处理。

最近一次的国际会议资料表明，先天性脑积水畸形儿中，50%以上的胎儿同时合并有其他结构畸形，大约1/3为单纯性脑室扩大，真正适合于进行胎儿治疗的病例不足5%。

尿道阻塞：在进行干预性治疗之前，除了超声检查确定胎儿的畸形外，还应仔细检查评价胎儿的肾功能，慎重地选择胎儿治疗的对象和治疗方案。一般是选择那些单纯性双侧尿道阻塞（不合并其他畸形），并且有羊水量减少的病例。对于那些表现有等渗性电解质尿等严重肾功能损害的胎儿，一般治疗效果欠佳，应尽早终止妊娠或进行非干预性处理。但是，如果胎儿<32周，羊水量减少而肾功能正常者，可进行膀胱羊膜分流术。手术时孕妇静脉给予安定等镇静剂，利多卡因麻醉局部皮肤，将导管插入胎儿膀胱进行尿液引流。如长期置放引流管则采用双尾胎儿膀胱导管，以便胎儿尿液分流入羊膜腔内，并防止胎儿肺发育不全。现有的临床试验资料表明，经母体宫内膀胱羊膜分流法治疗的胎儿中，大约40.2%的胎儿存活，另有14.9%在治疗后终止了妊娠，其中有13例（8%）表现有异常的染色体核型。

先天性膈疝：大多数先天性膈疝（CDH）的新生儿死于肺功能不全，死亡率可达50%～80%。即使产前明确诊断，并在出生后及时治疗处理，效果仍然不佳。因而人们积极探索先天性膈疝胎儿治疗方法，并已在实验动物身上取得成功，正在进行临床试验。

（二）胎儿基因治疗

1989年5月，人类首次在临床上将标记基因移植进人体。1990年9月，又第一次用基因移植方法来治疗腺苷脱氨酶缺陷。目前至少已有11种基因治疗方案正在进行临床试验，另有10余种方案正处于不同的临床前实验研究阶段。基因治疗为人类先天畸形和其他疾患，尤其是遗传性出生缺陷的治疗和预防提供了崭新的手段，为出生缺陷的控制和预防展示了新的希望。

1. 基因治疗的基本原理和方法

基因治疗是用逆病毒载体作为基因传送系统，以含有标志基因和人体蛋白顺序的病毒载体来转导淋巴细胞，然后将这些细胞再注入患者体内，使其表达并达到治疗之目的。逆病毒载体是一种重组的缺陷病毒，即用所需基因部分或全部地取代了病毒复制所必需的3种结构基因，使其有能力感染或与单个靶细胞结合并运载其遗传信息，但不能复制。所以说载体本身是基因治疗的关键和第一步，较新的载体编有各种人类基因的启动序列，以及其他重要改进，减少了重组载体再生为功能病毒的危险性。

由于基因治疗仍在临床探索阶段，因而一方面只能选择那些现有的其他治疗方法但不能阻止病情恶化、致残或致死等严重威胁人类生命健康的疾患，如严重的遗传性出生缺陷、恶性肿瘤等；但亦不能选择病情严重或病变损害已不可逆的病人，以免不能估量和评价基因治疗的效果。就遗传性出生缺陷的基因治疗而言，目前应该主要治疗那些由于一个基因突变所引起的隐性遗传疾病。同时还要求突变的基因已被克隆，正常基因编码含有一单链蛋白（蛋白单链），细胞的正常功能不需要精确地调控蛋白合成量。最后，还必须处理单个靶细胞就可以改善或纠正病人的病情，容易从体内得到靶细胞，并能在体外处理后安全地再注入人体内。目前认为，可望在不久的将来用基因疗法治疗的疾患有腺苷脱氨酶（ADA）缺陷、瓜氨酸血症、高雪氏病I型、苯丙酮尿症和嘌呤核苷酸磷酸化酶缺陷等。以骨髓作为靶器官的基因疗法，除了可能纠正那些直接受骨髓影响的细胞之外，还可能改善或治愈许多遗传性疾病。

2. 腺苷脱氨酶（ADA）缺陷的临床基因治疗

作为首次人体基因治疗试验，ADA缺陷基因治疗的主要目的有两个：①从临床角度评价基因治疗的效果，这种治疗是给予患者与正常人体ADA基因转导的自体淋巴细胞，旨在重建ADA缺陷并且有严重混合免疫缺陷（SCID）的病人的细胞和体液免疫功能；②评价体外培养—扩增的自体T细胞在人体内的存活能力和细胞嵌入基因的表达时间。

腺苷脱氨酶基因治疗的步骤包括，采集患者的部分血液，分离白细胞和培养T细胞（ADA缺陷患者T细胞数日显著减少），细胞与经基因工程处理的逆病毒共同培养扩增后，再把含纠正基因（gene-corrected）的T淋巴细胞静脉注入给患者（图1-8）。第一例接受这种治疗方法的是一名4岁女孩，接受基因治疗前曾用聚乙二醇腺苷脱氨酶（PEG-ADA）替代治疗2年，第二年起患儿的T细胞又开始明显减少，感染频繁。基因治疗是将10亿个有纠正基因的T细胞（约占体内循环白细胞总数的 1/1 000）静脉注射给患儿，每次间隔时间1~2个月，同时继续每周注射 PEG—ADA1次。在第一次注射纠正基因T细胞一个月后，患儿T细胞数目上升到正常范围，并且从患儿体内分离到纠正基因（新基因）细胞表达的ADA酶。经过7次基因治疗后，患儿临床一般情况和免疫功能明显改善，其体循环中纠正基因T细胞数目增加了约20%~25%。目前改为维持疗法，即每间隔3~5个月进行一次基因治疗，白细胞总数已超过注射给予的纠正基因细胞数目，这表明

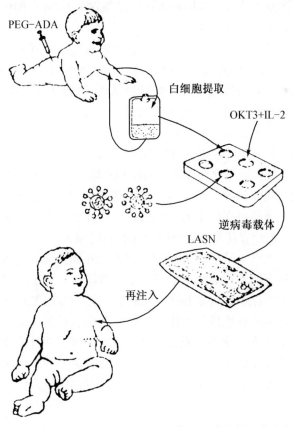

图1-8 人类基因治疗基本方法和步骤（ADA缺陷基因治疗方案）

纠正基因细胞功能正常并且超过了患者体内的细胞。1991年，第2例患者开始接受这一治疗，共静脉输注纠正基因细胞11次，病情亦有明显改善。目前这两名患者都像正常孩子一样在学校读书，受到感染的次数亦不比正常孩子多。没有观察到任何基因治疗的毒副作用。

虽然上述两名患者的基因治疗取得了较好的临床效果，但仍只有成熟的T细胞被转导，提示患者免疫系统可能仍没有被全部再启动或者说仍然存在免疫系统缺陷。因此，目前提出在上述治疗方案中加以纠正基因周围血干细胞（即CD-34富集培养的细胞群），与纠正基因成熟T细胞一起，同时给予ADA患者。这两种细胞分别与两种ADA载体即LASN和GINasvAd转导，以便比较确定CD-34富集细胞和成熟T细胞的治疗效果。用罗猴（恒河猴）进行的实验结果表明，用过病毒中介基因转移的骨髓细胞可被转导成全能干细胞。1992年3月，意大利米兰用类似于此补充修改方案开始对一例5岁患儿进行基因治疗。荷兰也正在进行类似的临床试验。

3. 实验研究进展与趋势

Kanoff等用妊娠 93～105天的羊胎进行了产前胚胎基因治疗的实验研究，实验设计是采集羊胎循环中的造血原（干）细胞（progenitor），嵌入外源性基因或用过病毒中介转导的内源基因，然后将这些纠正基因细胞再输注给同一羊胎（自身移植），并让羊胎继续在母羊体内完成生长发育45～62天（整个妊娠周期平均145天），然后在羊胎出生后不同时间内，检查外源基因或纠正基因的表达。结果在大约2年的时间里，有几只实验羊羔的造血先祖细胞均表现为Neo基因阳性。

在上述动物实验研究的基础上，人们开始探索进行足月或早产胎儿脐带血中的造血干细胞体外转导的研究。目前认为，胎儿循环的造血原（干）细胞是由肝向骨髓迁移（移行）的干细胞群，它可以用类似于骨髓和胎儿肝细胞的技术培养。研究的目的是要确定这些细胞可否更稳定地被过病毒载体感染和（或）是否比成人骨髓细胞更具有转导基因的能力。现有的实验结果表明，在与逆病毒载体（N2）转导后，造血细胞的存活力明显增加，证明胎儿脐带血中的造血细胞完全可以被转导，并使纠正基因有效地表达。这种转导基因的表达最早可出现在妊娠19周的胎儿原（干）细胞中。

上述胚胎细胞的体外转导方法如能在体内获得成功，为遗传性出生缺陷的早期基因治疗提供了希望，人类就可在许多遗传性疾患造成胚胎不可逆损害之前，即胎儿出生前或出生后不久用基因治疗方法来减轻或阻止这些致畸损害。

基因治疗将对人类出生缺陷的治疗控制和预防开辟广阔的前景，并将产生重要的影响。但总的看来，现有的基因治疗方法还处于试验阶段，要求专门的技术和相当经验，价格昂贵，因而只限于极少数国家和研究机构，一时还难以推广和普遍用于临床实践。目前，科学家们一方面正在积极扩大用基因治疗的疾病种类，另一方面致力于载体的改进和研究，设计有靶细胞特异性，能够安全嵌入基因组，并且能以正常生理信号调控的高效率的载体。预期在今后高速发展的社会，将会有更多的患者接受基因治疗，而高效率载体的诞生将使人类像目前应用胰岛素那样，用直接给病人注射的方法来进行基因治疗。

二、出生缺陷的预防和控制

预防出生缺陷是畸胎学研究的最终目的，也是人类社会面临的重大挑战。这个目标的最终实现，有赖于人类文明的发展和科学技术的进步，离不开经济社会发展战略和发展方式的重大调整和变革。在我国，计划生育作为国家发展的一项基本国策，提倡一对夫妇只生一个孩子，因而预防出生缺陷不仅是对整个国家，还是对每一个家庭，都具有更加重要的意义。

目前人类的各种出生缺陷中，有25％的出生缺陷是完全可以预防的，其余75％则因原因未明，尚难以确定预防措施。在预防出生缺陷方面，人类已做出了很大努力，并取得了显著的成功。例如，通过预防接种等一系列综合预防措施，使先天性风疹综合征的发生率降低99％以上，基本上得到了完全的控制。但是另一方面，人类先天畸形的预防仍面临着许多困难，其中最主要的问题是大部分出生缺陷的病因及其危险因素仍然未明。当前畸胎学的根本任务，是在积极探索研究未明病因的同时，切实采取综合预防措施，确保预防那些可以预防的出生缺陷的发生。

（一）预防原则

从总体和战略角度讲，预防出生缺陷应实施三级预防的原则。

1. 第一级预防——去除病因

在识别发现人类致畸原后，从人类社会中根本去除，或者育龄妇女和孕妇避免接触。如反应停停止生产销售后，从根本上预防了服用反应停引起的"海豹肢体畸形"；育龄和妊娠妇女避免接触，可以预防维生素A酸同系物Acuton引起的先天畸形。

2. 第二级预防——早期诊断

在不能实施一级预防的情况下，应早期诊断，或发现有关危险因素。例如，21三体综合征，目前还没有有效的预防措施，但一方面可通过产前诊断及早发现这种出生缺陷，采取相应的措施，从而达到预防之目的。另一方面，引起出生缺陷的病因经常是多因素的，并组成病因链，在这种情况下，即使不能直接识别和去除病因，也可以通过切断病因链的薄弱处而达到控制和预防的效果。例如，先天性神经管缺陷的病因仍未明了，但发现与孕妇体内维生素含量有关，因而最近国内外采用对孕前及妊娠早期妇女补充维生素的方法，如口服叶酸片等，取得了较好的预防效果。

3. 第三级预防——延长生命

在一、二级预防不能实施，或者不能达到完全预防效果的情况下，可在出生前或出生后，对某些出生缺陷进行相应的治疗和矫正，如唇腭裂、脊柱裂等。

（二）婚前咨询与孕期保健

1. 婚前咨询

通过咨询了解未婚双方的健康状况，有无不适合结婚的生理缺陷，是否近亲结婚，了解双方的既往史和治疗恢复情况，双方家庭中有无遗传性疾病史或异常生育病史等，以便考虑婚配对双方及其子代可能产生的影响。对于有不适合结婚或需要矫正后结婚者，应先进行必要的治疗。对于近亲结婚，或者双方有遗传性疾病家族史而婚配会增加其子代发生出生缺陷者，应进行详细说明和解释，并加以认真劝导。如咨询对象有活动性肝炎、肺结核、高血压、心脏病、肾炎或其他疾病者，需要进行婚前治疗。对于糖尿病、癫痫病、甲状腺疾病、先天性心脏病、精神病以及家族有异常生育史者，其子代发生出生缺陷的机会亦可能增加，应纳入孕前咨询和孕期保健的对象。

2. 孕前咨询

为了保证孕期妇女及其子代的健康，需要选择较理想的时机受孕。孕前除了需要考虑一些社会因素如工作学习负荷、经济条件之外，还要考虑到某些生理病理因素亦不适合受孕，以下几种情况提示可能为高危妊娠：

1）女方患有慢性疾病。如肝炎、糖尿病、甲状腺功能亢进等疾病，应积极治疗，待疾病控制，身体能够胜任妊娠负担或不具传染性时再受孕。

2）长期接触对胎儿有毒性的物质。例如长期服用某些药物（如甾体激素避孕药）或由于职业长期接触某些可影响精子或卵子发育的或可蓄积体内对胎儿有毒性作用的化学物质（如铅等），都应当在受孕前一段时间避免接触，待体内蓄积量逐渐排出再受孕为宜。

3）有某些急性传染病接触史者。例如托儿所保育员接触过患风疹等病毒感染的患儿，或接触了急性传染性乙型肝炎患者等，应排除感染后再受孕。

4）其他。女方患有某些腹腔、盆腔良性肿瘤，年龄过大或过小等不利于妊娠的因素，都应予以考虑。

3. 孕期保健

孕期保健应从确定妊娠后即开始，有适应证者应及早进行产前诊断检查。妊娠期间如肯定胚胎有异常者，除了必要的治疗处理外，还可考虑终止妊娠。

（三）孕期安全用药

妊娠时常因一些合并症而需要用药物治疗这些合并症可以是原来就存在的内、外科疾病如糖尿病等，亦可能是妊娠时发生的疾患如妊娠呕吐、高血压等，还可以是某些偶发的常见疾病如上呼吸道感染等，其中不少必须用药物予以治疗。

孕妇用药对胎儿的影响随所用药物种类和用药时间而有明显的不同。许多药物对胎儿无明显的影响，而另一些药物则可能引起胎儿的出生缺陷。那些对胎儿有致畸作用或可能会有致畸影响的药物，临床上常需在孕妇健康和对胎儿影响之间权衡利弊，此外对必须用药物控制的母体疾病，也不可只考虑孕期用药对胎儿的影响。因为某些疾病如糖尿病等不用药物控制反而会造成胎儿的先天畸形。有人报道，患癫痫病的妇女如不用药物控制抽搐，可因胎儿缺氧而造成发育异常。

一般而言，孕期用药应遵循以下几项原则：

1）用药必须有明确的指征和适宜于疾病的治疗，否则应慎重考虑。不应滥用药物，更不应由孕妇自选自用药物。

2）可用可不用的药物应尽量少用。尤其是妊娠早期（妊娠初3个月）能避免或暂时停用的药物应考虑不用或暂停使用。

3）用药时应严格掌握剂量、用药时间、持续时间。坚持合理用药，及时停药。并应考虑母体妊娠时代谢改变和胎儿药物动力学特点等因素。

4）当两种以上的药物有相同或类似疗效时，应考虑选用对胎儿危害较小的药物。如肝素的致畸活性明显小于芸香豆素，选用肝素则可避免芸香豆素引起的胚胎发育异常。

5）原则上已肯定为人类致畸原的药物应禁忌使用。某些疑似致畸药物虽然可能对胎儿有影响，但为了治疗或抢救危重病人，挽救孕妇生命，仍可考虑采用且一定要在患者知情、同意的情况下。

美国食品与药物管理署（FDA）根据对胎儿的发育毒性把药物分成为五大类（表1-4），可供临床上选择用药时参考。

表1-4　　　　　　　　　　　　　药物致畸危害分类（FDA方法）

分类	分类标准	对孕妇适用性
A	人群资料无发育毒性证据，动物实验阴性，对胚胎影响的可能性很小	可用于孕妇
B	动物实验无致畸证据，缺乏可靠的人群资料；动物实验有阳性反应，但无人群研究的证据	慎用于孕妇
C	动物致畸实验阳性，缺乏可靠的人群资料；缺乏动物和人群研究资料。应权衡利弊	必要时可用
D	对人类有致畸作用的证据，但用于孕妇时利大于害，如挽救孕妇生命。在无其他取（替）代种类时可用于孕妇	特别慎用
X	人类和动物资料均为阳性，或者有肯定的人类致畸证据；致畸危害重于任何治疗作用（害大于利）。孕妇和育龄妇女都应禁用	禁忌使用

（四）　环境致畸危害的危险度评定

环境致畸危害危险度评定的目的，是定量地分析、评价在某种接触条件下，某致病原对人群中可能造成的出生缺陷的概率，寻求可被社会"接受"的危险度环境致畸危害。

危险度评定的内容包括以下4个步骤：

1）危害的识别，即危险度的定性评定。主要是评审现有的动物实验和人群资料，以确定是否可能对人有致畸危害。

2）剂量-反应评定。根据致畸作用依从于剂量-反应关系，并有阈值的基本原理，说明不同的接触剂量所产生反应的程度，寻求无作用剂量或最小作用剂量。

3）接触评定。评估测定整个社会和人群接触该化学物品的程度。

4）危险度特征。将剂量-反应评定和接触水平评定两项数据相乘，求得人群或（和）不同亚群可能出现损害的反应率。这一预期的概率，就是该化学物品对人群可能造成的危险度。

以上为环境化学物危险度评定的基本内容和步骤，适用于所有化学物品危害的评定。但就致畸危害而言，目前仍主要采用安全系数方法，即利用已有资料，确定最小作用剂量和无作用剂量，然后根据资料的可靠性和外推的不肯定程度，选用一个安全系数。将无作用剂量（或最小作用剂量）除以安全系数，作为安全接触剂量（水平）。不论是环境化学物品还是药物，一般采用安全系数100～1 000。

（广州市第一人民医院　康佳丽　张玉洁）

参 考 文 献

杜传书，刘祖调. 医学遗传学. 北京：人民卫生出版社，1992

顾学范，张眉，叶军，等. 苯丙氨酸羟化酶基因所突变位点与临床关系. 中华儿科杂志，1999（37）：274～276

Addar MH. New trends in prenatal screening for chromosomal abnormalities. Sauda Med J，2000（21）：429

Al-Sebai MA，Kingsland CR，Diver M，et al. The role of a single progesterone measurement in the diagnosis lf early pregnancy failure and the prognosis of fetal viability. Br J Obstet Gynecol，1995（102）：364

Amini SB，Catalano PM，Dierker LJ，et al. Birth to teenagers：Trends and obstetric outcomes. Obstet Gynecol，1996（87）：668

Anton markis SE. Down's syndrome in：Jameso JL，ed. Prineiples of molecular medicine. Totowe：Human Press，1998. 1069

Armstrong BG，McDonald AD，Sloan M. Cigarette，alcohol，and coffer consumption and spontaneous abortion. Am Public Health，1992，82：85

Bahado-Singh R，Tan A，Deren O，et al. Genetic amniocentesis may be reasonably avoided in women with abnormal serum screening for aneuploidy but normal ultrasound. Am J Obstet Gynecol，1996，174：310

Ballantyne JW. Manual of antenatal pathology and hygiene，the embryo. William Green and sons：Edinburgh，1904

Berg CJ，Atrash HK，Koonin LK，et al. Pregnancy-related mortality in the United States，1987-1990. Obstet Gynecol，1996（88）：161

Biesec ker BB. Marlean. TM. The future of genetic counseling：Hn international perspective. Natune Genet，1999（22）：133

British Medical，Researc Council. Vitamin Study Research Group：Prevention of neural tube defects：Results of the medical research council vitamin study. Lancet，1991（338）：131

Buehler BA，Conover B，Andres KL. Teratogenic potential of cocaine. Semin Peringat，1996（20）：93～98

Cavallo F，Russo R，Zotti C，et al. Moderate alcohol consumption and spontaneous abortion. Alcohol，1995（30）：195

Christodoylou CN，Zonas C，Loukaides T，et al. Low beta-HCG is associated with poor prognosis in association with an embryo with positive cardiac activity. Ultrasound Obstet Gynecol，1995（5）：267

Clive DM：Bartter's syndrome：The unsolved puzzle. Am J Kidney Dis，1995（25）：813

Conter V，Cortinvois I，Rogari P，et al. Weight growth in infants born to mothers who smoked during pregnancy. BMJ, 1995（310）：768

Czeizel AE. Kodaj 1, Lenz W：Smoking during pregnancy and congenital limb deficiency. BMJ, 1994
（308）：1473

Czeizel AE. Prevention of congenital abnormalities by periconceptional multivitamin supplementation. BMJ,
1993（306）：1645

Dildy GA, Jackson GM, Fowers GK, et al. Very advanced maternal age-pregnancy after 45 years. Am J
Obstet Gynecol（in press）, 1996

Edge V, Lros RK. Pregnancy outcome in nulliparous women age 35 or older. Am J Obstet Gynecol, 1993
（168）：1881

Eldar-Geva T, Hochberg A, deGroot N, et al：High maternal serum chorionic gondotropin level in Down's
Syndrome pregnancies is caused by elevation of both subunits messenger ribonucleic acid level in trophoblasts.
J Clin Endocrinol Metab, 1995（80）：3258

Extermann PH, Bischof P, Beguin F. Second-trimester maternal serum screening for Down's syndrome：
Comparison of free beta-HCG and alpha-fetoprotein with total HCG, alpha-fetoprotein and unconjugated
estriol. Am J Obstet Gynecol, 1996（174）：437

Feuchtbaum LB, Cunningham G, Waller K, et al. Fetal karyotyping for chromosome abnormalities after an
unexplained elevated maternal serum alpha-fetoprotein screening. Obstet Gynecol, 1995（86）：248

Fiddler M, Abdel-Rahman B, Rappolee DA, et al. Expression of SRY transcripts in preimplantation huaman
embryos. Am J Med Genet, 1995（55）：80

Fraser AM, Brockert JE, Ward RH. Association of young maternal age with adverse reproductive outcomes. N
Engl J Med, 1995（332）：1113

Fretts RC, Schmittdiel J, McLean FH, et al. Increased maternal age and the risk of fetal death. N Engl J
Med, 1995（333）：953

Froster UG, Jackson L. Limb defects and chorionic villus sampling：Results from an international registry,
1992-1994. Lancet, 1996（347）：489

Gasse T. Advances in the genetics of movement disorders：implications for molecular diagnosis. J Neurol,
1997（244）：341~348

Gilstrap LC, Cunningham FG. Cancer in pregnancy. Williams Obstetrics, 19th ed（suppl 17）. Stamford,
CT, Appleton&Lanfe, February /March, 1996

Godmilow L, Tolosa JE, Leiva MC, et al. The frisk of pregnancy loss is higher（2. 5fold）with early amnio-
centesis and CVS than with midtrimester amniocentesis. Am J Obstet Gynecol, 1996（174）：434

Goldenberg RL, Tamura T, Neggers Y, et al. The effect of zinc supplementation on pregnancy outcome.
JAMA, 1995（274）：463

Gopal VV, Roop H, Carpenter NJ. Diagnosis of microdelention syndromes：High-resolution chromosome
analysis versus fluorescence in situ hybridization. Am J Med Sci, 1995（309）：208

Haddow JE. Prenatal screening for Down's syndrome. Contemp Ob/Gyn, 1995（40）：43

Hahn T, Hartmann M, Blaschitz A, et al：Localisation of the high affinity facilitative glucose transporter protein
GIUT 1 in the placenta of human, marmoset monkey（Callothrix jacchus）and rat at different developmental

stages. Cell Tissue Res, 1995（280）: 49

Handerson GI, Schenker S . Hlcohol. Placental function and fetal growth. In: Sastry BVR, eds. Placental Toxicology, Boca Raton, FL: CRC Press, 1995. 27 ~ 44

Heller K. Genetic counseling for fragile X syndrome, the most common inherited cause of mental retardation. Dallas Med J, 1995（81）: 26

Holtzman NA, Marteau TM. Will genetics revolutionige medicine? M Engl J Med, 2000, 13（343）: 141 ~ 144

Hseih FJ, Shyu MK, Sheu BC, et al. Limb defects after chorionic villas sampling. Obstet Gynecol, 1995（85）: 84

Hume RF, Drugan A, Reichler A, et al. Aneuploidy among prenatally detected neural tube defects. Am J Med Genet, 1996（61）: 171

Johnson JWC, Mitzner W, Lindow WJ, et al. Glucocorticoids and the rhesus fetal lung. Am J Obstet Gynecol, 1978（130）: 905

Khoury MJ, Shaw GM, Moore CA, et al. Does periconceptional multivitamin use reduce the risk of neural tube defects associated with other birth defects? Am J Med Genet, 1996（61）: 30

Larroque B. Alcohol and the fetus. Int J Epidemiol. 1992（21）: 8 ~ 14

Limb CJ, Holmes LB. Anencephaly: Changes in prenatal detection and birth status, 1972 through 1990. Am J Obstet Gynecol, 1994（170）: 1333

Lindheimer MD, Grunfeld JP, Davison JM: Renal disorders. In Barron WM, Lindheimer MD（eds）: Medical Disorders During Pregnancy, 2nd ed. St. Louis, Mosby–Year Book, 1995. 37

Little BB, Ramin SM, Cambridge BS, et al. Risk of chromosomal abnormalities with emphasis on liveborn offspring of young mothers. Am J Hum Genet, 1995（57）: 1178

Macintosh MC, Wald NJ, Chard T, et al. Selective miscarriage of Down's syndrome fetuses in women aged 35 years and older. Br J Obstet Gynaecol, 1995（102）: 798

McIntosh GC, Olshan AF, Baird PA. Paternal age and the risk of birth defects in offspring. Epidemiology, 1995（6）: 282

Miller HS, Lesser KB, Reed KL. Adolescence and very low birth weight infants: A disproportionate association. Obster Gynecol, 1996（87）: 83

Mills JL, Holmes LB, Aarons JH, et al. Moderate caffeine use and the risk of spontaneous abortion and intrauterine growth retardation, 1993（269）: 593

Mills JL, McPartlin JM, Kirke PN, et al. Homocysteine metabolism in pregnancies complicated by neural tube deflects. Lancet, 1995（345）: 149

Morrison ED, Koudley KV. Genetic liver disease in adults. Early recognition of the three most common causes. Postgrad. Med. 2000（107）: 147 ~ 159

Naeye RL. Abruptio placentae and placenta previa: Frequency, perinatal mortality, and cigartte smoking. Obstet Gynecol, 1980（55）: 701

Nair P, Kothblum S, Hebel K. Neonatal outcome in infants with evidence of fetal exposure to opiates, cocaine, and Cannabinoids, Clin Pediater Phila, 1994（33）: 280 ~ 285

National Institute of Child Health and Human Development： Research team identifies gene for neural tube defects. Research Reports，December，1995

Neerhof MG． Causes of intrauterine growth restriction. Clin Perinatol，1995（22）：375

Ogren L，Talamantes F． The placenta as an endocrine organ：Polypeptides. In Knobil E，Neill JD（eds）：The Physiology of Peproduction，New York，Raven，1994. 875

Palomaki He，Knight GJ，Mccarthy J，et al． Matermal serum screening for fetal Down's syndrome in the vnited states：1992 survey. Obstel Synecol. 1993（169）：1558

Patel N，Alast E，Igout A，et al． Glucose inhibite human placenta GH secretion，in vitro. J Clin Endocrinol Metab，1995（80）：1734

Patterson MN，MJ Mcphaul，IA Hughes：Androgen insensitivity syndrome. Bailleres Clin Endocrinol Metab，1994（8）：379

Pergament E，Chen px，Thangavelu M，et al． The chinical application of interphase Fish in prenatal diagnosis prenat Diagn，2000（20）：215

Petraglia F，Gallinelli A，De-Vita D，et al． Activin at parturition：changes of maternal serum levels and evidence for binding sites in placenta and fetal membranes. Obster Gynecol，1994（84）：274

Prysak M，Lorenz RP，Kisly A． Pregnancy outcome in nulliparous women 35 years and older. Obster Gynecol，1995（85）：65

Ramus R，Martin L，Dowd T，et al． Elevated maternal serum alpha-fetoprotein and placental sonolucencies. Am J Obstet Gynecol，1996（174）：423

Robinson WP，Bernasconi F，Dutly F，et al． Molecular studies of translocations and trisomy involuing chromosome 13. Am J Med Gen，1996（61）：158

Rothman KJ，Moore LL，Singer MR，et al． Teratogenicity of high vitamin A intake. N Engl J Med，1995（333）：1369

Rve DA，Little BB，Bawdon RE，et al． Metabolism of cocaine by human placenta：Implications for fetal exposure Am J Obstet Synecol，1990（163）：713～718

Sardner RJM，Sutherland GR，Chromosume abnormalities and qenetic counseling. Oxford University Press，1996，381～384

Shoulson I，Experimental therapeutics of neurodegeratine disorders：vnmet needs. Sciences，1998，282（5391）：1072～1074

Snijders RJM，Sherrod C，Gosden CM，et al． Fetal growth retardation：Associated malformations and chromosomal abnormalities. Am J Obstet Gynecol，1993（168）：547

Stoler Jim，McSyirk CK，Liberman E，et al． Malformations reported in Chorionic Villus sampling exposed children：a review and analysis of the literature. Genet in Med，1999（1）：315～316

Strasser BJ，Perspectives：molecular medicing 'Sickle cell anemia，a molecular disease's. Science，1999（286）：1488

Streissguth AP，Aase JM，Clarren SK，et al． Tetal alcohol syndome in adolescents and adults. JAMA，1991（261）：1961～1963

Tuchmann-Duplessis H and Mercier-Parot L． The teratogenic action of the antibiotic actinomycin D. In：A

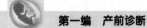

Ciba Forundation Symposium on Congenital Malformations（Wolstenholme GEW& O'Connpr CM eds），J&A Churchill，Itd：London，1960

Vsdin K，Grabczyk KE. DNA repeat expansions and human disease. Cell Mol life Sci，2000（57）： 914

Warkany J. History of teratology. In：Handbook of Teratology（V01. 1），（Wilson JG & Fraser Feeds），Plenum Press：New York，1977

WHO/PAHO consultation on CVS，evaluation of chorionic vivus sampling safety. Prenat Diagn，1999（19）： 97

第二章　遗传咨询

第一节　遗传咨询的定义、目的、意义

遗传咨询（genetic counseling）是由从事医学遗传学的专业人员或临床医师对咨询者提出的家庭中遗传性疾病的发病原因、遗传方式、诊断、治疗、预后和预防，以及患者同胞、子女再患此病的风险等问题予以解答，并就咨询者提出的婚育问题提供各种处理方案供咨询者选择。

遗传咨询可分为前瞻性遗传咨询和回顾性遗传咨询两种。前者的咨询是发生在咨询者夫妇未生育遗传病患儿之前，如恋爱对象家族中曾出现过某种遗传病患儿，他们因而想了解婚后生育子女发生同种遗传病的风险。这是预防遗传病发生的最有利时机。回顾性遗传咨询是指夫妇已生育过遗传病患儿，想了解再次生育时的再发风险。我们进行遗传咨询的目的在于让咨询者及其家属对相关的遗传病的性质、发病原因、遗传方式、复发风险、诊断和预后有较客观和全面的了解，并使咨询者了解防止遗传病发生或再发的各种方法，协助咨询者采取最可行的措施预防遗传病患儿的出生。

遗传咨询对有效减轻家庭负担，促进家庭幸福，提高社会人口素质有重要的意义。

第二节　遗传咨询的指征和原则

一、应进行遗传咨询的人群

1. 怀疑或确诊有遗传病家族史

一般来说，遗传性疾病的患者亲属中的发病率高于一般人群，而且一级亲属（父母、同胞、子女）的发病率高于二级亲属（祖父母、外祖父母、叔、伯、姑、舅、侄、甥）的发病率，而二级亲属的发病率比三级亲属（堂、表兄弟姐妹等）高。因此，家属中有生育过遗传性疾病或疑似遗传性疾病的人群应该进行有关方面的咨询。

2. 近亲结婚者

近亲结婚，是指具有较近血缘关系的婚配；直系血亲，是指"垂直"的血缘关系，亦即有直接血缘关系的亲属，如兄弟姐妹、父母与子女、祖父母与孙子女、外祖父母与外孙子女等。旁系血亲是指除直系血亲外，在血缘上和中间同出一源的亲属；三代以内旁系血亲指三代以内有共同的祖先，如同一祖父母或外祖父母的堂房兄弟姐妹、表兄弟姐妹，以及舅、姑、姨、伯、叔等。据世界卫生组织估计，人群中每个人约携带5~6种隐性遗传病的致病基因。在随机婚配（非近亲婚配）时，由于夫妇两人无血缘关系，相同的基因很少，他们所携带的隐性致病基因不同，因而不易形成隐性致病基因的纯合体

（患者）。而在近亲结婚时，夫妇两人携带相同的隐性致病基因的可能性很大，容易在子代相遇，而使后代遗传病的发病率升高。例如高血压、精神分裂症、先天性心脏病、无脑儿、癫痫等多基因遗传病，近亲结婚所生子女的发病率明显高于非近亲结婚。

3. 接触致畸高危环境因素史者

1）有接触电离辐射或放射性物质如在妊娠早期曾接收大剂量X线照射者，新生儿先天畸形率明显升高。

2）接触致畸的化学物质如二甲苯、有机汞、多氯联苯、2.4D二噁英等化学物质都有不同程度的致畸作用。

3）服用过致畸药物。美国食品和药物管理局根据药物对胎儿的致畸影响程度，将药物分为A，B，C，D，X 5个等级。其中，A级药物对孕妇安全；B级药物对胎儿基本无危害；C级药物仅在动物实验中证明对胎儿致畸或杀死胚胎，未在人类研究证实，如庆大霉素、异丙嗪等；D级药物对胎儿危害有确切证据，如链霉素（损害胎儿听力）、四环素（使胎儿发生腭裂、牙釉质发育不良、无脑儿等）、甲氨喋呤（引起四肢畸形、小颌、面中部发育不良等）。

4）感染有致畸作用的微生物（如风疹病毒、巨细胞病毒、弓形虫、单纯疱疹病毒等）史。例如巨细胞病毒在妊娠最初3个月内胎儿感染率最高，巨细胞病毒先天感染的发病率为0.4%～2.4%，多数患儿出生后数小时至数周内死亡，死亡率高达50%～80%，幸存者常有智力低下、听力丧失和迟发性中枢神经系统损害为主的远期后遗症，无症状者中有5%～15%在出生后两年开始出现发育异常。

4. 不孕症患者

在不孕症妇女中，部分患者是由于生殖系统畸形引起的，部分为性染色体异常所致的性腺发育不良。例如Turner综合征核型为45，X，患者卵巢发育不全，幼稚子宫，原发闭经，不孕。

5. 习惯性流产者，有死胎、畸胎史者

染色体异常的胚胎中有50%～60%发生早期自然流产，连续自然流产3次或以上者应排除遗传基因缺陷的可能性。

6. 高龄孕妇

35岁以上的孕妇，因卵细胞减数分裂对染色体不分离机会增加，胎儿染色体畸变儿率增高，例如唐氏综合征患儿的出生率随孕妇年龄的增加而升高，35岁以上的发生率是30岁发生率的2倍。

7. 亲子鉴定

亲子鉴定的方法有很多种，传统的方法有皮纹检验、血型检验、味盲检查等，目前多采取的是DNA基因鉴定技术。这种鉴定技术的应用已非常成熟，是国际公认准确率最高的方法。值得注意的是，有法律效力的亲子鉴定须到人民法院委托的鉴定机构进行。

8. 曾生育过智力低下、先天缺陷患儿，欲再次生育的父母

不同性质的遗传病子女再发风险不一样，甚至儿子和女儿再发风险也存在差异，另外还有部分是由于基因突变引起。曾生育过智力低下、先天缺陷患儿的父母，再次生育前应先了解清楚疾病的性质再做决定。

目前，随着基因技术和社会的发展，对某些常见疾病（如原发性高血压、动脉粥样硬化、Ⅱ型糖尿病、哮喘等）和恶性肿瘤（如乳腺癌、卵巢癌、Wilms瘤等）方面的遗传咨询越来越受到人们的关注。

二、遗传咨询的原则

1. 非指令性咨询

由于种族、宗教、地域文化、家庭背景、经济地位等因素的差异，不同咨询者的价值观不同，他们与医生的价值观也不一定一致，医师不应将自己的主观意见强加给咨询者。在咨询过程中，医师须客观地向咨询者解释相关遗传病的发病原因、遗传方式、再发风险、各种治疗、预防措施及其预后，让咨询者自己做出最符合他们利益的决定。医师也应该尊重咨询者所做的决定。

2. 尊重隐私权

遗传咨询环境应有独立的房间，不应出现不相关的人员，以保护咨询者隐私。咨询过程中获得的资料，应尊重咨询者的意见做好保密工作，甚至按照咨询者的意愿对其家庭成员保密。

3. 知情同意/知情选择权

在整个咨询过程中，包括相关的体检、特殊检查、治疗或预防的措施，咨询者有知情同意和自主选择的权利。

4. 夫妇同时参与

在进行遗传病诊断时，必须要先得到夫妇双方亲属的患病信息，才能绘制出准确和完整的系谱进行分析。如果只有夫妇其中一方前来，则不一定能完整地提供其配偶家族的患病情况，这样就会影响到对遗传病的准确诊断。而且一般前来进行遗传咨询的咨询者遗传方面的知识是非常匮乏的，夫妇双方通过咨询医师的解释来学习并掌握相关遗传病的知识是做出选择的前提。只有在夫妇双方都对相关的遗传病有了全面及正确的认识后，才能有效地协商并达成共识，最后做出恰当的决定。

第三节　遗传咨询的程序

一、遗传病的诊断

对遗传性疾病作出正确的诊断是遗传咨询的第一个重要环节。遗传病的诊断原则与一般疾病的诊断方法一样，需要对患者进行病史采集及体格检查，其中问病史时注意如父母年龄、母亲流产史、健康状况、受孕方式、妊娠早期有否接触过致畸的高危环境因素、胎儿生长情况等细节。由于遗传病种类多，许多遗传病症状体征特异性不高，加大了正确诊断的难度，而特异性的遗传检验发挥了重要作用，如皮纹检测、酶学检查、染色体检查、基因诊断、携带者检出、生化检查等。

初步判断可能为某种遗传病后，准确地记录家族史并绘制系谱进行分析，确定其遗传方式。绘制系谱从先证者开始，凡家族中有疑似遗传病的病例均应前来做详细检查，以避免误诊。

正确认识遗传性疾病、先天性疾病及家族性疾病三者的关系。先天性疾病是指婴儿出生时就具有的疾病。它可由遗传因素（如白化病、Down's综合征等）和非遗传因素引起。非遗传因素有孕期接触放射性物质、电离辐射、服用致畸药物、酒精中毒，宫内感染某些微生物或妊娠期合并某种代谢失调性疾病，如妊娠期糖尿病等。

遗传病是因遗传因素所致的疾病。大多数遗传病表现为先天性疾病，如脊柱裂、黑酸尿症等，但有些遗传病是在个体发育到一定年龄才会出现症状，如遗传性舞蹈病多在30岁后才发病，Leber遗传性视神经萎缩发病年龄多在20～30岁。因此，遗传性疾病不一定就是先天性疾病。

家族性疾病是指某一家族内某种疾病的发病率明显高于一般人群中的发病率的疾病。大多数遗传病是有家族倾向的，如精神分裂症遗传度约80%。但遗传病不一定都是家族性疾病，如Fanconi贫血、Prader-Willi综合征多数是散发的，无明显的家族性特征。而家族性疾病也不都是遗传性疾病，例如一些营养性疾病如夜盲症、营养性佝偻病等是由于家庭中日常饮食习惯和生活习惯不良引起，而一些传染性疾病如结核病也可以表现出家族倾向，但不是遗传性疾病。

二、确定疾病的遗传方式，计算再发风险

遗传性疾病大致可分五大类。

1. 单基因遗传病

（1）基因型已确定

1）常染色体显性遗传（AD）：再发疾病风险率50%，男女机会均等，连续遗传。

2）常染色体隐性遗传（AR）：①若父母均为携带者，子女再发疾病风险率25%，男女机会均等；②一方为患者，子女均为携带者。

3）X连锁显性遗传（XD）：①父亲为患者，女儿发病，儿子正常；②母亲为患者，子女再发疾病风险率50%。

4）X连锁隐性遗传（XR）：①父亲为患者，女儿均为携带者，儿子正常；②母亲为携带者，儿子再发疾病风险率50%，女儿有50%为携带者；③母亲为患者，儿子均发病，女儿均为携带者。

5）Y连锁遗传：亲代男方致病基因仅传递给儿子，称全男性遗传。

（2）基因型未能确定

基因型未能确定者：Bayes定律推断。

2. 多基因遗传病

根据该遗传病的群体发病率、遗传度、亲缘关系、一级亲属患病人数、病变严重程度、患者性别及近亲婚配情况计算。

3. 染色体病

大部分由亲代生殖细胞的染色体发生畸变引起，其再发风险率与一般人相同，但其再发风险会随父母生育年龄增长而升高。如果父母为平衡易位携带者，再发风险较大。

4. 线粒体遗传病

母系遗传方式，即母亲将发生突变的mtDNA传递给子女，再由女儿传给下一代

5. 体细胞遗传病

比如恶性肿瘤由于体细胞遗传物质突变引起。而癌家族可有家族性癌肿遗传易感性。

三、提出预防、治疗意见，供咨询者选择

医师向咨询者解释对该遗传病的预后，并商讨预防和治疗的措施。对严重的先天畸形或严重的遗传病者，应说明婚姻伴随的不良后果。对于怎样预防遗传病患儿的出现，可有以下措施选择：

1）解除婚约。我国《婚姻法》规定直系血亲和三代以内的旁系血亲禁止结婚。另外，严重残障、生活无法自理、其子女再发风险高的男女双方也应该考虑解除婚约。

2）产前诊断。对于渴望生育儿女但又有一定遗传病再发风险，一旦患儿出生后难于治疗的夫妇来说，这是一种预防遗传病患儿出现的有效方法。具体操作详见第四章。对于产前诊断确诊胎儿已患某种遗传性疾病，咨询者应该慎重考虑是否终止妊娠。X连锁隐性遗传病中，如果女方为携带者，则可以通过做性别的产前诊断，若为女胎则可以继续妊娠，若为男胎因有50%的发病几率，故应考虑终止妊娠。

3）避孕或者绝育。对于一些会导致缺陷比较严重的，再发风险高，目前又缺乏有效的产前诊断手段和治疗措施的遗传病，可以采取避孕措施或者行绝育手术。

4）领养。对于计划不再生育或不孕症的家庭，但又很希望有一个健康的孩子，可以选择领养或过继的方式。

5）再生育。对于遗传病病损不严重，再发风险中度（4%～6%）以下，或出生后有有效的治疗措施的情况，可选择再次生育。

6）辅助生殖技术（ART）。人工授精、体外授精与胚胎移植、卵母细胞浆内单精子注射、配子移植技术，特别是开展了着床前胚胎遗传学诊断（preimplantation genetic diagnosis，PGD）等辅助生殖技术，从而避免和减少了遗传病的再次出现。

以上选择都应该由咨询者家庭通过全面考虑和协商后决定，咨询医师应该尊重他们所做的选择。

遗传病的治疗方法有手术治疗、药物治疗、饮食疗法、基因治疗等。基因治疗是20世纪医学界的一项重大突破。基因治疗是将正常基因植入靶细胞代替遗传缺陷的基因，或关闭、抑制异常表达的基因，以达到预防和治疗目的的一种手段。目前，尽管基因治疗的安全性和有效性还须进一步研究，但它对未来遗传病的根治带来了希望。

四、遗传登记和随访

遗传登记是遗传医学中心为控制该地区某种发病率高、症状严重但缺乏有效治疗的遗传病所采取的一种措施。遗传登记包括个人发育史、既往病史、婚育史、系谱绘制、风险个体、资料统计整理等内容。值得注意的是，遗传登记必须遵守保密原则。

遗传咨询不只是一次会面，而是一个过程。在咨询过程中，必须通过多次随访了解咨询的效果，并增加其认识程度，及时纠正一些误解。而且，在此过程中，医师会发现

一些高风险的家庭成员, 应及时、慎重地通知其个人, 扩大预防效果。

第四节 遗传咨询的技巧和问题

一、去"伪"存真

在采集家族史时, 由于咨询者大部分非医学专业人士, 因此, 他们只能提供患者的部分症状或其中某个并发症, 一种遗传性疾病可以引起多种并发症, 因此, 医师应仔细鉴别, 详细询问患者的健康状况, 找出疾病的根源, 避免误诊。

二、建立良好的沟通

遗传咨询医师应是一名遗传学专家、社会和心理学专家, 而且还应具有良好的表达能力, 能够把复杂的遗传学用语深入浅出地诠释, 让人们易于理解。

在咨询过程中, 可能使咨询者产生一系列不良的心理反应, 如羞耻感、负罪感、焦虑、怀疑、逃避、产生宿命思想、迷信等。咨询的结果可能会超出了咨询者预期的范畴或承受能力, 或者做系谱分析时牵涉到家庭的其他风险成员时, 可能会衍生出一系列家庭问题, 大大加重了咨询者家庭的经济和心理负担, 这些都会成为遗传咨询的障碍。

咨询医师在咨询过程中应细心体察咨询者的心理变化, 在谈话中注意避免使用一些如"白痴"等损害咨询者自尊心的词语, 并及时给予感情上的支持, 保护咨询者隐私, 让咨询者建立起对医师的信任。医师应该让咨询者明白遗传性疾病并非"报应", 并不是患者父母的过错, 它是基因传递的自然规律所致。而且, 基因的自然突变是不可避免的, 可在每一个个体身上发生, 让咨询者消除顾虑, 达到良好的沟通效果, 帮助咨询者勇敢面对困境。

第五节 遗传咨询的法律问题

遗传咨询涉及家庭、社会利益和中国国情等多方面的问题, 其相关的法律、法规也在不断完善、健全之中。作为遗传咨询医师应熟知有关的法律、法规。相关的有《中华人民共和国母婴保健法》、《人口与计划生育法》、《母婴保健实施办法》、《中国婚姻法》《人类辅助生殖技术管理办法》《遗传资源管理暂行条例》、《计划生育技术服务管理条例》、《常用计划生育规范》、《关于禁止医学需要的胎儿性别鉴定和选择性别的人口终止妊娠的规定》、《关于综合治理出生人口性别比升高问题的意见》等。

(广州市第一人民医院　陈淑贤)

参 考 文 献

陈竺. 医学遗传学. 北京: 人民卫生出版社, 2001

李璞. 医学遗传学. 第2版. 北京: 中国协和医科大学出版社, 2006

李巍，何蕴韶. 遗传咨询. 郑州：郑州大学出版社，2003

邱仁宗. 人类基因组研究和遗传学的历史教训. 医学与哲学，2000，21（9）：1~5

Bennett RL，Hampel HL，Mandell JB，et al. Genetic counselors：translating genomic science into clinical practice. J Clin Invest，2003，112（9）：1274~1279

Nora IJ，Fiaser FC. Medical Genetics Principles and Practice. 2nd ed. Philadelphia，1981

Phadke SR. Genetic counseling. Indian J Pediatr，2004（71）：151~156

Plunkett KS，Simpson JL. A general approach to genetic counseling. Obstet Gynecol Clin North Am，2002，29（2）：265~276

第三章 遗 传 筛 查

遗传筛查（genetic screening）是对人群中遗传病致病基因或易感基因进行检测，从而发现遗传病患者或致病基因携带者，以利于遗传咨询以及遗传病产前诊断工作的开展，进而达到控制疾病发生的目的。

目前不少国家和地区主要针对某些发病率高、病情严重或可以早期防治的遗传病建立了筛查方法。根据筛查目的和对象的不同，遗传筛查可分为携带者筛查（carrier screening）、产前筛查（prenatal screening）、新生儿筛查（newborn screening）、群体筛查（population screening）、药物反应性筛查（drug-response screening）等，以前三类最常用。为降低我国人口的出生缺陷率，1999 年国家计生委已启动"出生缺陷干预工程"，主要通过遗传筛查，降低我国唐氏综合征、先天性神经管缺损、先天性甲低、苯丙酮尿症、地中海贫血、G6PD 缺乏症等疾病的发病率或致残致死率，充分保障母婴安全和提高我国人口素质。

第一节 遗传筛查的标准

遗传筛查项目的普及开展必须遵循一定的标准，主要包括：

1）疾病定义明确，有参考诊断标准，临床表现和体征常难以对疾病作出及时的诊断。

2）疾病严重危害人体健康，甚至可能致命。

3）疾病的流行程度相对较高，而且患病者和非患病者在人群中的分布情况明确。

4）对疾病有明确的治疗效果；如缺乏有效治疗，通过筛查进行选择性流产。

5）筛查方法成本低，具有经济价值和社会效益。

6）筛查方法简便、安全、易被受筛查者接受；所需筛查仪器设备易于操作。

7）筛查方法检出率高，假阳性和假阴性率低，并有配套的高敏感性和特异性的确诊方法。

8）具备筛查网络，尽可能不遗漏筛查对象；对筛查阳性者能提供及时的遗传咨询和随访，并提供及时的治疗和相应的预防措施。

第二节 产 前 筛 查

产前筛查属于产前诊断的范畴，主要通过经济、简便和无创的检测方法，从孕妇中发现怀有某些先天缺陷儿的高危孕妇，以便进一步明确诊断，最大限度地减少异常胎儿的出生率。目前所说的产前筛查，通常是指通过母体血清标志物的检测来发现怀有先天缺陷胎儿的高危孕妇。产前筛查的主要疾病是唐氏综合征（Down's Syndrome，DS），又称21三体综合征以及开放性神经管缺陷（open neural tube defect，ONTD），也包括一部分18三体综合征。

一、甲胎蛋白（AFP）

正常孕妇中AFP是一种胎儿来源的糖蛋白、由胎儿肝脏和卵黄囊分泌，少量的AFP通过胎儿的尿、胃肠道分泌物、血管的漏出进入羊水，也可以通过胎盘屏障及胎儿的膜屏障进入母亲血清中，在母亲血清中含量很低。胎儿血清中的AFP水平在妊娠15周时达高峰，以后随孕周增加而逐渐减少。ONTD中由于神经管未闭合，大量的AFP进入羊水中，导致AFP浓度大大升高。孕中期单胎妊娠者AFP不明原因的升高可作为胎儿危险的预测。AFP升高的孕妇其产前出血（前置胎盘、胎盘早剥）、早产、胎儿生长迟缓（IUGR）的发生率要高于AFP正常的对照组。在孕妇怀有唐氏综合征胎儿时，母体血清AFP水平比正常妊娠低23%左右，但是我们目前还不知道孕妇怀有唐氏综合征胎儿时AFP水平降低的原因。

二、绒毛膜促性腺激素（HCG）

HCG是胎盘滋养层分泌的一种糖蛋白，由α和β亚基组成。排卵后9～12天血浆中即可测出HCG，在妊娠10周时，母体血清中的HCG浓度达高峰期，然后在18～20周时下降到稳定水平。怀有唐氏综合征胎儿的母亲血清中HCG的含量在妊娠中期平均为正常妊娠的2.08倍。孕中期不能解释的HCG升高可作为预测早产、妊高征、先兆子痫的指标，同时胎儿及新生儿死亡、早产、低出生体重的发生率亦明显高于正常妊娠。

三、游离的雌三醇（uE₃）

uE$_3$属于甾类激素的一种，几乎全部来源于胎儿和胎盘，在非妊娠或男性中几乎检测不出来，故可作为妊娠的高度特异性标记物。母体血清中uE$_3$的水平在妊娠7～9周时开始超过非妊娠水平，然后持续上升，在足月前可以达到7～35μg/mL。1988年，Canick等最先报道受DS影响的孕妇血清uE$_3$明显降低，提出在孕中期测定uE$_3$水平是一项有效的指标。uE$_3$与AFP和HCG相对18三体危险评估有独立的意义。如果将切值设定为1：100，将假阳性率设定为千分之二时，用AFP和HCG两种指标的检出率是30%。而在同样条件下加上uE$_3$后的检测率可达60%。

四、抑制素A（Inhibin A或DIA）

抑制素A是由α亚基和β亚基组成的异二聚体糖蛋白。妊娠期间血浆抑制素A浓度的升高，基本上和HCG相平行，在妊娠中期呈一平稳的高曲线，妊娠晚期再次升高，到足月时可达高峰期。目前认为胎儿胎盘是抑制素A在妊娠早期升高的主要来源，故抑制素A可能与胎儿及胎盘的发育有关。抑制素A在唐氏综合征妊娠时是正常妊娠的2倍，而且抑制素A在妊娠中期的含量相对稳定，故提出抑制素A在筛查唐氏综合征时与HCG有同等的重要地位。如果将抑制素A加进目前的3项指标（ATP+HCG+uE₃+DIA），在假阳性率为5%时可将检出率提高8个百分点，达80%左右。抑制素A也可以取代uE₃（或取代HCG）

作为新的第三项指标。同样的检出率，用AFP，uE$_3$及抑制素A组合为3项时比用AFP，uE$_3$及HCG 3项可以使假阳性率减少20%~30%。

五、妊娠相关血浆蛋白（PAPP-A）

妊娠相关血浆蛋白A（PAPP-A）是一种α球蛋白，1974年由Lin等首次描述。其来源于绒毛周围纤维蛋白，早孕时孕妇血中即可测得，血浆浓度随妊娠的进行而上升，足月时达高峰，产后2~3天在母血中即测不出。PAPP-A并不是妊娠的特异蛋白，因为在非妊娠妇女或男性也可测到PAPP-A。PAPP-A是妊娠早期（14周以前）筛查唐氏综合征的血清指标。比较确认的研究表明，PAPP-A在唐氏胎儿中的MOM（中值倍数）为0.23 MOM。

第三节　常用遗传筛查

一、地中海贫血

地中海贫血（地贫）是我国南方发病率最高、影响最大的遗传病之一，主要分为α地贫和β地贫两大类。重型α地贫胎儿（Barts水肿胎）多在妊娠末期胎死腹中或产下即死；重型β地贫患儿，一般在出生后3~6个月出现症状，要靠输血维持生命，多在童年期夭折。目前尚缺少有效治疗方法，因此通过对夫妇双方均为地贫基因携带者的孕妇，在妊娠早期或中期进行产前诊断以降低重型地中海贫血患儿的出生，是当前地中海贫血防治的主要措施。

（一）筛查网络的建立

地中海贫血的群体筛查工作开展得好坏，直接关系到该地区地中海贫血发病率降低的成效，这实际上是当地医疗卫生工作的一项系统工程，首先需要政府部门统筹部署和安排，各有关职能部门积极参与和配合，各医疗单位具体落实。目前已有不少专家、学者提出一些关于地中海贫血等疾病的防治方案。比较可行的方案之一是建立三级防治网络，即从基层医疗单位（一级网点）如乡卫生院、街道卫生所和妇幼站等抓起，对辖区群众开展地中海贫血的普查工作。对初筛阳性者及其家属送往上级归口医疗单位（二级网点）如县或区医院、妇幼保健院等进行确诊，并提供遗传咨询，建立疾病档案。经遗传咨询后，需要进行产前诊断者，由三级网点即市级或省级医院或妇幼保健院专门设立的产前中心负责。网络的建立需要一定的经济作后盾，可让有条件的地区先走一步，建立示范点和积累经验，同时应做好宣传教育工作，普及有关知识。地中海贫血的筛查还可以与缺铁性贫血等疾病的防治同时进行。

（二）筛查对象及产前诊断对象的确定

目前有关筛查对象的选择，有不同的考虑。原则上，若能做到对高发区人群进行普查是最好的。这在具体实施中存在一定的困难，需要大量的人力物力。有人建议将婚前检查对象作为筛查对象，体检项目中增加地中海贫血的筛查项目。也有人建议将初检孕妇及其配偶作为筛查对象。对来医院就诊的孕妇（1~3个月孕龄）体检时做地中海贫血的筛查，若孕妇为患者应立即嘱其丈夫进行相关检查，然后确定孕妇是否为产前诊断对象。这种方案在各医疗单位容易实施，可节省一定的人力和物力，但易延误产前诊断取样的最佳时机。特别在乡村边远地区容易漏检，许多孕妇往往在生产前才就医，失去产前诊断的意义。若以新生儿为筛查对象，只有诊断意义，不能降低重型地中海贫血患儿的出生率。综上所述，目前值得推荐且比较可行的是以婚前检查对象为地中海贫血的筛查对象，但一定要与遗传咨询和产前诊断的环节紧密相连。相关科的医生必须具备相应的遗传咨询常识，对地中海贫血的产前诊断对象不能遗漏，嘱夫妇双方在怀孕前先进行确诊，怀孕后及时到产前诊断中心进行产前诊断。

（三）筛查方案

婚前检查为筛查对象时，筛查方案分三步进行。第一步初筛方法中有两种备选方法，其中红细胞脆性单管法经中山大学杜传书教授改进，简明适用，仪器设备简单，可在基层单位使用。平均红细胞体积（MCV）现多由血细胞计数仪自动给出，操作简单。作者在实际工作中发现一些 α 地贫SEA型杂合子患者的MCV＞80 fL。为防止地贫筛查漏诊，建议在有血球计数仪的医院，同时应用两种方法初筛，取长补短。在没有血球计数仪的单位，单用脆性单管法筛查。

缺铁性贫血仍占我国妇女和儿童贫血中的大多数，缺铁性贫血和 α 地贫的临床表现、实验室异常指标相似，而且鉴别诊断也是治疗原则中的关键。由于地中海贫血可继发血色素沉着，铁剂是重型地贫的禁忌症，因此有必要进行第二步的有关缺铁性贫血的筛查，以鉴别诊断两者。也可以根据Mentzer指数（MCV/RBC计数，简称MI）来简易区别缺铁性贫血和地贫。当MI＜11.5时，提示地中海贫血；MI＞11.5时，考虑为缺铁性贫血。

第三步筛查主要为血红蛋白电泳及HbA2、HbF的定量，可区分 β 地中海贫血和HbH病。生化筛查诊断为地中海贫血者，需进一步进行基因诊断以确定患者的基因型，并为产前诊断做准备。

二、G6PD缺乏症新生儿筛查

葡萄糖-6-磷酸脱氢酶（glucose-6-phosephatedehydrogenase，G6PD）缺乏症是全球最常见的一种遗传性酶病，其临床表现从无症状到新生儿黄疸、药物诱导性溶血、蚕豆病、某些感染或其他因素诱发的溶血、慢性非球形细胞溶血性贫血等。其中新生儿黄胆严重者可导致核黄胆后遗症，造成终身的智力低下。因此，预防G6PD缺乏症所致新生儿黄胆尤为重要，而在夫妇中早期筛查出G6PD缺乏者是预防的关键之一。

G6PD缺乏症的筛查一般用荧光斑点法。其原理的依据是：G6PD酶促反应中产生的NADPH在长波紫外光照射下可产生灰绿色荧光。因G6PD缺乏，NADPH生成减少或完全不能产生，故荧光信号减弱甚至不产生荧光。G6PD活性正常者可见强荧光，严重缺乏者无荧光，轻度缺乏者为弱荧光。对筛查阳性者，通过测定G6PD酶活性而确诊，通常用G6PD/6PGD比值法。

（中山大学达安基因遗传检验中心 何东华）

参 考 文 献

李光辉，黄醒华. 孕妇血清标记物在产前诊断中的应用. 中华妇产科杂志，1998，33（4）：252～254

李巍，何蕴绍. 遗传咨询. 郑州：郑州大学出版社，2003

潘三强，宿宝贵，吕来清. 神经管畸形产前诊断方法的研究进展. 现代临床医学生物工程学杂志，2005，11（1）：66～68

Baghagho EE，Kharboush IF，El-Kaffash DM，et al. Maternal serum alpha fetoprotein among pregnant females in Alexandria. J Egypt Public Health Assoc，2004，79（1～2）：59～81

Chareonkul P，Kraisin J. Prevention and control of thalassemia at Saraburi Regional Hospital. J Med Assoc Thai，2004，87（1）：8～15

Chiang SH，Wu SJ，Wu KF，et al. Neonatal screening for glucose-6-phosphate dehydrogenase deficiency in Taiwan. Southeast Asian J Trop Med Public Health，1999，30 Suppl 2：72～74

Cuckle H，Sehmi I，Jones R. Maternal serum inhibin A can predict pre-eclampsia. Br J Obstet Gynecol，1998，105（10）：1101～1103

Hadlow NC，Hewitt BG，Dickinson JE，et al. Community-based screening for Down's Syndrome in the first trimester using ultrasound and maternal serum biochemistry. BJOG，2005，112（11）：1561～1564

Jiang J，Ma X，Song C，et al. Using the fluorescence spot test for neonatal screening of G6PD deficiency. Southeast Asian J Trop Med Public Health，2003，34 Suppl 3：140～142

Joseph R，Ho LY，Gomez JM，et al. Newborn screening in Singapore. Southeast Asian J Trop Med Public Health，1999，30 Suppl 2：23～24

Leung TN，Lau TK，Chung TKH. Thalassaemia screening in pregnancy. Curr Opin Obstet Gynecol，2005，17（2）：129～134

Milunsky A. Genetic disorders and the fetus：diagnosis, prevention and treatment. 4th ed. Baltimore：the Johns Hopkins University，1998

Muzaffer MA. Neonatal screening of glucose-6-phosphate dehydrogenase deficiency in Yanbu，Saudi Arabia. J Med Screen，2005，12（4）：170～171

Spencer K，Nicolaides KH. Screening for trisomy 21 in twins using first trimester ultrasound and maternal serum biochemistry in a one-stop clinic：a review of three years experience. BJOG，2003，110（3）：276～280

Wald NJ，Bestwick JP，Huttly WJ，et al. Validation plots in antenatal screening for Down's syndrome. J Med Screen，2006，13（4）：166～171

Wald NJ，Hackshaw AK，George LM. Assay precision of serum alpha fetoprotein in antenatal screening for neural tube defects and Down's syndrome. J Med Screen. 2000，7（2）：74～77

Wald NJ，Rodeck C，Hackshaw AK，et al. SURUSS in perspective. Semin Perinatol，2005，29（4）：225～235

Wanapirak C，Tongsong T，Sirivatanapa P，et al. Prenatal strategies for reducing severe thalassemia in pregnancy. Int J Gynaecol Obstet，1998，60（3）：239~244

Wapner R，Thom E，Simpson JL，et al. First-trimester screening for trisomies 21 and 18 N Engl J Med，2003，349（15）：1405~1413

第四章　超声介入产前诊断技术

第一节　超 声 检 查

超声波对产科临床产生了巨大的影响。如果将其与许多近年来发展起来的生化和生物物理技术相比，评价哪种方法对妊娠结局的改善重要，超声无疑是最佳选择。

Donald学者于1958年首次在产科应用超声波对妊娠子宫进行超声检查，现已成为常规。

原理：通过改变由压电材料组成的探头，产生>20 000 Hz的周期性高频声波，将探头置于腹壁，通常其间涂以水溶性凝胶的耦合剂，以减少探头与皮肤交界面上的超声波的损耗。在静态系统中探头可发出声波脉冲，穿透软组织，达到不同组织密度结构间的界面。在此点的界面上，能呈反射或传出探头，其多少与界面密度成比例。依次激活处于接收状态的探头，产生小的电压，经放大显示于屏幕上。

采用动态或实时超声检查，探头产生的多重脉冲回声系统被依次激活，故可探测到胎儿呼吸、心跳活动、血管搏动等内在的运动。特别是高清晰度实时二维超声、脉冲多普勒和彩色多普勒超声、三维超声及四维超声的技术发展，超声不仅能清晰显示内脏及病变的二维、三维结构及血流动态分布，而且可做定量的分析。

下面介绍超声检查在产科中的应用。

一、B型超声检查法

通过B超测定胎儿发育是否正常，有无胎儿畸形，可测定胎盘位置、胎盘成熟度及羊水量。

（一）早期妊娠

妊娠时子宫随停经周数相应增大。妊娠5周时可见妊娠数图像呈圆形光环，中间为羊水呈无回声区。妊娠5～6周可见心管搏动，6周妊娠检出率为100%。8周初具人形。根据孕囊及胎儿顶臀径估计胎儿孕周。

（二）中晚期妊娠

1. 胎儿主要生长径线的测量

胎头表现为边界完整、清晰的圆形强回声光环，见大脑半球中线回声及脑组织暗区，测量双顶径，若双顶径≥8.5 cm，提示胎儿成熟。在妊娠中晚期，胎儿脊柱、四肢、胸部、心脏、腹部及脐带均明显显示，可发现有无异常，根据胎儿生长的各种参数及动态观察，了解胎儿生长发育情况。根据胎头、脊柱及双下肢的位置可确定胎产式、胎位、胎先露。

2. 估计胎儿体重

这是判断胎儿成熟度的一项重要指标。超声波估测胎儿体重的方法有多种，如胎儿腹围预测法，双顶径、腹围联合预测法，双顶径、腹围、股骨长等参数预测法等。应当注意，无论采用何项参数，均可能有 ± 15% 的差异。

3. 胎盘定位

妊娠12周后，胎盘轮廓清楚，显示为一轮廓清晰的半月形弥漫光点区，通常位于子宫的前壁、后壁和侧壁。胎盘的位置判定对临床有指导意义，如羊膜腔穿刺可避免损伤胎盘和脐带，判断前置胎盘和胎盘早剥等。随着孕周的增长，胎盘逐渐发育成熟。根据胎盘的绒毛膜、胎盘实质和胎盘基底层3部分结构变化，进一步对胎盘成熟过程进行分析。目前国内常用的胎盘钙化分度是：Ⅰ度：胎盘切面见强光点；Ⅱ度：胎盘切面见强光带；Ⅲ度：胎盘切面见强光圈（或）光环。

4. 探测羊水量

羊水呈无回声的暗区、清亮。妊娠晚期羊水中有胎脂，表现为稀疏的点状回声漂浮。妊娠早、中期羊水量相对较多，为清亮的无回声区，至妊娠晚期羊水量逐渐减少。

（三）异常妊娠

1. 葡萄胎

典型的完全性葡萄胎声像特点是子宫增大并大于孕周，宫腔内无胎儿及附属物，充满弥漫分布的蜂窝状大小不等的无回声区。

2. 鉴别胎儿是否存活

若胚胎停止发育，则妊娠囊变形且不随孕周增大反而缩小；胚芽枯萎，超声探查原有胎心者，复诊胎心搏动消失。胎死宫内声像图表现为胎体萎缩，可见胎儿轮廓不清，颅骨重叠，无胎动及胎心，脊柱变形、肋骨排列紊乱，颅内、腹内结构不清，羊水暗区减少等。

3. 判断异常妊娠

宫腔内无妊娠囊，附件区探及边界不十分清楚、形状不规则的包块。若在包块内探及圆形妊娠囊内见胚芽及心管搏动，则可在流产或破裂前确诊。已流产或破裂，直肠子宫陷凹及腹腔内可见液性暗区。

4. 前置胎盘

胎盘组织声像部分或全部覆盖子宫颈内口。

5. 胎盘早剥

胎盘与子宫肌壁间出现形状不规则的强回声或无声区。

6. 多胎妊娠

显示两个或多个胎头光环，两条或多条脊椎声像或心脏搏动声像。

（四）测胎儿畸形

1. 脑积水

双顶径、头围明显大于孕周，头体比例失调，颅中线偏移，颅内大部分液性暗区。

2. 无脑儿

在胎儿颈部上方探不到胎头光环，胎头轮廓呈半月形弧形光带，眼眶部位可探及软组织回声，似青蛙眼，常伴羊水过多或脊椎裂。

3. 脊椎裂

超声扫描脊柱时，应注意脊椎的连续性与生理弯曲。开放性脊椎裂可见两排串珠状回声。但不对称或排列不整齐，或串珠样回声形状不规则、不清晰或中断。纵切时脊柱裂部位呈不规则"八"字形，横切呈"V"形。

4. 多囊肾

多为双侧，肾体积明显增大，外形不规则呈多囊状，肾实质内见多个大小不等的蜂窝状无回声区，常看不清正常结构。常可合并羊水过少，膀胱不显示。

二、彩色多普勒超声检查法

1. 母体血流

子宫动脉血流是评价子宫胎盘血循环的一项良好指标。妊娠早期子宫动脉血流与非孕期相同，呈高阻力低舒张期血流型。从妊娠14～18周开始逐渐演变成低阻力并伴有丰富的舒张期血流。子宫动脉的RI，PI和S/D均随孕周的增加而降低，具有明显的相关性。

2. 胎儿血流

目前可对胎儿脐带、大脑中动脉、主动脉、胃动脉等进行监测。尤其是测定脐带血流变化已成为常规的检查手段。正常妊娠期间，脐动脉的血流RI，PI，S/D与妊娠周数密切相关。判断胎儿是否缺氧，脐动脉血流波形具有重要意义，若脐动脉血流舒张末期消失，舒张期血流逆流，提示胎儿濒危。

3. 胎儿心脏超声

彩色多普勒可从胚胎期原始心跳一直监测到分娩前的胎儿心脏。常认为妊娠24周后是对胎儿进行超声心动监测图像较清晰的时期。

三、三维超声扫描技术

利用最新标准的三维超声波，观察胎儿发育，诊断胎儿异常。通过三维超声得到更自然和完整的影像，产生的影像与原形逼真，微细结构高度清晰。三维超声扫描，有助于检出胎儿唇、腭裂、脑畸形、耳、骨及心脏发育异常。现经过动态超声观察胎儿宫内情况，即四维B超，更进一步了解胎儿生长发育情况。

安全性：虽然理论上高强度热和空穴效应有对组织产生损伤的危险性，但在医学超声的频率范围内尚未证实对哺乳动物的组织可独立产生生物学效应。在过去的近30年里，未证实低强度的灰阶图像会对胎儿产生损害。

为了定位光谱波结构和附加彩色图像强度，最新技术的进步将多普勒变换图像与灰阶图像结合。高强度能量与双重多普勒图像共同应用。由于上述原因，美国FDA规定在胎儿成像过程中，超声能量不能$>94\ mW/cm^2$。

第二节　超声介导羊水检查

羊水内有来自胎儿的上皮细胞及呼吸道、消化道、泌尿道脱落的细胞，也有来自羊膜的脱落细胞，羊水检查是对胎儿遗传性疾病最常见、最普遍的产前诊断方法，早在20世纪50年代初，羊水用于检查母儿血型不合的妊娠，其后始应用羊水细胞的性染色体来判断胎儿的性别，以后开展了羊水细胞培养行染色体核型分析。进而于1970年又用羊水细胞培养进行酶的分析及其各项生化测定。也有用于测定其他一些有关胎儿健康的标记物，例如胎儿成熟度的检查。

用于产前诊断的羊膜腔穿刺最常见在孕15~20周进行，孕15~16周子宫出盆腔，羊水量为180~200 mL，可有充足的胎儿细胞，能进行成功的培养。近年来有人提出妊娠9~13周就可行羊水穿刺，穿刺量随孕周而定，孕10周之前为5 mL，10周之后为10 mL。培养后的羊水细胞既可用于细胞遗传学分析，又可进行酶及DNA分析，羊水细胞生长和细胞遗传学分析的成功率接近99%。

一、羊水培养临床上的应用

羊水培养临床上常用于细胞遗传学及先天性代谢异常的检查。

（一）染色体异常

通过羊水细胞培养作染色体核型分析，以诊断染色体数目异常或结构异常。较常见的染色体异常有先天性愚型（21三体），性染色体异常：有先天性卵巢发育不全综合征。虽然绝大多数染色体异常胚胎在妊娠早期即自然流产而被淘汰，但仍有6%的染色体异常胎儿可维持宫内生存及分娩出生，患染色体病的新生儿约占新生儿出生数的0.5%，而染色体病目前多数还无有效治疗方法，故只有进行及时的产前诊断，才能达到优生目的。

染色体数目异常：正常人体细胞为46条染色体，配子细胞（精子和卵子）具有$n=23$条染色体，前者为二倍体后者为单倍体。人类的精子和成熟的卵子是单倍体，至今为止未发现有关单倍体胎儿或新生儿的报道。三倍体：三倍体的细胞中有三个染色体组（$3n=69$），人类全身性三倍体是致死性的，因而在活婴中极为罕见，存活者都是二倍体和三倍体的嵌合体。三倍体在流产胎儿中十分常见，是流产的重要原因之一。形成的原因可能是由于双精子受精、二倍体精子受精、二倍体卵子受精。四倍体：具有4个染色体组（$4n=92$），临床上更为罕见，其形成的原因为核内复制和核内有丝分裂。

非整倍体：体细胞内的染色体数不是整倍数而是比二倍体少一条、多一条或几条染色体，产生的原因多数在细胞分裂时，由于染色体不分离、丢失引起的（图4-1）。

亚二倍体：染色体的数目少于二倍体，如45，XO的性腺发育不全（Turner综合征）是人类中单体型最典型的例证。

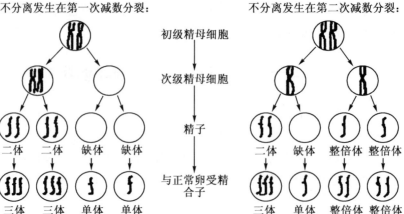

不分离发生在第一次减数分裂：　　　　　不分离发生在第二次减数分裂：

图4-1　减数分裂时染色体不分离及其后果

超二倍体：染色体的数目高于二倍体，同源染色体对不是2条而是3条或3条以上，是人类最常见的染色体数目畸变类型。无论是常染色体还是性染色体，均以三体型最常见。最常见的三体型是21三体型，13三体型，18三体型，22三体型也偶尔可见。

（二）染色体的结构异常

许多物理、化学、生物的因子可引起染色体断裂，如果染色体断裂后，未发生原位重接，则引起染色体结构畸变，并将会导致遗传效应。

1. 等臂染色体

染色体的一次断裂发生在着丝粒区，使着丝粒横断，则两个臂的姐妹染色体可分别互相连接，结果形成两条与短臂和长臂相应的等臂染色体（图4-2）。临床常见的X染色体长臂等臂染色体即46，x，i（xq），这种病人身材矮小及智力稍差，面部可见多个黑痣，第二性征发育不良，性腺条索状，多以原发性闭经而就诊。X染色体短臂的缺失即导致性腺退化（图4-3）。

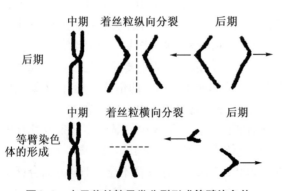

图4-2　由于着丝粒异常分裂形成等臂染色体

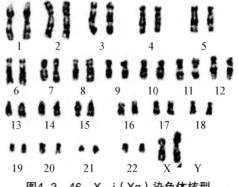

图4-3　46，X，i（Xq）染色体核型

2. 缺失

一条染色体末端或中间断裂后，未与断端相接，将造成染色体末端缺失或是中间缺失。临床上常见的猫叫综合征是5号染色体短臂末端缺失，即46，XX（XY），5P⁻（图4-4）约占新生儿的1/50 000，女性病人多于男性病人。此病的特征为在婴儿期发出尖脆的猫叫哭声，随着时间的延长，这种哭声即消失。低体重和生长缓慢十分常见，幼儿期为满月形圆脸，随着年龄的增长而渐渐变成长脸，且不对称，两眼距宽，下斜眼，宽鼻梁和低位耳，通常有严重的智力低下、先天性心脏病和通贯手。

再发风险：10%～15%的病人，双亲为平衡易位携带者，所以再发风险高，如为新生的染色体异常再发风险则≤1%。

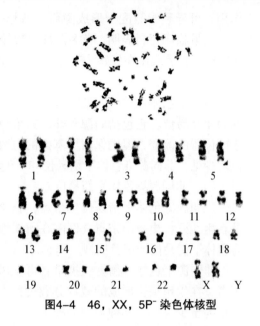

图4-4　46，XX，5P⁻染色体核型

3. 倒位

某一染色体同时两处发生断裂，断片旋转180°即颠倒位置重接，虽然没有染色体物质的丢失，但基因顺序颠倒了。倒位如发生在同一臂内，称为臂内倒位。现已报道臂内倒位23种，臂间倒位214种。临床上常见的是9号染色体臂间倒位携带者，即46，XY（XX），inv（9）（p11，q13），这种病人多以习惯性流产而就诊（图4-5）。

染色体臂间倒位携带者子女再发风险：根据在配子形成中同源染色体节段相互配对的规律，在第一次减数分裂中将形成特有的倒位圈，经过在倒位圈内的奇数互换，理论上将形成4种不同的配子，一种是正常染色体，一种是倒位染色体，其余两种均带有部分重复和缺失的染色体。臂内倒位节段的长短关系到子代胚胎的存活。其倒位

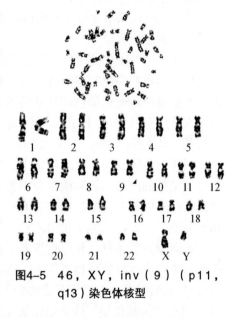

图4-5　46，XY，inv（9）（p11，q13）染色体核型

分段越短，则重复和缺失的部分越大，其配子和各子代正常发育的可能性越小。临床上常表现婚后不育、月经期延长、早期流产及死产的比例越高，娩出畸形胎儿的可能性越低。若倒位片断越长，则重复和缺失的部分越短，其配子和各子代正常发育的可能性越大，则娩出畸形胎儿的危险率越高。因此对后者必须加强宫内诊断，防止染色体病患儿的出生。

染色体臂内倒位携带者子女再发风险：重复和缺失诊断的大小及其所含基因致死性

作用，可导致半数配子形成障碍，或形成半数畸形、无功能的配子，导致婚后多年不孕。大量临床资料表明，除X，21，22号染色体以外，其他的单体均不可能发育成熟，在临床上常表现出在妊娠头3个月内发生流产。

4. 相互易位

两条染色体各发生一处断裂并相互交换其无着丝粒片断。形成两条新的衍生染色体称为相互易位。它包括同源和非同源染色体之间的相互易位。相互易位虽然引起染色体诊断位置的改变，但仍保留了基因的总数，故称为平衡易位。临床上同源染色体平衡易位较少见，非同源染色体平衡易位和罗伯逊易位较之常见。

（1）非同源染色体平衡易位

非同源染色体平衡易位携带者，临床常表现为婚后多年不育，有早孕期死胎、流产及新生儿死亡史。山东省立医院在习惯性流产病人中，检出一例世界首次报道的非同源染色体平衡易位携带者核型，即46，XY，t（1；2）（1944；q21）。

非同源染色体平衡易位携带者再发风险：夫妇任何一方为非同源染色体平衡易位携带者，在生殖细胞形成的减数分裂过程中经过同源染色体间的配对、交换和分离，理论上认为至少可形成18种类型的配子，它们分别与正常配子结合，则可形成18种合子，其中仅一种为正常者，一种为表型正常的平衡易位携带者，其他16种均为部分三体和部分单体患儿。临床上认为生育正常儿和携带者的几率均为1/4，1/2的可能生育部分三体和部分单体患儿。此携带者应在宫内诊断监护下选择生育正常儿。

（2）罗伯逊易位

由D组、G组的同源或非同源染色体间（D/D或D/G或G/G）通过着丝粒融合或短臂断裂平接所形成的易位叫罗伯逊易位。此易位重要遗传物质并未丢失，个体表现型正常，亦称平衡易位。此类染色体异常病人多以习惯性流产而就诊。同源染色体罗氏易位，同源罗氏易位有t（13q，13q），t（14q，14），t（22q，22q）几种类型。以t（21q，21q）为常见，其次是t（13q，13q）。

同源染色体罗氏易位携带者子女的再发风险：同源染色体罗氏易位携带者，由于不能形成正常的配子，故不能生育正常的后代。发现此携带者应劝其绝育。非同源染色体罗氏易位非同源罗氏易位携带者有t（13q，14q），t（13q，15q），t（14q，21q），等10种类型，t（13q，14q）携带者约50%，t（14q，21q）携带者约占40%。

非同源染色体罗氏易位携带者子女的再发风险：非同源染色体罗氏易位携带者，在生殖细胞形成的减数分裂过程中，亦经过同源染色体间的配对、交换和分离，理论上形成6种类型的配子，它们与正常的配子结合，生育正常儿和平衡易位携带者的可能性均为1/6，其余均为易位型三体或单体患儿。临床上则认为，后代有1/2的可能性为三体或单体患者。有1/4可能性易携带者，1/4的可能性为正常儿。非同源罗氏易位携带者，亦应在宫内诊断而选择生育正常胎儿。

早期羊膜腔穿刺：1977年ColDus等对孕15周之前的孕妇进行了羊膜腔穿刺后，陆续有学者进行了大量的报道，有人对早期羊膜腔穿刺与孕中期羊膜腔穿刺进行了比较，结果显示每组间的结局相似。1996年GobDlow等研究了数千例孕早期、中期羊膜腔穿刺，他们发现早期羊膜腔穿刺后胎儿丢失率为孕中期羊膜腔穿刺的2.5倍。而且早期羊膜腔羊水较少，抽取羊水检查后，可导致胎儿先天性足外翻、肺发育不良。

二、B超介入下羊膜腔穿刺的适应证

1）宫内胎儿成熟度的判定。处理高危妊娠需引产，在引产前了解宫内胎儿成熟度，以便选择分娩时机。

2）细胞遗传学检查（染色体分析）及先天性代谢异常的产前诊断。夫妇任何一方有染色体异常分娩史，35岁以上的高龄孕妇，胎儿诊断怀疑有代谢性疾病。

3）怀疑胎儿畸形。

4）孕期感染。孕妇某些病原体感染，如风疹病毒、巨细胞病毒等。

5）疑母儿血型不合。查羊水中血型物质，宫内输血等。

三、禁忌症

用于产前诊断时：孕妇曾有流产征兆；术前24h内两次体温在37.5℃以上。

四、术前准备

1）孕周选择。早期羊膜腔穿刺的孕周为9～15周，在孕16～22周子宫轮廓清楚，羊水量相对多，易于抽取，不易伤及胎儿，羊水细胞易存活，培养成功率高。随着培养技术的提高，现国内外部分实验室可在孕9周以后到足月妊娠，抽羊水行染色体检查。

2）经腹腔穿刺部位的选择。经B超检查行胎盘定位，选择穿刺点尽可能避开胎盘，在羊水量相对较多的暗区进行。

五、方法

孕妇排尿后仰卧位，腹部皮肤常规消毒，铺无菌巾，在B超介入下，用22号或20号腰穿一次性针垂直进入腹腔，继续前进又有阻力进入宫壁；阻力再次消失进入羊膜腔。拔

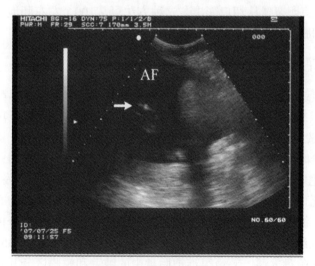

箭头所指为穿刺针头声像；AF−羊水

图4−5　羊膜腔穿刺图像

出针芯有羊水溢出，抽取所需羊水，将针芯插入穿刺针内并迅速拔出，以无菌纱布覆盖之，加压5 min后用胶布固定。羊膜腔穿刺图像如图4-5。

六、注意事项

1）严格无菌操作，以防感染。

2）穿刺针应细。进针不可过深过猛，尽可能一次成功，应≤2次。

3）易损伤胎盘，警惕羊水栓塞可能。

4）抽出血液，出血可来自腹壁、子宫壁、胎盘或刺伤胎儿的血管，应立即拔出穿刺针并压迫穿刺点。若胎心率无异常，可一周后再次穿刺；若胎心率有异常，应尽早分娩。

第三节　超声介导妊娠早期绒毛活检

一、胚胎植入前诊断（preplantation genetile diagnosis）

目前多采用宫腔灌洗或体外受精的方法获取胚胎。前者在受精后90～120 h灌洗宫腔来获取胚胎，该方法方便，但成功率低。现常用体外受精在超声下行卵泡穿刺取卵。

体外受精过程中，我们通过极体活检、卵裂球活检和胚泡活检等微活检技术进行产前诊断。

1）卵细胞第一次有丝分裂出初级卵母细胞和第一极体，胎儿的形成不需要极体，而极体有与卵细胞相同的遗传物质。可用PCR方法分析极体的基因，以推断卵细胞的基因型。其缺点是不能分析父源性基因。

2）卵裂球活检：在受精卵分裂成4～8个细胞的卵裂球时期，用酸性溶液在透明带上钻孔，然后用微穿刺针吸取单个细胞，进行染色体基因分析。

3）胚泡活检：采用显微机械和化学的方法，在胚泡期于内细胞团的对侧胚透明带上开口，在24 h内使卵裂球从切口膨出。这种方法可从100个左右胚泡中获取10个细胞团，能得到较多的细胞，但会影响胚胎的成活率及种植的成功率。

二、绒毛活检技术（chorionic villi sampling, CVS）

由于绒毛组织位于胚之外，且有与胚胎相同的遗传物质，故早孕期绒毛活检是产前诊断的重要组织来源。早期绒毛活检可在B超介入引导下，采用经宫颈、腹部、阴道穹隆3种途径。一般来说，胎盘位置决定了取样途径。经腹绒毛取样，胎盘位于子宫前壁和宫底或阴道感染时采用；经宫颈绒毛取样，胎盘低位和后位时采用；经阴道绒毛取样，极少采用；绒毛取样程序，咨询之后超声评估胎儿是否存活（已发现7%的病人中有枯萎卵子或胚胎死亡），确定妊娠时间，注意胚胎比胎龄小则有高的非整倍体危险性。取样前告诉病人，绒毛取样有发生肢体缺陷的可能性，如进行DNA分析，在孕妇11～12周取样，此时胎盘组织较大，可提供足够的样本，但样本量不得＞35 mg。取样时间：孕9～12周。＜9周胎盘太薄，超声很难把胎盘中的绒毛和蜕膜区分开来，不易获得绒毛组织；＞12周后，胚胎发育迅速，随着孕龄增加，羊水量增多，可用羊水穿刺的方法取代绒毛活检。

绒毛穿刺有诱导流产的可能，≤1%。有报道，早期绒毛活检有导致胎儿肢体畸形的可能。通过活检的细胞按需要行染色体、基因、酶代谢的检查及诊断胎儿感染。可能性的并发症如下：①胎儿丢失（fetal loss）。Brambati等报道，孕妇<30岁，活绒毛检后胎儿丢失率为1.22%；年龄>40岁，胎儿丢失率为3.85%，与操纵者熟练程度有关。②肢体畸形。往往是横向肢体短缩畸形，肢体缺损原因复杂，可因遗传因素引起肢体发育不良，也可因致畸因素（如药物、带状疱疹感染）引起。目前关于活绒毛检与胎儿畸形的关系仍在探索之中。

绒毛细胞制备染色体可采用直接法和绒毛培养法。

直接法是利用具有分裂活动并可产生原位分裂相的细胞滋养层细胞来制备染色体。无需细胞培养或仅经几小时培养后即可行染色体制片分析。特点：快速、避免母体细胞污染。但分裂指数低，染色体形态差。有时会出现滋养细胞属细胞核与胎儿细胞核型不符的现象，称为胎盘局限性嵌合体现象。临床应用受到限制。

绒毛培养法为通过酶解法将绒毛胚处中胚层的间质细胞分解，使滋养细胞在单细胞悬液之内，在培养瓶内建立单层细胞培养，一般经6～10天培养可获得足够量的有效细胞。培养法获得细胞染色体优于直接法。所得细胞为绒毛内胚层胚外中胚层组织，很少出现胎盘局限性嵌合体现象。缺点：易被母体细胞污染。

Foulon等于1990年报道通过绒毛活检或早期羊膜腔穿刺获得的标本进行体外细胞培养，以诊断先天性弓形体病的成功尝试，后有学者应用活检取得DVA，应用聚合酶链反应发现了水痘-带状疱疹病毒感染的证据（表4-1）。

表4-1　　　　　　　　　　　　孕早期和孕中期羊水穿刺结局的比较

因素	早期数目（%）	中期数目（%）
取样失败	5/300（1.7）	2/567（0.4）
需要确认	2/295（0.7）	3/565（0.4）
终止妊娠	11/300（3.7）	11/567（1.9）
妊娠丢失<4周	5/276（1.8）	2/542（0.4）
>4周	1/271（0.4）	4/540（0.7）
早产	10/270（3.7）	35/537（6.5）
围产儿病死率	7.4/1 000	11.1/1 000

所有的比较均无显著性差异。

美国妇产科医师协会建议（1995）：

1）在10～21周进行的绒毛活检是一项相对安全的操作，可以代替羊膜腔穿刺。

2）10周前不建议进行绒毛活检。

3）进行绒毛活检前应做遗传咨询。

4）孕妇应被告知估计发生横向指（趾）缺失的比率约在1/300。

5）对10～12周进行绒毛活检是否与横向肢端异常发生率增加有关做进一步的研究。

第四节　超声介导脐静脉穿刺

1982年Bang等报道，通过脐静脉穿刺，对一例严重的D型同种免疫性贫血的胎儿进行直接输血。自1983年Daffos等多次报道在超声引导下成功地进行脐血穿刺获得脐血进行产前诊断胎儿先天性疾病后，脐血管穿刺指征迅速地扩大，现已成为产前诊断的十分重要的手段之一。

一、手术时机

妊娠20周至足月的任何孕周均可穿刺取血，最佳时机为22～25周，此时脐血管直径较粗，华通胶少，羊水较多，易刺中血管。孕周较晚胎儿较大，虽脐带直径宽，显像清楚，华通胶相对较多，以致采不到血。术前常规B超检查，评估穿刺的可行性、困难与处理对策。

二、取胎儿血的指征

经皮脐血管穿刺（又称经母腹壁脐静脉穿刺术，percuttaneous fetal Umbilical Blood sampling，FUBS），在胎儿生理、诊断和治疗领域掀起了一场革命，适应证是多方面的，并且正在迅速扩大范围。常见有下列几种：

1）胎儿核型分析：需要进行快速核型分析、胎盘嵌合体、超声波发现胎儿畸形、胎儿生长受限。

2）血液异常的产前诊断：血红蛋白病、血友病A和B、自身免疫性血小板减少性紫癜、Von Willebrand病。

3）胎儿感染：弓形体、风疹、巨细胞病毒、水痘、细小病毒B19。检查血清中特异性IgM抗体诊断胎儿宫内感染。

4）同种免疫：Kell和其他红细胞抗体、同种免疫性血小板减少性紫癜、CDE病。

5）某些代谢性疾病。

6）胎儿缺氧的评价

7）胎儿治疗：脐带穿刺直接输血、胎儿药物治疗监测。对遗传性疾病孕期可给胎儿输入浓缩的凝血因子和血小板，如药物给以地高辛治疗严重的胎儿心率失常。

三、操作技术

脐血穿刺通常应用20～25号腰穿针。穿针的途径：前壁胎盘，针可经胎盘刺入，不需进入羊膜腔，而在基底部刺入脐血管。对后壁胎盘者，针可进入羊水，在任何一段游离脐袢均可穿刺，部位的选择可根据操作方便而定，脐带根部亦可。用肝素化注射器抽取最初的0.5 mL血标本并且丢弃。脐带根部易刺入血窦深入母血，应予注意。

四、脐血管穿刺的并发症

1）出血。拔出穿刺针后，B超下可见其脐血管穿刺处有出血现象，如同串球自血管溢出，速度由快变慢，约10~70 s可自行停止。

2）胎儿心动过缓。可能由于血管痉挛引起，与穿刺点的出血程度无关。出现胎儿心动过缓时，应立即停止操作，让孕妇左侧卧位吸氧可改善。

3）感染。感染的机会随穿刺次数增加而增多，应严格无菌操作，争取一次穿刺成功。

4）其他。非常少见的并发症有正常位置的胎盘早期剥离、胎儿血进入母体循环等。

第五节　胎儿镜检查

胎儿镜可直接观察胎儿体表的小畸形，如唇裂、腭裂、多指（趾）、白发病等，但是胎儿丢失率高达5%~10%，临床较少应用。妊娠17~19周，胎儿皮肤活检诊断遗传性皮肤病，如大疱性表皮松解症、胎儿鱼鳞病、先天性色素失调症、外胚叶形成不全等。在孕育9周左右，胎儿皮肤的病理变化已很明显，而很多皮肤病变可通过胎儿组织活检对胎儿皮肤进行病理学、免疫组化法等行超微形态学分析。同时也有很多皮肤病不能用DNA诊断。胎儿宫内肌肉活检也得到发展，用一个带轴心的活检枪，可得到臀部或股四头肌一小块肌肉，用免疫组化染色法看有无营养不良蛋白的存在，可产前诊断进行性肌营养不良症（DMD），也可借助于胎儿镜下进行组织活检。美国Golbus等（1989年）报道8例胎儿肝活检，用于诊断鸟氨酸氨甲基转移酶缺乏，氨甲磷酸合成酶缺乏，以及Von Gierke病的诊断。

（广州市第一人民医院　张玉洁　陈淑贤）

参 考 文 献

陈正宜，张金栋，等. 实用人类遗传学. 北京：科学技术文献出版社，1992

柯恩汉姆［美］. 威廉姆斯产科学（第20版）. 郎景和主译. 西安：世界图书出版公司，1999

乐杰. 妇产科学. 第6版. 北京：人民卫生出版社，2005

李峰. 先天愚型的产前诊断［j］. 国外医学妇产科学分册，1999，26（1）：25~29

梁永昌，陈敏，刘严德光，等. 产前诊断中常见染色体的快速检测与核型分析技术的应用. 中华妇产科杂志，2007，42（5）：348~350

卢国辉，陈天健，黄尚志，等. 产前诊断及其在国内应用的分析［j］. 中国优生与遗传杂志，2003（11）：2

石东红，张珂，等. 临床常见染色体病诊疗手册. 北京：人民卫生出版社，2001

苏应宽，徐增祥，江森. 实用产科学. 第2版. 济南：山东科学技术出版社，2004

夏家辉，李麓云. 染色体病. 北京：科学出版社，1989

Brambati B，Terian E，Tognonic G. Randomized clinical trial of transabominal versus transcervical chorionic villus samling merhods. Prenat Diag, 1991（11）: 285

Caine A, Maltby AE, Parkin CA, et al. Prenatal detecion of Down's syndrome by rapid aneuploidy testing for chromosones 13, 18 and 21 by FISH or PCR without a full kayotype: a cytogenetic risk assessment. Lancet, 2005（366）: 123~128

Copel JA, Cullen M T, Grawnum PA, Hobbins JC. Invasive fetal assess=ment in the anteparttum period. obstet Gynecol clin North Am, 1990. 17, 201~206

Donaghue C, Mann K, Docherty Z, et al. Detection of mosaicism for primary trisomies in prenatal samples by QF-PCR and karyotype analysis. Prenat Diagn, 2005（25）: 65~72

Lee MH, Park SY, kim YM. Prenatal diagnosis of a familial complex chromosomal rearrangement involing chromosomes, 5. 10. 16［j］prenat Dign, 2002, 22（2）: 102~104

Toth A Tardy EP, Hajdu K, et al. Fluorescence in situ hibridization of chorionio interphase cells for prenatal screening of Down's syndrome ［j］Eur J Obstet Gynecol Reprod boil, 2001, 94（1）: 46~50

Wallace DC, lott MT, Torroni A, et al. Report of thecommittee on human mitochondrial DNA. Cytogenetic cell Cenet, 1991. 1103

第五章　遗传检测方法

第一节　生化遗传学方法

　　临床上，遗传病的诊断需要生化遗传学、细胞遗传学、分子遗传学等不同方法的取长补短和有机结合。先天性代谢缺陷（inborn errors of metabolism）是一种累及糖类、脂肪、氨基酸、有机酸、维生素、矿物质等的体内代谢过程酶缺陷的生化遗传性疾病（biochemical genetic diseases）。由于代谢途径受损，造成某些代谢物的蓄积或缺乏，从而引起相应的临床症状。因此，定性或定量检测人体体液或组织中的某种代谢物，或者测定其酶活性，往往是某些生化代谢性遗传病筛查或确诊的简便方法。虽然目前应用逆向遗传学原理并采取基因诊断方法可以直接在基因水平对许多代谢性遗传病作出准确的诊断，但由于某些原因，使得用基因诊断方法来诊断遗传病既费时且成本高，且可能漏诊。相对而言，生化检测方法更简单、快速、有效，因此目前生化检测方法仍是某些遗传病（如G6PD缺乏症等）的常规诊断方法。

　　生化遗传学方法中，除应用常规生化检测方法（如层析法、电泳法、比色法）外，还会结合细胞培养、细菌培养、组织化学、免疫学（如ELISA、发光免疫分析和放免分析等）、化学分析（如酶电极、离子电极、质谱法等）等多种方法加以应用。近年来，随着临床化学中的比色分析、酶法分析、电泳技术等自动化程度的提高，各种不同的自动化分析仪更适合某些代谢性遗传病的快速筛查和临床诊断。基于群体筛查或新生儿筛查的常见遗传病（如21三体综合征、地中海贫血、G6PD缺乏症、先天性甲低、PKU等）的方法参见第三章第三节有关内容。用于生化遗传学检测的标本多为尿液、羊水、绒毛、活检组织和培养细胞等。通过生化遗传学方法，测定这些标本中某些代谢物的浓度或酶活性，可对一些先天性代谢缺陷病、染色体病（如21三体综合征等）、先天畸形（如神经管缺损等）、母儿血型不合以及胎儿成熟度等进行产前诊断。

第二节　分子遗传学方法

　　分子遗传学诊断通常称作基因诊断。随着越来越多的疾病基因相继被克隆，基因突变与疾病的关系也得到进一步阐明。临床上迫切需要简便、快速、敏感度高、特异性好、成本低、自动化、可批量检测的基因突变检测方法，以用于遗传病患者的诊断、携带者的检出及高危胎儿的产前诊断。近年来，随着PCR技术的广泛应用，基因突变的检测方法也发展迅速。这些方法多根据突变DNA分子的理化性质和生化特征的改变而设计，通常分为物理方法、化学方法和酶法三类，各有优缺点和针对性。临床应用中，一般将其分为未知突变性质的筛查和已知突变性质的诊断方法两大类。由于基因突变的类型不同，相应的突变检测方法也有所不同。表5-1列出了目前常用的几种基因突变检测方法。

表5-1　　　　　　　　　　　　　常用基因突变检测方法分类

A．基于电泳动率改变的方法（物理方法）

1．单链构象多态性（single-stand conformation polymorphism，SSCP）

2．变性梯度凝胶电泳（denaturing gradient gel electrophoresis，DGGE）

3．变性高效液相色谱（denaturing high-performance liquid chromatograph，dHPLC）

4．变性毛细管电泳（denaturing capillary electrophoresis，dCE）

5．限制性酶切指纹图（restriction enzyme fingerprinting，REF）

6．双脱氧指纹图（dideoxy fingerprinting，ddF）

7．裂解酶片段长度多态性（cleavage fragment length polymorphism，CFLP）

8．异源双链分析（heteroduplex analysis，HA）

B．错配裂解法

1．RNA酶裂解法（RNase cleavage，RNase）

2．酶解突变检测（enzymatic mutation detection，EMD）

3．错配化学裂解（chemical cleavage at mismatches，CCM）

4．碳二亚胺化学修饰（carbodiimide mismatch detection，CDI）

5．错配修复检测（mismatch repair detection，MRD）

C．已知点突变基因诊断方法

1．等位基因特异性寡核苷酸杂交（allele-specific oligonucleotide hybridization，ASO）

2．等位基因特异性扩增（allele-specific amplification，ASA）

3．限制性片段长度多态性（restriction fragment length polymorphism，RFLP）

4．滚环扩增（rolling circle amplification，RCA）与连接酶链反应（ligation chain reaction，LCR）

5．固相微型测序（solid-phase minisequencing，SPMS）和焦磷酸化测序（pyrosequencing）

D．大片段基因突变诊断方法

1．间隙PCR（gap-PCR）与多重PCR（multiplex-PCR）

2．扩增片段长度多态性（amplification fragment length polymorphism，AFLP）

3．Southern印迹（southern blotting，SB）

4．荧光原位杂交（fluorescent in situ hybridization，FISH）

5．比较基因组杂交（comparative genome hybridization，CGH）

E．DNA测序技术（DNA sequencing，DS）

F．DNA芯片技术（DNA chips，DC）

G．蛋白质截短试验（protein truncation test，PTT）

基因诊断必须基于对该基因的突变性质已经明确，再针对该突变建立相应方法。然而，许多导致遗传病的基因虽然已知，由于人群、地理、环境等的不同，基因突变类型可能不同。而且许多基因无明显的突变热点，突变的分布较散。这就要求做基因诊断前，应用一定的突变筛查方法，明确基因突变的性质。现用于筛查的方法多种多样，合理选用突变筛查方法应综合考虑以下因素：①灵敏度（检出率）和准确性（包括突变的定位）；②操作简便性和检测速度；③生物安全性；④所检样品是DNA抑或RNA；⑤待测基因的大小；⑥遗传病的种类和遗传方式；⑦研究的目的和目标；⑧受检人群大小；⑨DNA序列和等位基因数目；⑩实验室条件和操作人员的技术水平。

一般而言，一种理想的突变筛查方法应为一步法，快速简便，可筛查1 KB以上片段，检出率为100%，无假阳性和假阴性，能作突变定位，不需要特殊的仪器设备，不经电泳，可批量进行，生物安全性好，耗时少，成本低。

针对已知基因突变的诊断方法的选用原则，可依据稳定、可靠、快速、安全、成本低、操作简便等，并结合检测目的的不同加以考虑。目前较多用ASO和ASA法。若需同时检测多个突变，则用RDB法或多重ARMS法相对快速、简便。

由于DNA测序法时突变诊断的金标准，随着自动化和计算机的辅助应用，直接测序法更简便快捷，为适用于做较小基因，或突变热点区，或RT-PCR产物中突变检测的常规方法。

第三节　细胞遗传学与分子细胞遗传学方法

细胞遗传学检查是较早用于遗传病诊断（主要是染色体病和肿瘤诊断）的主要手段，即通常所指的染色体核型分析（karyotyping）。目前用作染色体核型分析的材料包括外周血、骨髓、羊水、绒毛、皮肤、精液等。由于染色体核型分析是针对分裂细胞，因此取材后，除骨髓中存在有不同分裂期的细胞外，其他组织需要经过细胞培养才能观察到分裂相。一般染色体核型分析包括取材→样品预处理→接种→细胞培养→细胞收获→滴片→读片与核型分析等过程，通常至少需要5个工作日来完成。对操作过程实行流程化管理是提高检查效率的主要手段。目前自动化染色体图像分析系统的应用也大大节省了读片的时间，减轻了工作人员长期使用显微镜观察所带来的不适。核型分析中取材、细胞培养、制片是染色体核型分析成败的关键环节。

染色体显带技术是分辨染色体的主要手段，包括Q显带、G显带、H显带、C显带等，目前以G显带最常用。也有采用核仁组织区（NOH）银染或染色体高分辨技术进行染色体核型分析。

即使高分辨技术的应用，也只能对＞4.5 MB的DNA片段改变进行识别，因此临床上需要一种能识别较小DNA片段的改变所导致的染色体的变化。近年来兴起的分子细胞遗传学是细胞遗传学和分子遗传学结合的产物，即运用分子生物学方法，在微细胞遗传学的基础上，在分子水平研究染色体结构或数目的变化，更主要的是研究染色体某位点上遗传物质的改变，包括荧光原位杂交（fluorescence in situ hybridization，FISH）、多色FISH（M-FISH）或DNA纤维FISH（DNA-fiber FISH）、染色体涂染（chromosomal painting）或光谱核型分析（spectral karyotyping，SKY）、比较基因组杂交（comparative genomic hybridization，CGH）等。临床上以常规FISH技术最常用。

　　FISH技术中，首先是将生物素或地高辛标记的DNA探针与细胞、染色体或间期核的DNA或RNA杂交，再用荧光标记的相应抗体进行免疫检测和放大，根据荧光信号的有无或强弱判断该杂交位点有无变化。荧光标记探针部队环境构成污染，灵敏度可以得到保障等优点。目前FISH技术主要应用于染色体病的产前诊断、微缺失综合征、肿瘤、标志性染色体等的检测。

　　分子细胞遗传学技术解决了许多传统染色体分析甚至高分辨染色体分析所不能解决的问题，在缩短诊断时间、准确诊断微缺失和隐性易位以及基因定位等方面具有重要作用，特别是近年来兴起的植入前遗传学诊断（PGD），针对单个卵裂细胞应用FISH技术可对染色体病进行准确的诊断。

（中山大学达安基因遗传检验中心　何东华）

参 考 文 献

赫梅德. 非侵入性产前诊断研究进展. 国外医学妇幼保健分册，2002，13（3）：106～107

李守柔. 分子遗传学在产前诊断方面的进展. 实用妇产科杂志，2000，16（1）：3～4

李巍，何蕴绍. 遗传咨询. 郑州：郑州大学出版社，2003

谢丹尼. 地中海贫血产前基因诊断现状和发展趋势. 中国计划生育学杂志，2004，8（106）：506～509

张军，王树玉. 产前诊断技术及进展. 北京医学，2003，25（5）：343～345

Brando B，Longo A，Beltrami B，et al. Determination of telomere length by flow-fluorescence in situ hybridization in Down's syndrome patients. Int J Tissue React，2004，26（1-2）：61～64

Burkardt H-J. Standardization and quality control of PCR analyses. Clin Chem Lab Med，2000，38（2）：87～91

Cotton RGH，Edkins E，Forrest S. Mutation detection：A practical approach. Oxford：Oxford University Press，1998

Gerr H，Gadzicki D，Kreipe H，et al. Fluorescence in situ hybridization reveals closely correlated results in cytological and histological specimens of hematological neoplasias compared to conventional cytogenetics. Pathobiology，2006，73（6）：271～279

Iourov IY，Soloviev IV，Vorsanova SG，et al. An approach for quantitative assessment of fluorescence in situ hybridization（FISH）signals for applied human molecular cytogenetics. J Histochem Cytochem，2005，53（3）：401～408

第二编
宫内治疗总论

第六章　妊　娠　生　理

第一节　胎盘的形成、结构与功能

胎盘（placenta）是由羊膜、叶状绒毛膜和底蜕膜三部分构成（图6-1）。

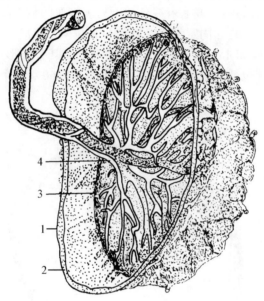

1-绒毛膜　2-羊膜　3-胎盘边缘　4-血管
图6-1　胎盘示意

一、胎盘形成

1. 羊膜（amniotic membrane）

构成胎盘的胎儿部分，是胎盘的最内层。羊膜是附着在绒毛膜板表面的半透明薄膜，它表面光滑，无血管、神经及淋巴组织，具有一定的弹性。正常羊膜厚约0.02～0.05 mm，从内向外由单层无纤毛立方上皮细胞层、基底膜、致密层、成纤维细胞层和海绵层共5层组成。电镜下见上皮细胞表面有微绒毛结构，它随着妊娠进展而增多，以增强细胞的活动能力。

2. 叶状绒毛膜（chorion frondosum）

构成胎盘的胎儿部分，占胎盘主要部分。晚期囊胚着床后，滋养层细胞迅速分裂增殖，内层为细胞滋养细胞，是分裂生长的细胞；外层为合体滋养细胞，是执行功能的细胞，由细胞滋养细胞分化而来。滋养层里面有一层细胞称胚外中胚层，与滋养层共同组成绒毛膜。胚胎发育至13～21天时，为绒毛膜发育分化最旺盛的时期。此时胎盘的主要

75

结构是绒毛逐渐形成。绒毛形成经历3个阶段：①一级绒毛，指绒毛膜周围长出不规则突起的合体滋养细胞小梁，逐渐呈放射状排列，绒毛膜深部增生活跃的细胞滋养细胞也伸入进去，形成合体滋养细胞小梁的细胞中心索，初具绒毛形态；②二级绒毛，指初级绒毛组织继续增长，其细胞中心索伸展到合体滋养细胞的内层，且胚外中胚层也长入细胞中心索，形成间质中心索；③三级绒毛，指胚胎血管长入间质中心索。约在受精后第3周末，当绒毛内血管形成时，胎盘循环建立，胎儿-胎盘循环在胚胎血管与绒毛血管连接之后完成。

与底蜕膜相接触的绒毛，因营养丰富发育良好，称为叶状绒毛膜（图6-2）。从绒毛膜板伸出的绒毛干逐渐分支，形成初级绒毛干、次级绒毛干和三级绒毛干，向绒毛间隙伸展形成终末绒毛网。绒毛末端悬浮于充满母血的绒毛间隙中称游离绒毛（free villus），长入底蜕膜中的称固定绒毛（an-choring villus）。一个初级绒毛干及其分支形成一个胎儿叶（fetal lobe）；一个次级绒毛干及其分支形成一个胎儿小叶（fetal lobule）。一个胎儿叶包括几个胎儿小叶。每个胎盘有60～80个胎儿叶、200个胎儿小叶。

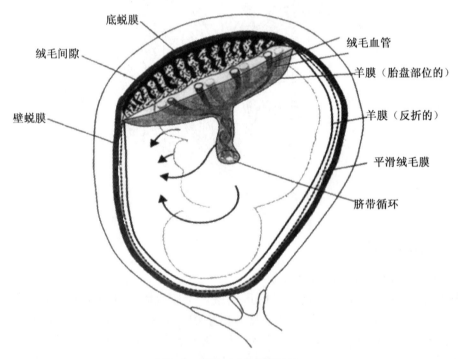

底蜕膜　绒毛血管　绒毛间隙　羊膜（胎盘部位的）　壁蜕膜　羊膜（反折的）　平滑绒毛膜　脐带循环

图6-2　胎儿-母体交流系统

每个绒毛干中均有脐动脉和脐静脉，随着绒毛干逐级分支，脐血管越来越细，最终成为毛细血管进入绒毛末端，胎儿血液约以500 mL/min的流量进入胎盘。

子宫螺旋动脉（也称子宫胎盘动脉）穿过蜕膜板进入绒毛间隙，绒毛间隙处血液的压力为10～50 mmHg，再经蜕膜板流入蜕膜静脉网，此时压力<8 mmHg。母儿间物质交换在胎儿小叶的绒毛处进行。可见胎儿血液经脐动脉直至绒毛毛细血管，经与绒毛间隙

中的母血进行物质交换，胎儿血和母血不相通，隔有绒毛毛细血管壁、绒毛间质及绒毛表面细胞层，靠渗透、扩散和细胞选择力，再经脐静脉返回胎儿体内。母血经底蜕膜螺旋动脉开口通向绒毛间隙内，再经开口的螺旋静脉返回孕妇体内（图6-3）。

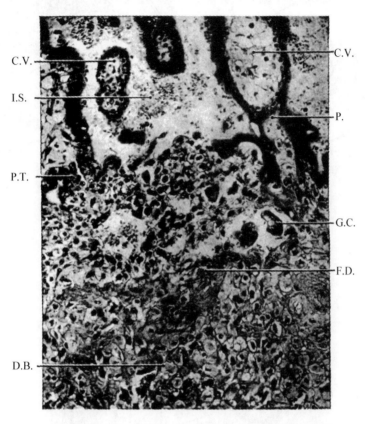

C.V. – 绒膜绒毛　　D.B. – 底蜕膜　　F.D. – 纤维蛋白样退变　　G.C. – 巨细胞
I.S. – 含母体血液的绒毛间区　　P. – 固定绒毛　　P.T. – 增生的滋养细胞
图6-3　通过绒毛和底蜕膜连接处的切片（妊娠4个月）

绒毛组织结构：妊娠足月胎盘的绒毛表面积达12~14m²，相当于成人肠道总面积。绒毛直径随妊娠进展逐渐变小，绒毛内毛细血管占据空间增加，绒毛滋养层主要由合体滋养细胞组成，细胞滋养细胞仅散在可见，数目极少。滋养层内层为基底膜，兼有胎盘屏障（placental barrier）作用。

3. 底蜕膜

构成胎盘的母体部分，占胎盘很小部分。底蜕膜表面覆盖来自固定绒毛的滋养层细胞与底蜕膜共同形成绒毛间隙的底，称为蜕膜板。从此板向绒毛膜伸出蜕膜间隔，不超过胎盘厚度的2/3，将胎盘母体面分成肉眼可见的20个左右母体叶（图6-4，图6-5）。

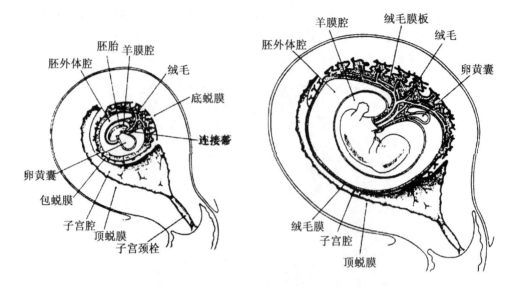

图6-4 底蜕膜、包蜕膜、顶蜕膜的解剖方位示意

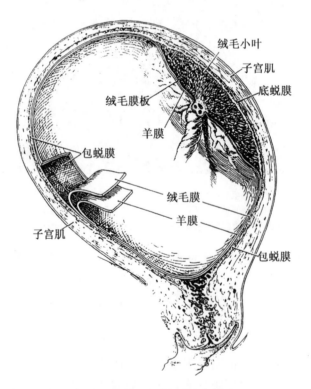

图6-5 胎盘和胎膜解剖方位模式

二、妊娠足月胎盘的大体结构

妊娠足月胎盘呈盘状，多为圆形或椭圆形，重约450～650 g（重量受胎血及母血影响大），直径16～20 cm，厚1～3 cm，中央厚，边缘薄。胎盘分为两面：胎儿面和母体

面。胎儿面的表面被覆羊膜呈灰蓝色、光滑半透明，脐带动静脉从附着处分支向四周呈放射状分布，直达胎盘边缘，其分支穿过绒毛膜板进入绒毛干及其分支。母体面表面呈暗红色，蜕膜间隔形成若干浅沟分成母体叶。

三、胎盘功能

胎盘功能极其复杂，它具有物质交换、代谢、分泌激素、防御以及合成功能等，是维持胎儿在子宫内营养发育的重要器官。在胎盘内进行物质交换的部分主要在血管合体膜（vasculo-syncytial membrane，VSM），它是由绒毛合体滋养细胞无核区胞质、合体滋养层基膜、绒毛间质、毛细血管基膜和毛细血管内皮细胞5层组成的薄膜（图6-6）。物质交换及转运方式有：①简单扩散（simple diffusion），指物质通过细胞质膜从高浓度区扩散至低浓度区，不需消耗细胞能量。脂溶性高、分子量<250、不带荷电物质（如O_2，CO_2、水、钠、钾电解质等）容易通过血管合体膜。②易扩散（facilitate diffusion），指物质通过细胞质膜从高浓度区向低浓度区扩散，不消耗细胞能量，但速度较简单扩散快得多，其细胞质膜有专一载体，达到一定浓度时，扩散速度明显减慢，此时扩散速度与浓度差不呈正相关，如葡萄糖等的转运。③主动运输（active transport），指物质通过细胞质膜从低浓度区逆方向扩散

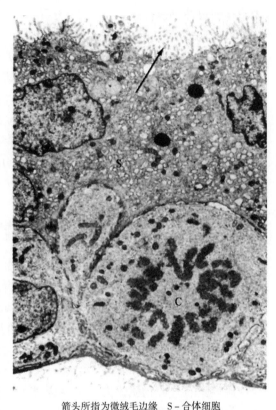

箭头所指为微绒毛边缘　S-合体细胞
C-细胞滋养细胞的有丝分裂相
图6-6　人类滋养细胞在妊娠6周时的电镜照片

至高浓度区，需要细胞代谢产生的热能作动力，主要是三磷酸腺苷（adenosine triphosphate，ATP）分解为二磷酸腺苷（adenosine diphosphate，ADP）时释放的能量，如氨基酸、水溶性维生素及钙、铁等，在胎儿血中的浓度均高于母血。④其他。较大物质可通过血管合体膜裂隙，或通过细胞膜内陷吞噬后随之膜融合，形成小泡向细胞内移动等方式转运，如大分子蛋白质、免疫球蛋白等。

1. 气体交换

维持胎儿生命的重要物质是O_2。在母儿间，O_2和CO_2在胎盘中以简单的扩散方式进行交换。母体子宫动脉血PO_2为95~100 mmHg，绒毛间隙内血PO_2为40~50 mmHg，而胎儿脐动脉血PO_2于交换前为20 mmHg，经绒毛与绒毛间隙的母血进行交换后，胎儿脐静脉血PO_2为30 mmHg以上。氧饱和度达70%~80%，母体每分钟可供胎儿氧7~8 mL/kg。尽管PO_2升高不多，但胎儿血红蛋白对O_2的亲和力强。从母血中获得充分的O_2受多种因素

的影响，如心功能不全、Hb值低、肺功能不良等，若母血PO_2明显降低，则不利于胎儿生长发育。再如子痫前期、子痫时，绒毛血管常发生闭塞性内膜炎，血管合体膜增厚，加之母体血流量减少，胎儿获O_2明显不足而易发生胎儿窘迫。母体子宫动脉血PCO_2为32 mmHg，绒毛间隙内血PCO_2为38～42 mmHg，较胎儿脐动脉血PCO_2为48 mmHg稍低，但CO_2通过血管合体膜的扩散速度却比O_2通过的速度快20倍，故胎儿CO_2容易通过绒毛间隙直接向母体迅速扩散。

2. 营养物质供应

葡萄糖是胎儿代谢的主要能源，以易扩散方式通过胎盘。胎儿体内的葡萄糖均来自母体。氨基酸以主动运输方式通过胎盘，其浓度胎血高于母血。脂肪酸能较快地以简单的扩散方式通过胎盘。电解质及维生素多以主动运输方式通过胎盘。胎盘中含有多种酶（如氧化酶、还原酶、水解酶等），可将复杂化合物分解为简单物质，如蛋白质分解为氨基酸、脂质分解为非酯化脂肪酸等，也能将简单物质合成后供给胎儿，如葡萄糖合成糖原、氨基酸合成蛋白质等。分子量较大的IgG例外，可能是通过胎盘与血管合体膜表面有专一受体可能有关。

3. 排除胎儿代谢产物

胎儿代谢产物如尿素、尿酸、肌酐、肌酸等经胎盘流向母血，再由母体排除体外。

4. 防御功能

胎盘虽然能够阻止母血内的某些有害物质侵入胎儿血中，但是，其屏障作用是极其有限的。各种病毒（如风疹病毒、巨细胞病毒等）及分子量小、对胎儿有害的药物等，均可通过胎盘导致胎儿致畸甚至死亡。细菌、弓形体、衣原体、螺旋体可在胎盘部位先形成病灶，破坏绒毛结构后进入胎体感染胎儿。母血中免疫抗体如IgG能通过胎盘，使胎儿在娩出后短时间内获得被动免疫功能。

5. 合成功能

胎盘具有合成物质能力，主要合成激素和酶。激素有蛋白激素和甾体激素两大类，蛋白激素有人绒毛膜促性腺激素、人胎盘生乳素等；甾体激素有雌激素、孕激素等。酶有缩宫素酶、耐热性碱性磷酸酶等。还有合成前列腺素、多种神经递质和多种细胞因子、生长因子等。

1）人绒毛膜促性腺激素（human chorionic gonadotropin，HCG）。由合体滋养细胞分泌的糖蛋白激素，受精后第6天受精卵滋养层形成时，开始分泌微量HCG。着床后用特异β-HCG抗血清能在母血中检测出HCG。在妊娠早期分泌量增加很快，约2天即增长1倍，至妊娠8～10周血清浓度达最高峰，HCG为50～100 kU/L，持续10天左右迅速下降，至妊娠中晚期血清浓度仅为峰值的10%，持续至分娩。分娩后若无胎盘残留，约于产后2周消失。HCG的分子量为37 000～38 000，其中糖分子量占30%，与FSH，LH，TSH一样，均由α、β亚基组成。其α亚基的氨基酸数及其排列顺序几乎相同，故HCG的α亚基抗体与FSH，LH，TSH的α亚基均能发生交叉反应，而HCG的β亚基羧基端最后的28～32个氨基酸片段为其所特有而不受LH干扰，故临床利用β-HCG亚基的特异抗血清，测定母体血清中β-HCG亚基。由于HCG为水溶性，故易被吸收入母血，在受精后10天可用放免法（RIA）自母体血清中测出，成为诊断早孕的最敏感方法。HCG的生物功能有：①作用于月经黄体，与黄体细胞膜的受体结合，激活腺苷酸环化酶，产生生化反应，延长黄体寿命；如果受孕，使黄体增大成为妊娠黄体，增加甾体激素的分泌以维持妊娠。②β亚基有促卵泡成熟活性、促甲状腺活性及促睾丸间质细胞活性。③与尿促性素（HMG）合用能激发排卵。④能抑制淋巴细胞的免疫性，能以激素屏障保护滋养层不受母体的免疫攻击。

2）人胎盘生乳素（human placental lactogen，HPL）。由合体滋养细胞分泌不含糖分子的单链多肽激素，有191个氨基酸残基，分子量为22 279。于妊娠5～6周用放免法可在母血浆中测出HPL。它随着妊娠进展和胎盘逐渐增大，其分泌量持续增加，至妊娠34～36周达高峰（母血为5～15 mg/L，羊水为0.55 mg/L），并维持到分娩。HPL在体内半衰期约22 min，HPL值于产后迅速下降，产后7h即测不出。其主要功能：①与胰岛素、肾上腺皮质激素协同作用于乳腺腺泡，促进腺泡发育，刺激乳腺上皮细胞合成乳白蛋白、乳酪蛋白、珠蛋白，为产后泌乳做准备；②有促胰岛素生成作用，使母血胰岛素值增高，增加蛋白质合成；③通过脂解作用提高非酯化脂肪酸、甘油浓度，以非酯化脂肪酸作为能源，抑制葡萄糖的摄取，把多余的葡萄糖运送给胎儿，成为胎儿的主要能源，也是蛋白合成的能源来源。因此，HPL是通过母体促进胎儿发育的重要"代谢调节因子"。

3）雌激素。妊娠期间明显增多，主要来自胎盘及卵巢。于妊娠早期由黄体产生雌二醇和雌酮。妊娠约10周后胎盘接替卵巢产生激素，雌激素分泌更多，至妊娠末期雌三醇值为非孕妇女的1 000倍，雌二醇及雌酮值为非孕妇女的100倍。雌激素生成过程：母体胆固醇在胎盘内转变为孕烯醇酮后，经胎儿肾上腺合成硫酸脱氢表雄酮（dehydroiso-androsterone，DHAS），再经胎儿肝内16α-羟化酶形成16α-羟基硫酸脱氢表雄酮（16α-OH-DHAS），接着经胎盘合体滋养细胞，在硫酸酯酶作用下去硫酸根形成16α-OH-DHA，随后经芳香化酶作用成为16α-羟基雄烯二酮，最终形成游离雌三醇（图6-7）。可见雌激素是由胎儿、胎盘共同产生，故称胎儿-胎盘单位。雌三醇前身物

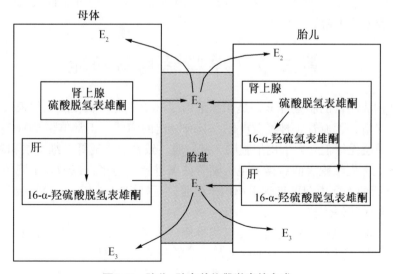

图6-7　胎儿-胎盘单位雌激素的合成

质虽来自母体和胎儿，但脐动脉血中16α-OH-DHAS值最高，表明胎儿肾上腺及肝脏产生雌三醇前身物质，是胎盘合成雌三醇的主要来源。

4）孕激素。妊娠早期由卵巢妊娠黄体产生，妊娠8~10周后胎盘合体滋养细胞是产生孕激素的主要来源。母血中孕酮值随妊娠进展逐渐增高，至妊娠足月达312~624 nmol/L，其代谢产物为孕二醇，24 h尿排出值为35~45 mg。孕激素在雌激素的协同作用下，对子宫内膜、子宫肌层、乳腺的变化起着重要的作用。

5）缩宫素酶（oxytocinase）。由合体滋养细胞产生的糖蛋白，分子量约30万。因其能使缩宫素在胱氨酸分子上发生裂解，故又称15-胱氨基肽酶（15-eystine aminopeptidas）。随妊娠进展逐渐增多，至妊娠末期达高值。其生物学意义尚不十分明了，主要使缩宫素分子灭活，起到维持妊娠的作用。胎盘功能不良时，血中缩宫素酶呈低值，见于死胎、妊娠期高血压疾病、胎儿生长受限（fetal growth restriction，FGR）时。

6）耐热性碱性磷酸酶（heat stable alkaline phosphatase，HSAP）：由合体滋养细胞分泌，于妊娠16~20周母血清中可测出。它随着妊娠的进展而增多，直至胎盘娩出后其值下降，产后3~6天内消失。动态测其数值可作为胎盘功能检查的指标之一。

第二节　脐带的结构与功能

体蒂是脐带（umbilical cord）的始基，胚胎及胎儿借助脐带悬浮于羊水中。脐带是连接胎儿与胎盘的条索状组织，一端连于胎儿腹壁脐轮，另一端附着于胎盘胎儿面（多附着在胎盘中央或偏心性附着）。足月妊娠的脐带长约30~100 cm，平均约55 cm，直径0.8~2.0 cm，表面被羊膜覆盖呈灰白色。脐带断面中央有一条管腔较大、管壁较薄的脐静脉，两侧有两条管腔较小、管壁较厚的脐动脉。血管周围为含水量丰富、来自胚外中胚层的胶样胚胎结缔组织，称华通胶（Wharton-jelly）。华通胶有保护脐血管的作用。由于脐血管较长，使脐带常呈螺旋形迂曲。脐带是母体及胎儿气体交换、营养物质供应和代谢产物排除的重要通道。如果脐带受压使血液受阻，则可导致缺氧而造成胎儿窘迫，甚至危及胎儿生命。

第三节　羊膜结构与功能

羊膜是构成胎盘的胎儿部分，是胎盘最内层。羊膜是附属在绒毛膜板表面的半透明薄膜，羊膜光滑，无血管、神经及淋巴，具有一定的弹性。正常羊膜厚0.02~0.05 mm，自内向外由单层无纤毛立方上皮细胞层、基底膜、致密层、成纤维细胞层和海绵层5层组成。电镜下见上皮细胞表面有微绒毛，随着妊娠进展而增多，以增强细胞的活动能力。在受精后7.5天的人胚中即可见到很小的羊膜腔。至妊娠14周末，羊膜与绒毛膜的胚外中胚层相连，封闭胚外体腔。

从对羊膜电镜观察所看到的主要结构推测，大量羊水及电解质的交换、转移很可能是通过自身弥散，而不是由羊膜细胞进行复杂的分泌与合成作用完成的。

羊膜与绒毛膜中有较多的酶，它们参与甾体激素的代谢。胎膜含有丰富的花生四烯酸，它是合成前列腺素所必需的前身物质，所以推测胎膜在发动分娩中可能起到一定的作用。

第四节　羊水的来源与代谢、成分及功能

充满于羊膜腔内的液体称为羊水（amniotic fluid）。它包绕在胎儿周围，是胎儿最密切的体外环境，犹如胎儿细胞外腔的延伸。胚胎在羊水中生长发育，是种系发生重演的特征之一。与胎儿的内环境相比，我们更容易接触到羊水，但也只有当超声介入羊膜腔穿刺技术被开展应用之后，才引起产科医生对羊水性质、作用和调节的关注和重视。近年来，羊水细胞染色体和有关基因的检查，对诊断先天性疾病和畸形有十分重要的意义并起了很重要的作用，羊水检查作为产前诊断技术，改变羊水性状，进行胎儿宫内治疗等，已大大提高了围产医学的质量和水平。所以，开展超声介入产前诊断与宫内治疗，必须先了解妊娠期不同阶段羊水的来源、容量、成分及功能等。

一、羊水的来源

羊水的来源和调节，以往的学者认为羊膜腔是一个停滞的水池，羊水的调节是静态的。以后通过对羊水动力学的研究，方才证实羊水是一种在母体、胎儿间相互转换并与周围组织保持动态平衡的流动液体。其确切来源不十分明确，但可以肯定，随着妊娠的不同阶段的变化，其来源会有相应的变化。在妊娠早期，羊水来源为母体血清物质，此时，羊水主要是由母体血浆通过胎膜羊膜腔的漏出液，这种漏出也可通过脐带和胎盘表面的羊膜及华通胶进行。有研究认为它主要由羊膜上皮细胞分泌。羊膜上皮细胞分泌的羊水量约占90%以上，胎儿皮肤也能透过水分，因此，羊水也能来自血浆，但所占份额较小。随着妊娠进展，羊膜面积扩大，羊水量也相应增加。妊娠12周起，随着胎儿长大，其肾脏可将胎尿排入羊水，由于胎尿为低渗透压，其渗透压约为80～140 mOms/L，因而，羊水中的大部分溶质的浓度下降，特别是钠含量明显减少，但胎儿代谢产物如尿素、尿酸和残余氮等含量则有所增加，胎儿排尿随妊娠进展而增加。妊娠18周时日排尿约7～17 mL，足月时尿量即可达43 mL/h，日排尿量约600～800 mL。故羊水渗透压随妊娠进展逐渐下降。妊娠早期羊水渗透压为280mOms/L，足月时羊水渗透压255～260 mOms/L，较母体与胎儿血浆低20～30 mOms/L。尽管胎儿呼吸道分泌物也能进入羊水，但羊水的主要来源仍以羊膜上皮细胞分泌和胎儿的代谢产物为主。

二、羊水的代谢

（一）羊水的吸收

羊水的吸收途径主要有3个：

1）胎盘及脐带表面的羊膜上皮吸收。胎膜在羊水的产生和吸收上起着重要的作用。羊水的交换约50%是羊膜完成的，尤其是直接与子宫蜕膜接触的羊膜的吸收功能，大大超过覆盖在胎盘上的羊膜。脐带表面面积虽然不大，但其血管丰富，细胞间隙大，又含

有高浓度的透明质酸酶，有利于液体的吸收。在妊娠的后半期，通过同位素追踪观察，脐带可吸收羊水40~50 mL/h。

2）胎儿体表的吸收。胎儿皮肤在角化前有吸收功能，在妊娠前半期参与羊水代谢，妊娠4周前胎儿体表上皮为单层，妊娠约20周上皮为3层。实验观察证明，妊娠早期的羊水量与体表面积成正比，但妊娠中期后，胎儿表皮细胞逐渐分化，吸收羊水的能力日益减退。

3）胎儿吞咽羊水。胎儿的消化道是羊水排出的重要途径。发育至12~14周的胎儿开始在宫内吞咽羊水，在胎粪中可找到毳毛、角化上皮细胞和脂肪等成分，这些均提示胎儿在宫内吞咽羊水。足月胎儿每24h可吞咽羊水500 mL或更多，形成尿液再排入羊膜腔中，胎儿呼吸道也可吸取少量羊水，参与羊水循环。

（二）羊水循环

羊水始终处于动态平衡状态，在母体、胎儿与羊水之间不断进行液体交换，在正常情况下保持羊水量的恒定。

母儿间的液体交换量约3 600 mL/h，主要是通过胎盘交换。

母亲与羊水的交换约400 mL/h，主要通过胎膜交换。

羊水与胎儿交换量较低，主要通过呼吸道、消化道、角化前皮肤等。

羊水交换速率随妊娠进展不断加快，约每3h就全部更换一次。

母胎间绒毛总面积为12~14 m^2，母体与羊膜间的接触面积只有0.2 m^2。由此可见，羊膜对羊水的交换速率极高。

羊水中的水分的转换形式是大容积的流动，羊膜和绒毛膜的细胞结构属于流动镶嵌结构，排列疏松，不规则且流动性大，另外有各种溶质透过。人类胎盘组织中大量水分是根据羊膜和绒毛膜两侧的静脉压或渗透压的梯度，以大容积的流动形式进行交换的羊膜或绒毛膜是部分半透明膜或称漏过膜，能允许小分子物质如尿素、葡萄糖、氯化钠等通过，而>1 kd分子量的化合物则不能透过。

总之，在早期妊娠，羊水的积蓄是作为母体血清的一种透析物，随着妊娠进展，羊水成分的改变反映出胎儿在妊娠末期在水和溶质交换方面的作用增加。有关实验结果表明，在体腔间水和电解质的交换很迅速，水的基本流向是从母体流向胎儿、流向羊水，再回到母体。这清晰地表明，在母体、胎儿和羊水之间存在着微妙的平衡。

三、羊水的量、性状与成分

羊水量随妊娠时间变化。早期妊娠的羊水为无色透明、澄清的液体，妊娠12周时羊水量约50 mL；妊娠20周羊水量约400 mL；以后随胎儿发育有所增加，至妊娠36~38周时羊水量可达1 000~1 500 mL；之后羊水量则逐渐减少，平均每周减少约145 mL；至妊娠足月时约500~1 000 mL，平均约800 mL。如果妊娠过期，则羊水量迅速减少，可减至300 mL以下。羊水是一种溶液，偏碱性，相对密度约1.007~1.025，水分占98%~99%以上，溶质仅占1%~2%，其溶质为有机物与无机盐各半。羊水的性状和成分在整个妊娠期随胎儿发育情况有所变化。妊娠前半期羊水的成分基本上与母体血浆相似，只是蛋白含量低，羊水中几乎没有成形颗粒。妊娠16周时由于胎儿吞咽、呼吸及排尿功能的建立，使羊水成分发生较大变化。

1）电解质。含量基本同细胞外液。主要是钠、氯、碳酸氢根离子及少量的钾、镁、钙、磷酸氢根离子，至妊娠后半期时即妊娠32～36周之后，因胎儿尿大量进入羊水，渗透压降低的同时，钠离子显著降低。

2）蛋白质。平均为2.6 g/L，其中以白蛋白为主，为正常血浆的1/20。

3）胆红素。随着妊娠的进展，胆红素浓度下降，至妊娠37周已检测不出。这反映胎儿妊娠的酶系统发育逐渐完善。

4）磷脂类。从羊水中的磷脂含量可以了解胎儿肺的成熟度。因表面活性剂卵磷脂（lecithin）是由肺泡上皮Ⅱ型细胞产生的。妊娠35周羊水中的含量迅速上升，可以比鞘磷脂（sphingomyelin）高3～4倍，而在妊娠35周之前两种磷脂的含量基本是一致的。

5）胎儿代谢产物。妊娠24周时胎儿尿中之尿素、肌酐浓度即比羊水高2～3倍，而钠、钾、氯离子只为羊水的1/3～1/5，因妊娠后半期胎儿尿为羊水组成的主要成分，所以，妊娠后半期羊水中的尿素、尿酸、肌酐含量上升。这也间接反映胎儿肾脏的成熟度。

6）脱落细胞。羊水中的细胞主要来自胎儿，细胞成分的变化与胎儿的成熟程度有关。它可用之判断胎儿性别及诊断先天性染色体异常疾病等。

7）激素。来源于胎儿和胎盘。其含量可直接反映胎儿–胎盘单位功能。可能与分娩的发动有关。肾上腺甾体激素可反映胎儿肾上腺功能。胎盘生乳素于妊娠12周后在羊水中的浓度可达母血中浓度的1/10，高者可达1/5。前列腺素于早孕时羊水中含量甚少，足月妊娠时明显增加，分娩发动前达高峰，这可能与分娩活动的开始有直接关系。羊水中雌三醇（E_3）含量随着妊娠进展而增加，测定羊水中E_3含量能反映胎儿胎盘功能，尤其是胎儿的安危状态。

8）酶。羊水内存在着大量的酶，从酶的存在说明羊水代谢的复杂性，同时某些酶的缺乏和一些先天性疾病有着重要关系。某些酶的活性高峰与孕期有一定的相关性，故也可以酶含量多少估计胎儿的成熟度，如羊水中淀粉酶与妊娠时间和胎儿体重成正比，至妊娠36周达高峰。

四、羊水的功能

1. 保护胎儿

胎儿在羊水中自由活动，防止胎体粘连。羊水可保持宫腔内恒温、恒压，可减少因外力所致的胎儿损伤。胎儿每日吞咽羊水约500 mL，因羊水的蛋白及糖含量较低，虽然可能有些营养价值，但供给的热量是微不足道的。当临产子宫收缩时，尤其第一产程初期，羊水直接受到子宫收缩的压力而使压力均匀分布，可以保护胎儿避免局部受压。

2. 保护母体

羊水可以减少因胎动引起的母体不适感，临产时前羊水囊扩张子宫颈及阴道，避免胎体直接压迫母体组织时间过长而引起软产道损伤。破膜时，羊水还有冲洗阴道的作用，可以减少感染。

3. 羊水检查和治疗

近年来，通过超声介入羊膜腔穿刺，取羊水作标本进行各种检查，了解胎儿性别、胎儿成熟度或诊断某些遗传性疾病，已作为产前诊断的重要手段之一。同时，超声介入的临床应用，为产科行胎儿宫内治疗、改变羊水性状这一技术作出了巨大的贡献，已成为近代临床医学的一大进展和发展趋势。

第五节 胎儿发育及其生理特点

一、胎儿发育

描述胎儿发育的特征，以4周为一个孕龄（gestational age）单位。不同孕周胎儿发育不同。在受精后6周（即妊娠8周），称胚胎（embryo），是其主要器官结构分化完成时期，在胚胎期间主要器官已完成分化。从受精后第7周（即妊娠第9周）起称为胎儿（fetus）是其各器官进一步发育渐趋成熟时期。胎儿发育特征如下：

妊娠4周末：可以辨认胚盘与体蒂。

妊娠8周末：胚胎初具人形，胎儿头大占整个胎体约1/2。此期基本能分辨出眼、耳、鼻、口；四肢已具雏形；B型超声可见早期心脏形成，并可见心跳。

妊娠12周末：胎儿身长约9 cm，体重约20 g。外生殖器已开始发育，部分可辨认出性别；胎儿四肢可活动；肠管已有蠕动；指趾已分辨清楚，指甲形成。

妊娠16周末：胎儿身长约16 cm，体重约100 g。从外生殖器可以确定胎儿性别；头皮已长出毛发；胎儿开始出现呼吸运动；皮肤菲薄，呈深红色，无皮下脂肪。除胎儿血红蛋白外，开始形成成人血红蛋白。部分孕妇已能感觉胎动。

妊娠20周末：胎儿身长约25 cm，体重约300 g。皮肤暗红；全身覆盖有胎脂并有毳毛；开始出现吞咽及排尿功能。对孕妇进行产前检查时可听到胎心音。

妊娠24周末：胎儿身长约30 cm，体重约700 g。各脏器均已发育。皮下脂肪开始沉积，因量不多，皮肤仍呈皱缩状；出现眉毛及眼睫毛。

妊娠28周末：胎儿身长约35 cm，体重约1 000 g，皮下脂肪沉积不多。皮肤粉红，有时可有胎脂；可以有呼吸运动，但肺泡Ⅱ型细胞产生的表面活性物质含量较少。出生后易患特发性呼吸窘迫综合征，若能加强护理，并及时使用促肺泡成熟的表面活性物质类药物，可能存活。

妊娠32周末：胎儿身长约40 cm，体重约1 700 g。皮肤深红，面部毳毛已脱落，生活力尚可。出生后注意护理，可以存活。

妊娠36周末：胎儿身长约45 cm，体重约2 500 g。皮下脂肪较多，毳毛明显减少，面部皱褶消失；指（趾）甲已达指（趾）端。出生后能啼哭及吸吮。生活力良好。此时出生基本可以存活。

妊娠40周末：胎儿身长约50 cm，体重约3 000 g，发育成熟。胎头双顶径>9.0 cm；皮肤粉红色，皮下脂肪多；头发粗，长度>2 cm；外观体形丰满，除肩、背部有时尚有毳毛外，其余部位的毳毛均脱落；足底皮肤有纹理，指（趾）甲超过指（趾）端；男性胎儿睾丸已降至阴囊内，女性胎儿大小阴唇发育良好。出生后哭声响亮，吸吮能力强，能很好存活。

胎儿身长的增长速度是有规律的，临床上常用新生儿身长作为判断胎儿月份的依据，反之，也可以根据孕月来估计胎儿身长，以便及时发现FGR。妊娠前20周（即妊娠前5个月）的胎儿身长（cm）等于妊娠月数的平方。例如：妊娠4个月，胎儿身长（cm）=4^2=16。妊娠后20周（即妊娠后5个月）的胎儿身长（cm）等于妊娠月数×5。例如：妊娠7个月，胎儿身长（cm）=7×5=35。

二、胎儿的生理特点

（一）循环系统

胎儿循环不同于成人，营养供给和代谢产物排出均需要由脐血管经过胎盘及母体共同来完成。

1）解剖学特点：①脐静脉一条，来自胎盘的血液经脐静脉进入肝及下腔静脉，分娩出生后胎盘循环停止，脐静脉闭锁成肝圆韧带，脐静脉的末支即静脉导管闭锁成静脉韧带；②脐动脉两条，来自胎儿的血液经脐动脉注入胎盘与母血进行物质交换，分娩出生后脐动脉闭锁与相连后闭锁的腹下动脉形成腹下韧带；③动脉导管位于肺动脉及主动脉弓之间，新生儿出生肺循环建立之后，肺动脉血液不再流入动脉导管，动脉导管闭锁成动脉韧带；④卵圆孔位于左右心房之间，右心房的血液可经卵圆孔直接进入左心房。出生后出现自主呼吸，肺循环建立，胎盘循环停止，左心房压力增加，右心房压力降低，卵圆孔于出生后数分钟开始关闭，多在分娩后6～8周完全闭锁，极少终生不关闭，而且很少有临床症状（图6-8）。

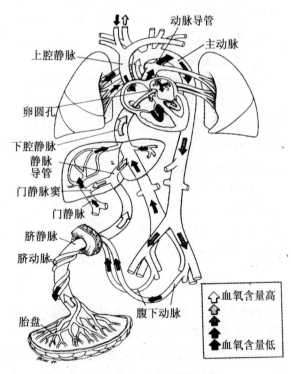

图6-8　胎儿循环

2）血循环特点：①来自胎盘的血液经胎儿腹前壁进入体内分为3支，一支直接进入肝脏；另一支与门静脉汇合入肝脏，此两支的血液经肝静脉入下腔静脉；第三支为静脉导管直接入下腔静脉。可见进入右心房的下腔静脉血是混合血，有来自脐静脉含氧量较高、营养较丰富的血液，也有来自胎儿身体下半身含氧量较低的血液。②卵圆孔位于左、右心房之间，由于卵圆孔开口处正对下腔静脉入口，从下腔静脉进入右心房的血液，绝大部分经卵圆孔进入左心房。上腔静脉进入右心房的血液很少通过甚至不通过卵圆孔流向左心房，而是进入肺动脉。③由于肺循环阻力较大，肺动脉血液大部分经动脉导管流入主动脉，首先供应心、头部及上肢，仅约1/3血液经肺静脉入左心房。左心房的血液进入左心室，继而进入升主动脉、降主动脉直至全身后，经腹下动脉、脐动脉进入胎盘，与母血进行交换。可见胎儿体内无纯动脉血，而是动静脉混合血，各部位血氧含量只是在程度上的差异。进入肝、心、头部及上肢的血液含氧量较高及营养较丰富，以适应需要。注入肺及身体下半部的血液含氧量及营养较少。

（二）血液

1. 红细胞（RBC）生成

胎儿血循环约于受精后3周末建立，其红细胞主要来自卵黄囊。妊娠10周时，肝是红细胞生成的主要器官。以后骨髓、脾逐渐具有造血功能，妊娠足月时，骨髓产生90%红细胞。妊娠32周，红细胞生成素大量产生，故妊娠32周以后的早产儿及妊娠足月的新生儿的红细胞数均增多，约为6.0×10^{12}/L。胎儿红细胞的生命周期短，仅为成人的2/3，故需要不断生成红细胞。

2. 血红蛋白（HB）生成

血红蛋白在原红细胞、幼红细胞和网织血红细胞内合成，包括原始血红蛋白、胎儿血红蛋白和成人血红蛋白，随着妊娠进展，血红蛋白不仅数量增多，且其类型也从原始型向成人型过渡，在妊娠前半期，均为胎儿血红蛋白，在妊娠最后4~6周，成人血红蛋白增多，至临产时胎儿血红蛋白仅占25%。含胎儿血红蛋白的红细胞对氧有较高的亲和力，这与红细胞通透性增加有关。

3. 白细胞（WBC）生成

妊娠8周以后，胎儿血循环出现粒细胞，于妊娠12周胸腺、脾产生淋巴细胞，成为体内抗体的主要来源，构成防止病原菌感染及对抗外来抗原的一道防线。妊娠足月时白细胞计数可高达（15×10^{9}~20×10^{9}）/L。

（三）呼吸系统

胎儿呼吸功能是由于母儿血液在胎盘完成气体交换。胎儿出生前需具备呼吸道（包括气管直至肺泡）、肺循环及呼吸肌的发育，在中枢神经系统支配下能活动协调方能生存。B型超声于妊娠11周可见胎儿胸壁活动，妊娠16周时出现能使羊水进出呼吸道的呼吸运动，具有使肺泡扩张及生长的作用，30~70次/min，时快时慢，也有比较平稳的。若出现胎儿窘迫时，正常呼吸运动暂时停止，出现大喘息样呼吸运动。

（四）消化系统

妊娠11周时小肠有蠕动，至妊娠16周胃肠功能基本建立，胎儿吞咽羊水，吸收水分，同时能排出尿液控制羊水量。尽管胎儿蛋白分解能力尚未发育成熟，但其胃肠确实能吸收氨基酸、葡萄糖及其他可溶性营养物质，但吸收脂肪功能较差。

胎儿肝功能尚不健全，因肝内缺乏许多酶，如葡萄糖醛酸基转移酶、尿苷二磷酸葡萄糖脱氢酶等，以致不能与因红细胞破坏产生的大量游离胆红素结合。胆红素主要经胎盘排出，并由母体肝代谢之后排出体外，仅有小部分在肝内结合，经胆管排入小肠，氧化成胆绿素。胆绿素的降解产物导致胎粪呈黑绿色。此外，胎儿肝脏还参与妊娠期雌激素的代谢。

（五）泌尿系统

妊娠11～14周时胎儿肾脏已有排尿功能，于妊娠14周胎儿膀胱内已有尿液。B型超声可测出膀胱内尿量，从而为妊娠中期起，胎儿尿液是羊水的重要来源提供了寻证医学的依据。胎儿肾对抗利尿激素（antidiuretic hormone，ADH）无反应，不能浓缩尿液。

（六）内分泌系统

胎儿甲状腺于妊娠第6周开始发育，是胎儿发育的第一个内分泌腺。大约在妊娠12周已能合成甲状腺激素。胎儿肾上腺发育良好，其重量与胎儿体重之比远超过成年人，能产生大量甾体激素，尤其是产生硫酸脱氢表雄酮，与胎儿肝、胎盘、母体共同完成雌三醇（E_3）的合成。因此，测定孕妇血或尿液E_3值，已成为了解胎儿胎盘功能最常用的方法。研究资料表明，胎儿肾上腺与胎儿自身发育、分娩发动及分娩时的应激可能有关，例如无脑儿的肾上腺萎缩，若不伴有羊水过多，则容易发生过期妊娠。

（七）生殖系统及性腺分化发育

男婴儿与女婴儿之比约106：100。①男性胎儿睾丸于妊娠第9周开始分化发育，至妊娠14～18周形成细精管。当有了睾丸时，刺激间质细胞分泌睾酮，促进中肾管发育，支持细胞产生副中肾管抑制物质，促使副中肾管发育受到抑制而退化。外阴部5α-还原酶使睾酮衍化为二氢睾酮，外生殖器向男性分化发育。男性胎儿睾丸于临产前才降至阴囊内，右侧睾丸高于左侧且下降较迟。②女性胎儿卵巢于妊娠11～12周开始分化发育，因缺乏副中肾管抑制物质，致使副中肾管系统发育，形成阴道、子宫、输卵管。外阴部缺乏5α-还原酶，外生殖器向女性分化发育。女性胎儿受母体雌激素影响，子宫内膜及阴道上皮增生，宫颈腺体分泌黏液，可在出生后发生性激素撤退性阴道流血或液性白带，一般无需特殊处理，数日后自行停止。

（广州市第一人民医院　康佳丽　张玉洁）

参 考 文 献

曹泽毅. 中华妇产科学. 北京：人民卫生出版社，1999

陈顺美，杨彤红. 羊水过少对围产儿的影响. 实用妇产科杂志，1999，5（1）：47

戴钟英. 羊水监测的生理基础. 实用妇产科杂志，1995，11（1）：2～3

乐杰. 妇产科学. 第6版. 北京：人民卫生出版社，2004. 29～37

李敏译. 羊膜腔内灌注. 国外医学妇产科学分册，1998（25）：131

孙刚. 胎盘内分泌的基础与临床. 上海：第二军医大学出版社，2001

张光行. 羊水生化检查监测胎儿成熟度. 实用妇产科杂志，1995，11（1）：5～7

Itoh H，Sagawa N，Hasegawa M，et al. Brain natriuretic peptide is present in the human amniotic fluid and is secreted from amnion cells. J Clin Endocrinol Metab，1993（76）：907

Roussev RG，Barnea ER，Thomason EJ，et al. A novel bioassay for detection of preimplantation factor（PIF）. Am J Reprod Immunol，1995（33）：68

Schwartz JG，Xenakis EM. Muchausen's syndrome and the laboratory self-miection of human chorionic gona-dotropin. Arch Pathol Lab Med，1995（119）：85

Arici A，MacDonald PC，Casey ML. Regulation lf monocyte chemotactic protein-1 gene expression in human endometrial cells in cultures. Mol Cell Endocrinol，1995（107）：189

Economos K，MacDonald PC，Casey ML. Endothelin-1 gene expression and protein biosynthesis in human endometrium. Potential modulator of endometrial blood flow. J Clin Endocrinol Metab，1992（74）：14

Pellegrini I . Lebrun JJ，Ali S，et al. Expression of prolactin and its receptor in human lymphoid cells. Mol Endocrinol，1992（6）：1023

Siegfried S，Pekonen F，Nyman T，et al. Expression of mRNA for keratinocyte growth factor and its receptor in human endometrium. Acta Obstet Gynecol Scand，1995（74）：410

Alsat E，Marcotty C，Gabriel K，et al. Molecular approach to intrauterine growth retardation：an overview of recent data. Reprod Fertil Dev，1995（7）：1457～1464

Aron DC，Schnall AM，Sheeler LR. Spontaneous resolution of Cushing's syndrome after pregnancy. Am J Obstet Gynecol，1990（162）：472

Ashitaka Y，Nishimura R，Takemori M，et al. Production and secretion of HCG and HCG subunits by tro-phoblastic tissue. In Segal S（ed）：Chorionic Gonadotropins. New York，Plenum，1980. 151

Benirschke K，Kaufman P. Pathology of the Human Placenta. New York：Springer Verlag，1990. 130

Bennes WJB，Slater DM，Bennett PR. Nitric oxide synthase mRNA expression in human fetal membranes：a possible role in parturition. Bio Chem Biophy sic Res Commun，1997（233）：276～278

Bogic LV，Mandel M，Bryant-Greenwood GD. Relaxin gene expression in human reproductive tissues by in situ hybridization . J Clin Endocrinol Metab，1995（80）：130

Casey PJ. Lipid modifications of G proteins. Curr Opin Cell Biol，1994（6）：219

Currie WD，Steele GL，Yuen BH，et al. Luteinizing hormone-releasing hormone（LHRH）and LHRH-stimulated human chorionic gonadotropin secretion from perifused first trimester placental cells. Endo-crinology，1992（130）：2871

Dantzer V，leiser R，Kaufmann P，et al. Comparative morphological aspects of placental vasculation. Tro-phoblast kes，1988（3）：221～244

Eis Alw，Brockman DE，Myatt L. Immunolocalization of the indueible nitric oxide synthase isofom in human fetal membranes. Am J Repnd Immunol，1997（38）：289～294

Frenette PS，Wagner DD：Adhesion molecules-part I. N Engl J Med，1996（334）：1526

Gluckman PD. Harding JE. Fetal srowth retardation：underlying endocrine mechanisms and postnatal consequences. Acta paediatr Suppl, 1997（422）: 69~72

Gramellini D, Piamelli G, Delle EL, et al. Amnioinfusion in the management of oligohydramnios. J Perinal Med, 1998, 76（4）: 293

Gustafson ML, Lee MM, Asmundson L, et al. Mullerian inhibiting substance in the diagnosis and management of intersex and gonadal abnormalities. J Pediatr Surg , 1993（28）: 439

Harada N, Ogawa H, Shzu M, et al. Biochemical and molecular genetic analyses on placental aromatase. J Biol Chem, 1992（267）: 4781

Hellman P, Ridefelt P, Juhlin C, et al. Parathyroid-like regulation of parathyroid hormone-related protein release and cytoplasmic calcium in cytotrophoblast cells of human placenta. Arch Biochem Biophys, 1992（293）: 174

Hellman P, Ridelt P, Juhlin C, et al. Parathyroid-like regulation of parathyroid hormone-related protein release and cytoplasmic calcium in cytotrophoblase cdlls of human placenta. Arch Biochem Biophys, 1992（293）: 174

Hill DJ, Tevaarwerk GJ, Caddell C, et al. Fibroblast growth factor 2 is elevated in term maternal and cord serum an amniotic fluid in pregnancies complicated by diabetes: relationship to fetal and placental size. J Clin Endocrinol Metab, 1995（80）: 2626

Hull AD, White CR, Pearce WJ. Endothelium-derived relaxing factor and cyclic GMP-dependent vasorelaxation in human chorionic plate arteries. Placenta, 1994（15）: 365

Itoh H, Sagawa N, Hasegawa M, et al. Brain natriuretic peptide is present in the human amniotic fluid and is secreted from amnion cells. J Chin Endocrinol Metab, 1993（76）: 907

Itoh H, Sagawa N, Hasegawa M, et al. Transforming growth factor-beta stimulates, and glucocorticoids and epidermal growth factor inhibit, brain natriuretic peptide scretion from cultured human amnion cells. J Clin Endocrinol Metab, 1994（79）: 176

Kaufmann P. Functional anatomy of the non-primate placenta. Placenta, 1981（1）: 13~28

Kilgore MW, Means GD, Mendelson CR, et al. Alternative promotion of aromatase P-450 expression in the human placenta. Mol Cell Endocrinol, 1992（83）: R9

Kivirkko KI. Collagens and their abnormalities in a wide spectrum of diseases. Am Med, 1993（25）: 113

Korebrits C, YuDH, Ramirez MM, et al. Antenatel gluccorticoid administration, increases corticotrophin-releasing hormone in maternal plasma, Br J Obstet Gynaecol, 1998（105）: 556~561

Kovve J, Campbell S, Grallery ED. Effects of hypoxia on regulation of prostanoid production in decidual endothelical cells in normal and preeclamptic pregnancy. 1. Hearn JP, Webley GE, Gidley-Barid AA: Chorionic gonadotrophin and embryo-maternal recognition during the peri-implantation period in primates. J Reprod Fert, 1991（92）: 497

Lim AT, Gude NM. Atrial natriuretic factor production by the human placenta. J Clin Endocrinol Metab, 1995（80）: 3091

Lin LS, Roberts VJ, Yen SS. Expression of human gonadotropin-releasing hormone receptor gene in the placenta and its functional relationship to human chorionic gonadotropin secretion. J Clin Endocrinol Metab, 1995

（80）：580

Linton EA，Perkins AV，Woods RJ，et al．Corticotropin releasing hormone-binding protein（CRH-BP）：Plasma levels decrease during the third trimester of normal human pregnancy．J Clin Endocrinol Metab，1993（76）：260

Loke YM，King A．In Human Implantation．Cell Biology and Immunology．Cambridge，England，Cambridge University Press，1995．82

Longo LD．Respiration in the fetal-placental unit．In Cowett RM（ed）：Principles of Perinatal-Neonatal Metabolism．New York，Springer-Verlag，1991．304

Malak TM，Bell SC．Fetal membrances sturcture and prelabour rupture．Fetal matern Med Rev，1996（8）：143~164

Mally MI，Otonkoski T，Lopez AD，et al．Developmentalgene expression in the human fetal pancreas．Pediatr Res，1994（36）：537

Mecenas CA，Giussani DA，Owing S，et al．Production of premature delivery in pregnant rhesus monkeys by andro stendione infusion．Nature Medicine，1996（2）：443~448

Morishima A，Grumbach MM，Simpson ER，et al．Aromatase deficiency in male and female siblings caused by a novel mutation and the physiologcal role of estrogens．J Clin Endocrinol Metab，1995（80）：3689

Morris NH，Eaton BM，Dekker G．Nitric oxide，the endothelium，pregnancy and pre-eclampsia．Br J Obstel gyneal，1996（103）：4

Mueckler M．Facilitative glucose transporters．Eur J Biochem，1994（219）：713

Riley SC，Walton JC，Herlick JM，et al．The localization and distribution lf corticotropon- releasing hormone in the human placenta and fetal membranse throughout gestation．J Clin Endocrinol Metab，1991（72）：1001

Rubin LP，Kifor O，Hua J，et al．Parathyroid Hormone（PTH）and PTH-related protein stimulate surfactant phospholipid synthesis in rat fetal lung，apparently by a mesenchymal-epithelial mechanism．Biochim Biophys Acta，1994（1223）：91

Saenger P，Klonari Z，Black SM，et al．Prenatal diagnosis of congenital lipoid adrenal hyperplasia．J Clin Endocrinol Metab，1995（80）：200

Tsuruta E，Tada H，Tamaki H，et al．Pathogenic role of asialo human chorionic gonadotropin in gestational thyrotoxicosis．J Clin Endocrinol Metab，1995（80）：350

Varner MW，Dildy GA，Hunter BS，et al．Amniotic fluid epidermal growth factor levels in normal and abnormal pregnancies．J Soc Gynecol Invest，1996（3）：17

Ville Y，Sideris I，Hecher K，et al．Umbilical venous pressure in normal，growth-retarded and anemic fetuses．Am J Obstet Gynecol，1994（170）：487

Waddell BJ，Burton PJ．Release of bioactive ACTH by perifused human placenta at early and late gestation．J Clin Endocrinol Metab，1993（136）：345

Warren WB，Silverman AJ．Cellular localization of corticotrophin releasing hormone in the human placenta fetal membranes and decidua．Placenta，1995（16）：147

Whittaker PG，Macphail S，Lind T．Serial hematologic changes and pregnancy outcome．Obstet Gynecol，

1996（88）：33

Zhang L，Rees MC，BicKnell R．The isolation and long-term culture of normal human endometrial epithelium and stromal．Expression of mRNAs for angiogenic polypeptides basally and on oestrogen and progesterone challenges．J Cell Sci，1995（108）：323

第七章　超声介入的原理及宫内诊断与治疗的基础

　　介入性超声作为现代超声医学的一个分支，是在超声显像基础上为进一步满足临床诊断和治疗的需要而发展起来的一门新技术。它的主要特点是在实时超声监视或引导下，完成各种穿刺、活检、抽吸、注药、宫内治疗和手术等各种特殊的诊断和治疗。

　　介入性超声诊疗技术在20世纪60年代已应用于羊膜腔穿刺抽液或注药。但由于受仪器设备的限制，只能对体表的定位起一定作用，实际上属"半盲目"性羊膜腔穿刺。近年来，随着电子技术的进步和微型计算机的广泛应用，各种新型的超声诊断仪相继问世，高分辨率的灰阶实时超声诊断仪的应用和穿刺探头的出现，使超声引导下穿刺迅猛发展，超声介导下羊膜腔穿刺和经阴道宫腔手术普遍推广应用，尤其是阴道超声技术的发展，为介入性超声的应用开辟了新途径。由于介入性超声无放射线，不需造影剂，安全简便，而且可以连续观察，故迅速在临床上得到广泛应用。

第一节　B型超声诊断的基本原理、设备和安全性

一、B型超声诊断仪的种类及其特点

　　B型超声诊断仪（简称B超仪）由于临床需要和设计方法的不同，主要可分为机械扇形扫描式、相控阵扇形扫描式、电子线性扫描式、电子凸阵扫描式等（图7-1）。

　　B超仪所获得的图像多为切面（二维）图像。由B超仪向人体内部发射声束，声束形

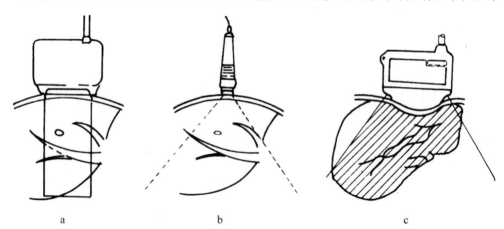

a-线阵扫查　b-扇形扫查　c-凸阵扫查
图7-1　B型超声扫描示意

成扇形向体内发射,反射回声也只能在此扇形内出现,因而构成扇形图像。扇形扫描可以由机械扫描获得,也可以由电子相控阵扫描获得。声束呈线形向体内发射,反射回声也只能在线形声束构成的矩形内出现。如果发射探头是凸形,其反射声束也形成扇形,则回声图像也是扇形。

扇形B超仪由于其探头体积小,诊断时探头置于人体接触面积就小,因而可以利用很小的声窗将超声射入体内而获得较大面积的回声图像。例如通过肋间隙获得心脏的整体切面图像等。而线阵B超仪是一个很大的探头,在心脏部位因胸骨的阻隔,很难获得心胸部分的图像,但应用于腹部诊断却能获得较大的回声图像,故特别适用于腹部超声、妇产科疾病的诊断等。各类不同B超仪的特点见表7-1。

表7-1 各类B超仪的特点

扫描方法	成像形状	成像速度	晶片数量	扫查视野	适用范围
手动复合	沿体表成倒矩形	慢 非实时	1	大	不活动脏器
机械扇形	扇形	快 实时	1~4	一般	各种脏器,特别适用于心脏
相控阵扇形	扇形	快 实时	32	一般	各种脏器,特别适用于心脏
线阵式	矩形	快 实时	64 120 200	大	腹部,妇产科
电子弧形	弧形凸面	快 实时	多晶片	有一定近场视野,远场更大	可用于心脏,尤其适用于腹部

二、B型超声诊断仪的基本原理

各种B超仪工作的基本原理是大同小异的,它们都是以有规律的电脉冲电能去激发一种压电晶片(换能器),使其产生一定频率的超声波,将这种超声波(声能)射入人体,经体内不同脏器的界面而产生反射回波。反射的不同大小的回波,被原发射超声波的换能器接收,从而又将接收的回波(声能)转换为电脉冲(电能),这种电脉冲经过放大,检波后在显示器上形成超声声像图。其基本构成包括:超声探头、收发电路、接受放大器、检波器、视频显示器和控制(调整)器等部件。有的B超仪设有数字扫描变换器及图像处理器,信号数字化后可以增加不少应用功能,如图像可以存贮、冻结、拼幅、测量、字符显示等。不同的B超仪,对上述过程的处理方法有所不同。

1. 机械扇形扫描B超仪

机械扇形扫描B超仪,一般是采用单晶片作为发射与吸收,应用机械的方法使其扇形摆动,因而其发射的超声束形成扇面射入人体。在扇面内的反射回波,按原发射声束的位置返回到晶片而被接收。晶片发射是受控于一个固定频率的电脉冲激发，这个脉冲频率一般为3 600 Hz，即晶片3 600次/s超声发射，每次发射的时间间隔≤1/3 600 s（约278 μs）。超声发射时间极短，约10 μs，绝大部分时间为超声往返于人体的传播时间，从而也保证了超声晶片发射与接收时间是隔开的。超声晶片在被电脉冲激励后产生的超声频率是在晶片制作时就决定了的，例如2.5 MHz或3.5 MHz，超声频率越高，图像的分辨率也高，但因其传输损耗大，因而探测深度也就越短。

从人体内脏界面反射的回声（声能），被晶片接受即变为电脉冲，再经放大、检波变为视频信号，加入显示器即可在屏幕上出现光亮。其亮度由回声信号的强弱决定，光亮出现的位置也由反射回声信号的位置决定，因而在一个扇面内不同位置不同强弱的回声信号，就会在屏幕上形成一幅扇形的图像。

2. 电子扇形扫描B超仪

电子扇形扫描B超仪，是应用电子开关控制多晶片的发射与接收，触发多个晶片的电脉冲有一定的等差延时，这样就可以使晶片发射的超声波束叠加后形成扇形。这种用控制激发脉冲相位的方法，又称为相控阵扫描。

3. 电子线阵扫描B超仪

电子线阵扫描B超仪的超声发射与接收是由多晶片完成的。如由64，80，128或200，乃至400个晶片组成收、发换能器，这么多晶片可以分为多个阵元，例如64个晶片可以组成8个阵元，每个阵元包括8个晶片。8个阵元就必须由8个发射与接收的电路去控制。

回声信号接收时，必须有与发射电路相对应的接收电路，并按一定程序接收，经过回波合成才能进入接收放大。

4. 数字扫描换能器的应用

早期的B超仪，一般都是以实时图像进行显示，由于成像速度的限制，图像多有闪烁现象。随着数字技术及大规模集成电路的发展，可以将图像实时地、数字式地存入图像存储器中，同时又可以从存储器中取出图像信息去显示，图像信息取出的速度可以高于实时速度，从而使显示的图像消除了闪烁现象。这种用数字方式，以不同速度来存储扫描信息和读取扫描现象的技术，称为数字扫描换能技术。完成这一技术的电子部件，称为数字扫描换能器（D. S. C）。

具有数字扫描换能器的仪器，增加了很多功能：

1）记忆功能。由于有了A/D（模拟—数字）变换器，可将模拟信号变换为数字信号，数字信号可以存入到存储器中，一般可存一幅，也可存多幅，它使仪器具有图像记忆功能。

2）冻结功能。当停止输入新的图像信号时，可以循环读出原存储器的图像信号，能显示静止图像。

3）扫描制式的转换。可以将不同扫描制式转换为标准电视制式输出，使超声图像可以直接用电视监视器或录像机记录图像。

4）图像信号灰阶编码。将接收的回声信号进行灰阶编码，使图像具有丰富的灰阶显示。

5）测量功能。可精确测量病灶的大小、周长、面积、体积、孕期和直方图等。

6）字符显示。可以直接在屏幕上显示字符，如测量的体位、患者的姓名、诊断的时间等。

三、超声的生物效应及安全性评估

超声诊断是一种无损伤的诊断技术，已在医学临床上得到广泛应用。但准确地说，超声诊断的无损伤性只是相对的，它与超声辐射的强度密切相关。当超声的强度超过一定的阈值时，就会对人体组织产生一定程度的伤害。事实上，高强度的超声波还能作为治疗的一种手段，它常用于手术，如超声刀和超声体外碎石机等。

超声波对组织造成伤害主要取决于两大因素，即超声的功率和辐射时间。因此，如果能制定超声波的功率和辐射时间的安全标准，就可以保证超声设备的正常使用，不会对人体造成危害。在产科超声诊断中，孕妇安全是不可忽视的，从医学研究超声诊断对早期胚囊、绒毛细胞、绒毛组织亚结构及基因活性，免疫活性细胞等影响的结果显示，超声诊断对孕妇产生伤害的概率很小，在临床上一般难以表现出来。

早在1970年，就有学者对超声波是否对胎儿存在影响进行了系统的研究，其结论是：超声检查的次数和第一次检查时间对胎儿发育畸形和流产没有明显影响。之后又有学者研究了超声波对胎儿生长发育，包括妊娠期发育、体重、身长、听力、视力等影响，也没有发现超声诊断产生的较为严重的负面结果。由于科研的结果不完全相同，各个国家为产科超声诊断制定的安全标准也是不完全相同的。例如日本的工业标准认为，对胎儿空间平均时间声强ISATA应＜10 mW/cm^2。

超声波是一种机械能量，当其在生物体内传播时，组织的声阻抗、摩擦可将超声波机械能量变为热能，使组织升温。超声强度越高，照射时间越长，则组织升温越高。在强超声40 mW/cm^{2}下，经5 min照射的生物体可使组织产生空化现象，造成组织破坏性变形，甚至坏死。由于超声的生物效应，在应用超声检查时，必须充分重视安全剂量。因此，国际超声界规定超声对人体的安全阈值为10 mW/cm^2。超声仪声强小于此阈值者对人体无害。世界各国就超声剂量对动物或人体组织的作用做过大量试验。有研究者用正常的超声诊断剂量照射青蛙和鱼的受精卵，在发育前11天内照射24 h，结果未见发育异常，对348只小白鼠反复照射妊娠子宫，未见一只产生损伤，其第二代亦未见发育异常。有学者用功率为0.5 mW/cm^{2}的超声对拟终止妊娠的150名妇女进行照射，无一例流产。有报道以声强为20 mW/cm^{2}的超声对10 000名妊娠妇女做常规检查，未发现一例胎儿发生异常。

由此可见，超声检查的安全性是由超声剂量和照射时间来决定的。正确控制超声功率及照射时间，其安全是有保障的。

四、超声仪的使用与维护

（一）使用环境

B超诊断仪是精密电子仪器，价格昂贵。多数B超仪为了使用方便、减少搬弄所带来的损耗，一般多安装在检查室某一固定位置上。B超诊断室使用环境应注意如下几点：

1）室温。B超诊断室的室温以20～25℃为宜。室温过低对患者不利，因为患者检查时要部分裸露；室温过高，＞30℃时，由于仪器工作内部发热，机内温度过高有可能损坏仪器。为了保护仪器，可使用电风扇降温，有条件的B超室应安装空调机。

2）湿度。B超室内湿度应≤80%。湿度过高会降低仪器部件、元件的绝缘度，造成漏电而发生危险；高湿度会引起金属锈蚀，增加漏电的可能性。

3）避免电、磁干扰。B超室附近不应有强电场、强磁场的干扰源。电磁干扰主要来自高电压、强电流设备、大功率电机等。电、磁干扰会使超声显示屏出现雪花，甚至使超声图像变形。

4）供电。B超室的供电电源，电压波动均应控制在标准供电电压（220±22）V以内，否则将会影响仪器的正常工作，甚至损坏仪器。供电电压波动较大的医院，必须采用功率适当的交流稳压器给B超仪供电。

B超室的电源必须三线（火线、中线、地线）供给，且应避免与大功率电器设备使用同一条线路，否则大功率电器设备开启或关闭，都将影响B超仪正常使用。B超仪必须有良好的接地装置。

（二）使用方法

在安装使用仪器之前，应详细阅读仪器使用说明书，了解仪器的结构和性能，掌握操作要点和步骤。在确定仪器供电正常时方可开机使用。一般使用程序如下：

1）启动电源开关，在备有交流稳压器时，先启动稳压器开关，再启动仪器电源开关，此时指示灯应亮。显示屏幕上应出现一条扫描线（扇形扫描）或矩形扫描线（线阵式）。

2）调整扫描线位置，使其在屏幕中间（多数仪器不需要调整）。

3）调整扫描线的亮度，并使之聚焦良好。

4）机械扇形B超仪，可启动扫描开关，并调整扫角以80°为宜。

5）在病人检查部位涂上耦合剂，并将探头置于检查部位，稍加压力，使探头与人体表面内没有空气间隙，此时显示屏幕上应出现检查部位的回声图像，但不一定是最佳图像。

6）移动探头位置，选择最佳体位，调整仪器的辉度、对比度和S．T．C装置以获得最佳图像。

7）可以根据检查器官的不同，改变探查深度以获得最佳图像。

8）获得最佳图像后，如果要记录则可按照相机快门拍照，或将图像冻结后拍照。

9）暂停使用时，机械扇形B超仪可关闭探头扫描开关，让探头暂停工作，仪器电源可不必关闭。

10）停止使用时，先关探头扫描开关，后关仪器电源开关，再关稳压电源。做必要的清洁和整理工作，并用布将仪器盖好防尘，以备下次使用。

（三）B型超声诊断仪的维护

仪器设备的电器事故，主要是供电设备安装不合理，或电源电压波动太大所引起。B

超室的电源应该是三线输入室内，输电线应装在线槽内且无破损。B超仪的地线接头应使其良好接地，其供电装置如输电线、接线盒要固定位置，不可随地拖动。要经常检查，看是否有破损等。

仪器移动使用时，应注意不要碰撞或震动过大，而且特别要注意仪器的供电情况。

B超仪的探头是仪器的关键部件，价值最大，任何时候都应妥善保护，不能摔跌，不能碰撞，不用时一定要放置在固定架上，使用完后要清洁，接触传染病人后，要进行消毒处理等。

仪器应经常保持清洁，上下班用干布擦拭干净即可，不必经常打开外罩，如果内部有灰尘可用吹风去尘，不可用湿布擦洗。仪器不使用时，应保存在干燥室内，并应定期通电去潮。

第二节　胎儿宫内妊娠的超声诊断学基础

一、解剖生理概要

（一）盆腔及内生殖器官解剖学概要

1. 盆腔及其内部结构

1）骨盆。由骶骨、尾骨及左右两侧髋骨组成的环状骨性结构。其中髋骨由髂骨、坐骨及耻骨三大部分融合构成。两侧的耻骨之间夹有纤维软骨形成耻骨联合。由耻骨联合上缘、髂耻缘及骶骨胛上缘构成的连线，将骨盆分为大骨盆（假骨盆）和小骨盆（真骨盆）。

2）盆壁肌肉。在大骨盆内有髂肌及腰大肌，在小骨盆内有闭孔内肌、提肛肌、梨状肌及尾骨肌等。

3）盆腔血管。主要有髂内动、静脉，髂外动、静脉。子宫动、静脉及卵巢动、静脉及上述髂内及髂外动、静脉的分支。

4）盆腔其他结构。超声能够显示的其他盆腔结构还有膀胱、输尿管、直肠、乙状结肠等。

5）根据解剖结构。一般将盆腔划分为前、中、后3部分，前部主要由膀胱及尿道占据，中部为子宫、阴道、输卵管及卵巢4个部分共同组成，后部为直肠和乙状结肠构成。

2. 内生殖器官

女性内生殖器官由子宫、阴道、输卵管及卵巢4个部分共同组成。

1）子宫。正常子宫的外观形状如倒置的梨形，位于骨盆腔的中央，前面为膀胱，后面为直肠。其生理位置呈轻度的前倾状态，也可出现前屈、后倾、后屈等变异情况。子宫的大小因年龄和发育状况而异，成年女子的子宫长7~8 cm，宽4~5 cm，厚2~3 cm。经产妇女子宫稍大，绝经期后妇女子宫渐趋萎缩。

子宫分宫底、宫体、宫颈3部分。顶端隆突部分称子宫底，宫底的两侧为子宫角，中上部体积宽大的部分称子宫体，下部较窄的圆柱状部分称子宫颈。子宫体与子宫颈的比例因年龄而异，婴儿期为1：2，成年妇女为2：1，老年人为1：1。

子宫体壁由3层组织构成，外部为浆膜层，中间为肌层，内部为黏膜层。黏膜层即子宫内膜。子宫内膜随月经周期而发生周期性变化。

子宫体的内腔为子宫体腔，呈上宽下窄的三角形。子宫颈内腔称子宫颈管，为细窄的梭形结构，其内与宫腔下部相通，下口通向阴道。另外，在宫腔下端与宫颈上端的交界处有一段长约1 cm的狭窄部位称为子宫峡部，峡部的上界为宫腔的最狭窄处，称为宫颈解剖学内口，下界为宫颈内膜的交界处，称为宫颈的组织学内口。

2）阴道。位于小骨盆下部的中央，其壁由黏膜肌层和纤维层构成。上端包绕于子宫颈周围，下端开口与前庭后部，前壁与膀胱和尿道相邻，后壁与直肠贴近。包绕子宫颈周围的部分称为阴道穹隆，有前后之分。正常阴道上端宽，下端窄；后壁长，前壁短；后穹隆深，前穹隆浅。

3）输卵管。为一对细长而弯曲的管道，位于子宫的两侧。一端和子宫角相连，开口于子宫腔，另一端靠近卵巢，开口于腹腔。

输卵管全长8～14 cm，自内向外可分为4部分：①间质部，为通入子宫壁的部分，管腔狭窄，长约1 cm；②峡部，为间质部外侧的一段，管腔亦窄，长2～3 cm；③壶腹部，位于峡部的外侧，管腔比较宽大，长5～8 cm；④漏斗部，亦称伞部，为输卵管的末端。管腔扩大，形状如漏斗，周边有伞状突起，长1～1.5 cm。

4）卵巢。为一对扁椭圆形的性腺，表面不甚规则，位置在子宫两侧阔韧带的后方、髂内动静脉和输尿管的前方，但常有变异。

卵巢的表面为一层致密的结缔组织，称作白膜。白膜内部为皮质，其中有数以万计的发育程度不同的卵泡和致密的结缔组织。成熟的卵泡体积较大，直径可达1.8～2 cm左右。卵巢的中间部分为髓质，髓质内含有疏松的结缔组织及丰富的血管、神经、淋巴管等。年轻女子的卵巢约4 cm×3 cm×1 cm大小，绝经期后卵巢萎缩变小。

5）盆腔腹膜间隙。腹膜沿前腹壁向下移行于骨盆腔，在膀胱、子宫、直肠间反折，形成3个潜在的间隙或称陷窝。即前腹膜与膀胱间的前腹膜陷窝，膀胱与子宫间的膀胱子宫陷窝，子宫与直肠间的子宫直肠陷窝，子宫与直肠陷窝是腹膜的最低部位，盆腔、腹腔少量积液，积血均可在此存留。

（二）妊娠子宫的解剖生理概要

1. 妊娠子宫

从妊娠开始，子宫即随孕周增大，妊娠5～8周时，子宫逐渐变为球形；至8周末宫底达耻骨联合水平；第12周末宫底可达耻骨联合上2～3横指；第16周末在耻骨联合与脐之间；到20周末达脐下1～2横指，此时子宫呈长圆形；第24周末，宫底平脐或脐上一横指；第28周末在脐上2～3横指；32周末在剑突与脐之间；36周末在剑突下1～2横指；40周又回到剑突与脐之间。因为子宫的位置有高低不同，脐的部位也有上下差异，以上数据仅作为参考，而且应结合超声探测结果去考虑。

2. 妊娠囊

排卵后，卵子由于输卵管伞端的捡拾作用而进入输卵管，约在月经周期第15天与精子在壶腹部结合成受精卵。受精后，受精卵通过输卵管的蠕动及其内膜纤毛的摆动向宫腔运送，在运送过程中不断进行有丝分裂，约在排卵后第5天到达子宫腔时已分裂成桑葚状的实心细胞团，称桑葚胚。桑葚胚继续进行细胞分裂，形成囊胚，囊胚中间为空腔，叫胚外体腔。胚外体腔周围为一细胞层，称为滋养层。滋养层分内外两层。内层为细胞滋养层，它在卵子受精2周后分化为卵黄囊、羊膜囊和胎盘。合体滋养层为滋养层的外层细胞，约在第4孕周末快速增殖分化形成原始绒毛，满布于绒毛膜囊的表面，绒毛膜囊就是声像图上的妊娠囊，它在怀孕4周后开始形成，至怀孕8周时约占据子宫腔的1/2，怀孕第10周时几乎占满整个宫腔，孕12周后与子宫蜕膜等融合而消失（图7-2）。

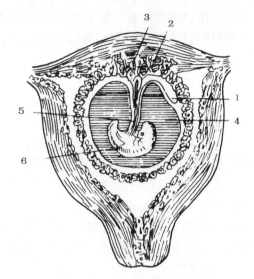

1-卵黄囊　2-脱膜　3-丛密绒毛膜　4-羊膜腔　5-脐带　6-胚胎

图7-2　胚胎发育示意

3. 胎儿

在卵黄囊与羊膜囊相贴附的部位有一层细胞叫胚盘，此处为胎体发育的始基，妊娠第5周（即卵子受精后第3周）体节出现，胚芽形成，长度约0.2 cm，心脏及原始消化系统产生，胎盘及脐带形成，血循环系统建立。第7周体节完全发育完成，头部发育明显大于其他部位，体长约0.8 cm。第8周胚胎初见人形，胎头的大小几乎占整个胎体的一半，呈现四肢雏形，早期心脏形成并开始搏动，肝及消化道发育迅速，外生殖器官发生，胎体长2 cm左右。妊娠开始的前8周是胎体的主要器官发育形成时期。妊娠前8周的胎体称为胚胎。从妊娠第9周开始把胚胎称为胎儿，此时胎头等出现钙化，已完全具备人形。妊娠第12周胎头增大，眼睑闭合，骨骼、关节、肌肉开始生长发育，肠管已有蠕动，外生殖器已发育，能辨认男女。第16周胎儿头皮长出毛发，耳郭伸出，骨骼肌肉发育，开始有呼吸运动，胎动明显。第20周头部与体部有胎毛，已有吞咽及排尿功能。第24周各脏器均已发育，皮下脂肪开始沉积。第28周头发明显，眉毛出现，眼睑张开，皮下脂肪少。第32周皮下脂肪增多，男性胎儿睾丸堕入阴囊，女性胎儿外阴发育完全。第36周胎毛开始脱落，皮下脂肪沉积，胎儿丰满。第40周胎儿已经成熟，体重3 000 g以上，胎头双顶径可达9.5 cm。关于胎儿的身长，妊娠3，4，5月等于妊娠月数的平方（cm）；妊娠5个月后等于妊娠月数×5 cm。

（1）胎头

妊娠第4周（即胚胎发育的第2周）胚盘先后分化出内胚层、外胚层和中胚层。颅骨发生于中胚层的间质，最早在妊娠第7周出现，8周后开始钙化，20周趋于成熟，脑组织则由外胚层形成，最初为神经板，进而为神经管，妊娠第4周神经管头端膨大形成脑细胞。至妊娠12周时前脑中的端脑脑细胞几乎占据整个颅腔。13周、14周脑室间脉络膜丛产生，第15周侧脑室发育完全，至16周颅内结构基本形成。颜面器官亦起源于外胚层，妊娠第5周开始发生，第10周初见人形，第16周发育完成。

（2）脊柱

形成脊柱的椎骨发生于中胚层，妊娠第5周体节发生，第7周发育完成。椎骨由体节中的生骨节演化而成，8周末已具有雏形，16周末基本形成。

（3）胸部

1）心脏。起源于中胚层，妊娠第5周原始心管发生，第6周原始心房及心室基本形成。第7～8周心房、心室各自分隔并演化成左右心房和心室。

2）肺脏。肺及气管发生于内胚层，妊娠第6周开始发生，第7周原始支气管形成，左侧两个分支，右侧3个分支。支气管逐次分级，至第26周时分支至17级，呼吸性支气管出现。继续分支，末端呈现囊状，虽有肺泡细胞形成，但仍不能进行气体交换。妊娠30周以后，细胞表面活性物质逐渐增多，若胎儿出生则可以进行呼吸。

（4）腹部

1）消化器官。胎儿腹腔中的消化器官包括胃、肠及肝、胆、胰等均来源于中胚层。妊娠第6周时胃开始发育，第7周时位于中线处，呈头尾方向，第9周时经90 ℃方向的顺时针转位变成左上斜向右下的永久性方位。胎儿胃的超声检查需在妊娠第16周后方可明确显示。肠管是由胃以下的原始消化管分化而成，开始为一简单直管，妊娠第8周肠管迅速生长，肠袢突入脐腔构成生理性脐疝，第12周因腹腔扩大，肠管重新返回腹腔，通过逆时针转位，其所属各部相继达到最终位置。肝脏与胆囊发生于原始消化管的前肠末端，妊娠第6周时前肠末端腹侧壁的内胚层细胞增生形成一囊状突起，成为憩室，肝憩室迅速增殖深入横隔内，其末端膨大分出头、尾两支。其中的头支增生形成许多树枝状分支，近端部分分化成肝管及小叶间胆管，末端分化成海绵状的肝细胞树，并将附近的卵黄静脉及脐静脉分隔成血窦，出肝的卵黄静脉变为肝静脉，入肝的卵黄静脉成为门静脉。肝憩室的尾支段小，近端伸长形成胆囊管，远端扩大形成胆囊，胆总管有憩室的基部延续形成。妊娠8周时肝脏开始造血，22周时开始分泌胆汁，正常胎儿胰腺和脾脏在超声图像上很难辨认，临床意义不大。

2）泌尿器官。泌尿器官起源于胚胎时期的间隔中胚层，肾脏的发生分为前肾、中肾及后肾3个阶段。后肾为永久肾，发生于妊娠第7周，它起源于输尿管芽及生后肾原基，前者形成肾盂、肾盏及集合小管，后者发生肾被膜及肾单位。妊娠14周左右，后肾能够分出皮质、髓质并见有泌尿功能，至17～18周超声可以显示，27周时可以显示内部结构。膀胱由尿生殖窦演化而成，妊娠5～9周后开始形成，11～14周即有排尿功能，15周时超声可以显示，16周时显示清楚。

3）肢体。四肢的骨骼、肌肉均起源于中胚层。妊娠6周末胚芽出现，8周末四肢已具雏形，第12周后超声可以显示出四肢骨骼回声。

4）外生殖器。妊娠第8周在泌尿生殖窦的腹侧形成生殖结节，性别未分化，妊娠9～10周性别开始分化。妊娠12周可以辨认男女，20周以后超声可以观察胎儿外生殖器形态。

（5）胎儿生理

1）胎动。妊娠第7～10周胎儿开始有反射性胎动。妊娠第10周后开始有自发性胎动。妊娠10～12周为头、身、肢体的联合运动。妊娠17～18周后孕妇对胎动有自我感觉。妊娠20周后胎儿整体运动逐渐消失，局部运动变为明显。妊娠32周后胎动频率相对减少。

2）心脏搏动。妊娠6～8周胎心开始搏动，心率平均100～120次/min，但不久即增至145次/min。此后在整个妊娠过程中胎儿平均心率为120～160次/min，＞160次/min为心动过速，＜120次/min为心动过缓。

3）呼吸。妊娠20～24周起胎儿开始有突发性呼吸样运动，每一发生周期出现4～10次。28～30周呼吸样运动发生频率降低但持续时间延长。30～34周出现较典型的呼吸样运动，但呼气、吸气的规律不明显。36周以后演变成为吸气、呼气交替发生的呼吸样运动，频率也日趋恒定。宫内胎儿呼吸样运动是新生儿出生后立即建立协调的呼吸并进行有效的气体交换的重要因素。

4）吞咽。胎儿吞咽功能在妊娠11周以后开始发生，为间断性、无规律，少者仅吞咽一口，多者连续数十次。通过吞咽使羊水进入消化道，促使消化道的生长发育。不能进入消化道的自口腔反流入羊膜腔，称为反吐。

5）泌尿。妊娠14周左右胎儿开始有泌尿功能，根据膀胱内尿量的多少可以对泌尿功能作出估价。妊娠30周时能够形成尿液约10 mL/h左右，妊娠40周时每小时形成尿液约30 mL左右。

4. 胎盘

胎盘由胎儿的丛密绒毛膜和母体的底蜕膜两部分组成，是胎儿与母体进行物质交换的器官。妊娠5～7周时胎盘组织开始形成。妊娠9～10周超声可检出较典型的胎盘。妊娠10～12周时可分辨出胎盘的边缘。足月妊娠的胎盘为一椭圆形盘状物，直径16～20 cm，厚度2.5～3.5 cm。

5. 脐带

脐带早期是与胚外部分连接的条索，晚期是胎儿与胎盘之间血流交流的要道。随着羊膜腔的扩大，羊膜把体蒂、卵黄囊、尿囊以及尿囊动静脉都包围到胚体腹侧形成一圆柱状结构，此即为脐带。尿囊动、静脉以后分别发育成脐动脉和脐静脉，呈螺旋状走行在脐带内。脐带平均长度为55 cm，直径为1～2 cm，起于胎儿脐部，止于胎盘。脐带过短会影响胎儿分娩，过长则造成脐带绕颈。

6. 羊水

羊膜最初贴近胚胎，妊娠4～5周发育成羊膜囊，羊膜囊中充满液体即为羊水，此时起胎儿即生活于羊水环境中。随着妊娠时间的增长，羊水量的多少亦会发生改变。妊娠10周时羊水约40 mL，妊娠20周时羊水约400 mL，妊娠26～28周时羊水量最大为1 000～1 500 mL，妊娠40周时羊水则减少到500～1 000 mL。

双胎与多胎妊娠　双胎有单卵双胎和双卵双胎之分，单卵双胎起自一个受精卵，其双胎的发生有以下几种情况：①两个卵裂球时期，两者分开，各自发育成一个个体，有各自的羊膜腔、绒毛膜、胎盘和脐带；②在胚泡时期形成两个内细胞群，并各自形成一个个体，有两个羊膜腔和一个共有的胎盘；③在一个胚盘上形成两个原条，并各自诱导周围组织形成一个完整的个体，共同生长在一个羊膜腔内，各有一个脐带及一个共同的胎盘。双卵双胎是一次排出两个卵细胞并分别受精，两个胚胎都有独立的羊膜腔、绒毛膜、胎盘及脐带，有时胎盘也可以融合。多胎形成的原因与双胎相同，有单卵多胎、多卵多胎及混合型多胎几种类型。

二、胎儿宫内妊娠超声检查方法

1. 仪器条件

胎儿宫内妊娠超声诊断多选用实时灰阶超声诊断仪，这种仪器有线阵、扇扫、凸阵及阴道体腔等不同类型的探头。线阵探头为国内常用，但接触性较差，扫描面积较小，容易产生伪差。扇扫探头虽然进场范围小，但总体扫查面积较大，容易显示被耻骨联合遮挡的宫颈及其附近组织结构，对因腹部膨隆或膀胱尿液较少与盆腔扫查有困难的患者，更显示其优越性。凸阵探头不但具有扇扫探头的优点，而且还消除了近场扫查范围小及图像不清晰的弱点，是孕产超声诊断中较理想的探头类型。阴道体腔探头无需事先充盈膀胱，直接贴近妇科器官，扫描面积大，图像清晰，其优点较多，故在我国已逐渐普及。手动复合式B型超声仪用于检测盆腔，其总体效应不甚理想，但对妇科较大肿块的显示仍有一定作用。

常用探头频率为3～3.5 MHz，体型肥胖者可用2～2.5 MHz，阴道探头频率为4.5～7 MHz。

灵敏度的调节应使正常子宫实质呈中低回声，膀胱内尿液呈无回声作为常规参照标准。

2. 查前准备

凡检查以下项目者，应适度充盈膀胱，使膀胱成为良好的透声窗，并排除周围肠道气体的干扰。充盈程度以能显示子宫底部及双侧附件为适宜。

1）观察子宫和卵巢的位置、大小、形态及内部病变情况。

2）扫查出盆腔包块，并判断包块的性质，是实性还是囊性。

3）进行早期妊娠和与早孕有关疾病的诊断和鉴别诊断，特别是对异位妊娠与妊娠合并肿物的诊断。

4）妊娠中、晚期判断有无前置胎盘。

充盈膀胱的方法：检查前2～3 h不要排尿；检查前1 h若膀胱无明显胀满感觉，可饮水500 mL左右；异位妊娠发生急腹症或阴道多量出血等情况下，不能等待膀胱自然充盈时，可用导尿管向膀胱内注入无菌生理盐水200～300 mL。

妊娠12周以后至分娩前的胎儿检查可以不必充盈膀胱。如果应用阴道探头检查，一般无需特殊准备，但应无阴道炎及前置胎盘等。

3. 超声检查体位

接受孕前超声检查，常规采用仰卧位；鉴别盆腔内有无异常无回声区，可以在超声监测下变换胎位；妊娠子宫过大而孕妇难于仰卧等情况下，可以采取侧卧体位。

4. 扫查方法

（1）妇科检查

暴露下腹部至耻骨联合上缘，在检查部位涂上适量的耦合剂，将探头置于耻骨联合上方，先后进行盆腔纵断和横断扫查。

　　1）纵断扫查。将探头纵向置于耻骨联合上方，在膀胱无回声区后方找到子宫图像，适当移动探头，使超声断面对准子宫纵轴，能清楚地显示出集宫底、宫体、宫颈于一体的完整的子宫轮廓，然后沿此轴线先向右、后向左缓慢滑行及侧动扫查。

　　2）横断扫查。探头横置于耻骨联合上缘，声束首先向足侧倾斜，找到膀胱深部的阴道短轴回声，由此向上策动探头依次找到宫颈、宫体、宫底横断面回声，然后自上而下、自下而上来回移动探头进行反复扫查。

　　通过上述反复的纵断、横断及必要的斜段扫查，我们可以了解子宫和附件的位置、大小、形态及有无异常；子宫被膜是否光滑，子宫壁及子宫腔内有无病理性占位改变，其性质如何；附件区有无肿物，其性质如何，毗邻关系怎样，有无盆腔内积液等异常回声表现等。有些病例，当按照上述常规检查不能做出诊断时，还可采用超声及指诊联合检查、直肠内放置水囊检查、保留灌肠法检查、宫腔声学造影检查及阴道体腔探头直接检查等特殊方法作为必要的辅助检查。所述这些方法将在有关章节中介绍。

　　（2）产科检查

　　暴露腹部直至耻骨联合上缘，在检查部位涂上适量的耦合剂，探头接触皮肤时的压力应当适度和均匀。在妊娠子宫范围内先做纵断而后横断，从左至右及自下而上缓慢仔细连续扫查，不时移动和侧动探头，改变探测方向，进行深入细致的扫查及必要的重复扫查。

　　产科超声检查需要了解以下情况：早孕时胎囊、胎芽、胎心搏动情况等，中、晚期妊娠时羊膜囊、胎儿、胎盘、羊水情况等。通过必要的生物测量估计胎龄、判断胎儿生长发育情况等。此外，还需要注意观测子宫及附件部位有无肿物，盆腔有无异常积液等。

　　产科超声检查中，对胎儿的了解是最重要的。对胎儿的常规检查步骤：

　　1）先寻找胎头，以确定胎位。对胎头做纵断、横断连续扫查，观测胎头形状及内部结构，测量胎头双顶径、头围及侧脑室比率等有关径线。

　　2）以胎头为支点，寻找胎儿脊柱位置及形态是否正常。

　　3）分别对胎儿的纵轴和横轴进行连续扫查。注意胎儿外形是否正常，观测胎儿胸腔、腹腔各脏器大小、形态如何，测量胸廓前后径、腹围等径线（图7-3）。

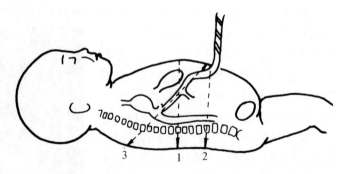

1-正确横断面显示肝、胃泡、脐门静脉交叉点　2-横断面过低显示脐静脉和脐带，无胃泡　3-横断面倾斜，测值过多

图7-3　腹围超声测量平面示意

　　4）观测胎心搏动情况并测算胎心率。

　　5）寻找胎儿肢体，观察长骨并进行长度测量。

　　6）估计和测量羊水量。

　　确定胎盘位置并观测其内部结构及成熟度。若遇前置胎盘，应明确胎盘与宫颈内口的关系。

三、盆腔及内生殖器官的正常图像

1. 盆腔

1）骨盆腔作为盆腔的支架、又兼有衰减的特性，在孕产超声中无明显的临床意义，只需注意在探查盆腔内部结构时避开骨衰减的干扰。

2）盆壁肌肉。髂肌位于大骨盆的两侧，呈强低回声相间的条纹状回声。腰大肌位于髂肌尾端的前方，声像图上显示短轴图形。外观为圆形或椭圆形。因中心部肌腱回声很强，使整个图像显示出靶环样特征。在耻骨上方横断扫查，声束指向宫颈和阴道，因两侧可显示闭孔内肌和提肛肌，前外侧回声较强者为闭孔内肌，后内侧回声较弱者为提肛肌。梨状肌和尾骨肌位置较深，一般难以显示。

3）盆腔血管。在腹正中线外侧3 cm左右作横断扫查，可显示髂内动、静脉，为无回声管状结构，动脉在前，静脉在后，并有输尿管在它们的前方伴行。卵巢位置居前内侧，故此处可作为卵巢的定位标志。在腹正中线向髂部做斜断扫查及在宫底水平做横断扫查，可分别在髂肌的前方显示髂外动脉和髂外静脉的长轴和短轴回声，分别呈管状和圆形及扁圆形无回声表现，子宫动、静脉和卵巢动、静脉因管腔太小，多难以显示。

4）盆腔其他结构。充盈的膀胱呈典型的无回声表现，很好辨认，无需赘述。小骨盆内的输尿管，通过充盈的膀胱，无论纵断、横断均能显示，其位置在卵巢的后方、髂内动、静脉的前方，在声像图上呈管状无回声结构，其管壁回声较强。在超声监测下可观察到输尿管的蠕动成闪烁状结构，在膀胱三角区可见喷尿现象。直肠位于阴道的后方，肠壁常显示不清，肠腔呈散在的强回声，可随肠管的蠕动而活动。

2. 子宫

子宫位于膀胱的后方，其外观在纵断扫描时一般呈现倒置的梨形状，横断扫描时宫底呈圆形、椭圆形或三角形，宫体呈相对宽大的椭圆形，宫颈呈圆形。子宫体为实质性结构，轮廓清晰规整，内部呈匀质的中低水平的点状回声。宫颈部回声较体部略强，也较致密。宫体无论纵断、横断扫描，其中心部位均可见到宫腔的线状强回声反射，周围有低回声内膜包绕。宫颈内的子宫颈管无论纵断、横断扫描也均呈现强回声表现。子宫内膜回声可随月经周期呈现周期性的改变：月经期（第1~5天）内膜回声很少，甚至模糊不清，使整个子宫似一实性器官。如宫腔存有少量积液，则可见到宫腔内有一细窄的无回声带，增生期（第6~14天）宫腔呈线状回声，内膜呈细窄的低回声包绕于周围，分泌期（第15~28天）宫腔回声消失，外围有一点薄晕。

子宫的超声测量：按常规对子宫进行纵断和横断扫查，获得满意图像后冻结，分别测量子宫的长径、前后径和横径。具体测量方法见图7-4。

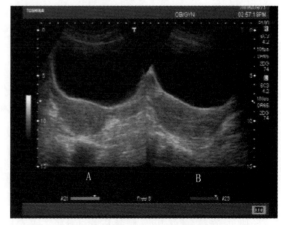

A-子宫横切面 B-子宫纵切面

图7-4 正常子宫声像

1）子宫长径。宫底部至宫颈内口的距离为宫体长度，宫颈内口至宫颈外口的距离为宫颈的长度，两者相加为子宫长径。

2）子宫前后径。在纵断图像上测量与宫体纵轴相垂直的最大前后距离。

3）子宫横径。观测子宫横断面，获最大横断面后，测量左右间距。

在实际应用中，成年妇女正常子宫的参考值：长径5.5～7.5 cm，横径4.5～5.5 cm。子宫颈长2.5～3.5 cm。宫体与宫颈比值，青春期1：1，生育期2：1，老年期1：1。

3. 阴道

阴道纵断为管状回声结构，横断为扁平低回声结构，阴道腔无论纵断、横断均呈线状强回声表现。

4. 输卵管

输卵管本身管径细小又弯曲，没有典型的结构特征和容易辨认的形态，而且没有足够的衬托其轮廓的邻近组织界面，是回声不良器官，经腹壁扫查多难以显示，即使是阴道探头也很困难。一般需在盆腔内有提供足量液体衬托的情况下方能实现回声。其特点为自子宫底部两侧呈现蜿蜒伸展的波浪形管状结构，管壁回声较强，宽度约1 cm，管腔＜5 mm。

5. 卵巢

卵巢位于子宫两侧接近宫底的部位。在子宫旁，髂内血管水平纵断扫查或宫体部分上部水平横断扫查中容易显示，当位置变异或肠道气体干扰明显时则不易找到。声像图上卵巢显示为椭圆形实质结构，大小为4 cm×2 cm×1 cm，由于多次排卵破裂和愈合，使表面显得不甚规则，内部呈匀质的低回声，其中若有未成熟或成熟卵泡则呈现小的圆形低回声或无回声改变。

根据声像图特点可以判断卵泡是否成熟或排卵。声像图上成熟卵泡的特点是：卵泡最大直径＞1.8 cm，外观饱满，呈圆形或椭圆形，内壁薄而清晰。卵泡位置移向卵巢表面，向外突出，局部无卵巢组织覆盖。其排卵的特征是：卵泡消失或者缩小，同时伴有内壁塌陷，在原卵泡区出现不规则的回声区或小圆形低回声区，子宫直肠间隙（盆底最低点）可见少量积液等。

6. 盆腔腹膜间隙

在膀胱充盈状态下，盆腔3个潜在性腹膜间隙，即前腹膜间隙、膀胱子宫内间隙和子宫直肠间隙，均可在回声图像上显示。其中子宫直肠间隙最大，部位最深，正常情况下排卵引起的小量积液可在该间隙形成细窄的无回声区，多在1～2周内自行消失。如无回声区范围较大且持续存在时，则应予以高度重视，并进一步寻找其产生的原因。

四、妊娠子宫的正常图像

1. 妊娠子宫

子宫增大，其径线随着妊娠周数的增加而增大，因为妊娠的超声图像为间接征象，一般不作孕龄估测的依据。子宫壁回声较未孕子宫回声略有增强。

2. 妊娠囊

在增大的子宫内，相当于子宫底部位显示出回声较强的环形结构（绒毛膜回声），环内为无回声表现，此即妊娠囊。妊娠囊在妊娠4~5周即可显示，直径为0.5~1 cm。妊娠6周显示十分清晰，妊娠囊直径可达2 cm左右。妊娠8周时妊娠囊约占宫腔的1/2。妊娠10周时几乎占满整个宫腔。妊娠11~12周后随着大部分叶状绒毛的退化，妊娠囊失去明亮的环形边界而消失。需要指出的是，在妊娠5~6周时，子宫腔内有时可显示出2~3个小的无回声区，此为来自囊胚的卵黄囊、羊膜囊和胚外体腔的回声，注意不要误诊为多胎妊娠（图7-5、图7-6）。

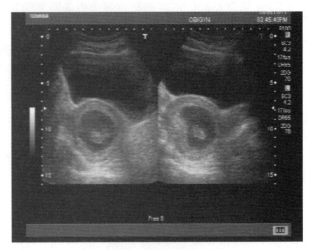

图7-5 妊娠囊声像

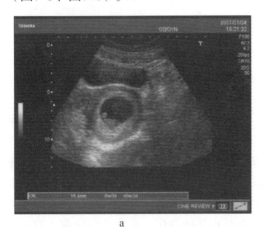

a

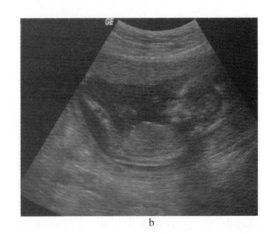

b

a-妊娠8周 b-妊娠16周

图7-6 正常胎儿声像

3. 胎儿

妊娠第6周妊娠囊出现后，在妊娠囊的无回声区内出现一点状或小片状强回声反射，分不出任何结构，为胚芽回声。7周后，在胚芽的强回声结构中出现小的管状无回声区且有节奏地搏动。妊娠8周后能辨认出胎头和躯干，并可以见到小的肢体及其运动。此时妊娠囊内若无胎体回声应视为异常。妊娠11~12周时能清楚地区分胎头与躯干。妊娠12周后胚胎进入胎儿发育阶段，人体内各组织结构基本形成，以后随着妊娠时间的推移日益增大，渐趋发育成熟，声像图也随之发生相应的改变。

（1）胎头

妊娠7周时胚胎出现胎头，妊娠8周开始钙化，此时可显示胎头轮廓。至妊娠第10周时即可呈现清晰的环状强回声表现。妊娠12周后胎头回声更为典型，颅骨为圆形或椭圆形强回声环，表面光滑，边界清晰，内部为匀质的低弱回声。妊娠

13～14周后在环状胎头中央出现线状强回声改变，此为中线结构的回声。妊娠15～16周后，在脑中线回声两侧出现对称的侧脑室回声，其外侧壁为线状强回声，脑室为无回声。随着妊娠周数的增加，颅内结构显示更加清晰，能辨认出丘脑、第三脑室，并可观察到颅内动静脉及脑室内脉络丛的搏动。胎儿颜面器官分化完成后，眼眶、鼻梁、下颌等结构的轮廓也能清晰地显示出来（图7-7～图7-9）。

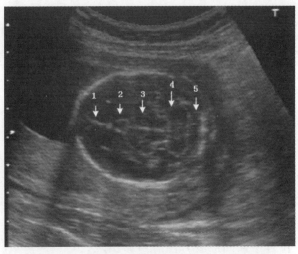

1-脑中线 2-透明隔 3-大脑脚 4-小脑 5-后颅窝池

图7-7 胎儿颅脑声像

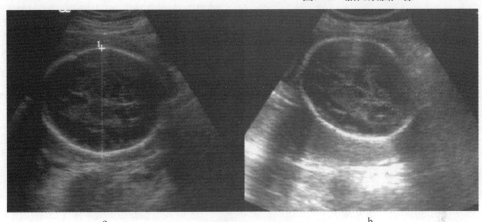

a

b

a-双顶径测量 b-头围测量

图7-8 胎儿双顶径及头围测量

根据胎头的位置和方位可以有效地判断胎儿的胎位。因中期妊娠时胎儿在宫内活动范围较大，胎位也不固定，所以对胎位的判断一般需要在妊娠28周后，胎位相对稳定时进行才有临床意义。判断胎位的具体方法是：胎头位于耻骨联合上方者为头位，胎头位于脐上者为臀位，胎头在腹部的右侧或左侧为横位。借助于区分颜面和枕部判定胎头方位属左枕前或右枕前等。

（2）脊柱

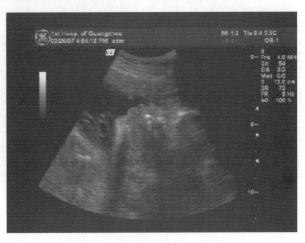

图7-9 胎儿颜面声像（侧面）

脊柱是胎儿超声诊断中一个十分重要的结构。妊娠12周后能够显示，妊娠24周后可窥全貌。纵断扫查呈现两条平行近乎于等距离的串珠状强回声带，上端在颈部展开，下端在骶部聚拢，腰部稍显增宽。在两条强回声带之间的管状无回声结构为椎管回声。横断扫查脊椎外形呈有中断现象的近圆形或三角形强回声结构，其中的椎管为圆形无回声表现。无论纵断或横断扫描，在脊柱强回声后方多有声影出现，声影明显时其后方结构可能被掩盖（图7-10至图7-12）。

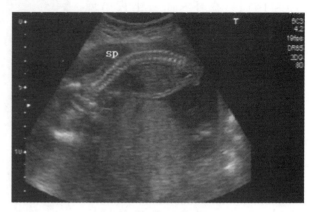

图7-10 胎儿脊柱声像

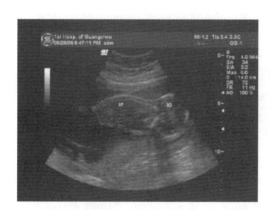

图7-11 胎儿声像

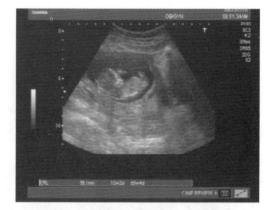

图7-12 顶臀径测量示意（妊娠12周）

（3）胸部

除脊柱外，胸部结构主要由心脏和肺部两个重要脏器及肋骨组成。

肋骨长轴切面呈条带样强回声，短轴切面为圆形强回声。顺序排列的肋骨后方声影呈现典型的"篱笆样"回声表现（图7-13）。

妊娠7～8周左右，原始心管形成，在声像图上表现为体积很小的管状无回声区，按一定节奏一明一暗地闪烁搏动。妊娠12周后，胎儿心脏的声像图表现逐渐清晰，能辨认出左、右心房，左、右心室，房间隔、室间隔、卵圆孔瓣、房室瓣、大血管根部和相关瓣膜等结构及

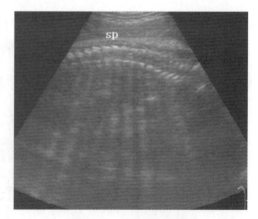

图7-13 胎儿脊柱声像

其活动情况等。检查胎儿心脏最易获得且又最具有实用价值的超声图像当属四腔心切面和左室长轴切面，根据经验先检查胎儿长轴显示脊柱或腹主动脉，然后在胎心水平旋转

探头90°，就能显示胎儿四腔心平面，在此基础上探头再转动30°，即可获得左室长轴切面（图7-14）。

胎儿肺脏位于心脏两侧，因尚未充气，而犹如实质性结构，其回声强度与肝实质相同。

（4）腹部

1）消化器官。妊娠10~12周，如果胎儿有吞咽动作，偶尔可见羊水被迅速咽下，直达胎儿左上腹无回声区，借此可以辨认胎儿胃部；妊娠16周后胎胃可明确显示，在左上腹部呈现一圆形无回声

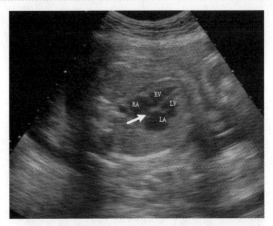

LV-左室　LA-左房　RV-右室　RA-右房　箭头所指为卵圆孔

图7-14　胎儿心脏声像（四腔心切面）

结构。在充盈良好的情况下，可进一步辨认其组成部分，胃底位于上后方，胃窦位于前下方，胃底与底窦之间部分则为胃体；妊娠28周后，可发现胃的蠕动，表现为胃无回声结构的增大、缩小及形态改变。早期妊娠时胎儿肠管表现为肝脏下方疏密不等的较强回声；妊娠26周后胎儿肠管回声明确具体，呈亮暗不一的中等强度之片状回声，其间少许散在无回声区；晚期妊娠出现肠蠕动后，由于胎粪的充盈，小肠表现为丛集的小圆形无回声区，结肠则呈圆形或圆柱形无回声区。胎儿肝脏与胃处同一水平，表现为均匀分布的中低水平的点状回声，其内可见门静脉及肝静脉回声。门脉左、右支与静脉导管在胎儿上腹横断切面中呈"X"形分布，肝静脉的3条分支在横膈水平的斜断面中放射状排列。胆囊位于右上腹，为外观呈梨形的无回声结构，其前壁贴近胎儿的腹壁，胆囊颈部指向肝门左、右门脉分支处。胎儿脾脏位于胃的左外侧，胰腺则在胃的后方，二者均很难辨认，如能显示则表现为低回声结构（图7-15、图7-16）。

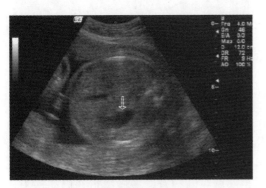

箭头所指为胃泡

图7-15　胎儿内脏声像

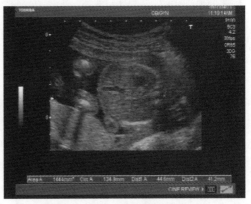

图7-16　胎儿腹围测量平面声像

2）泌尿器官。胎儿肾脏位于脊柱两侧，位置较成人略低，在妊娠17~18周时显示为单纯的低回声结构。妊娠27周左右肾盂、肾盏等集合系统回声明显，妊娠27周后肾被膜回声清楚。妊娠11~14周胎儿有排尿功能，一般在妊娠15周时可以显示出胎儿膀胱，至

妊娠16周时显示已非常容易，其表现为胎儿下腹前方、耻骨的后方显示出近乎圆形的无回声区，透声良好，边界清晰（图7-17、图7-18）。

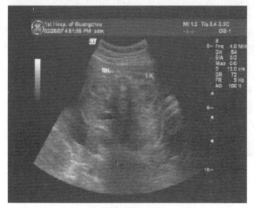

（横切面）

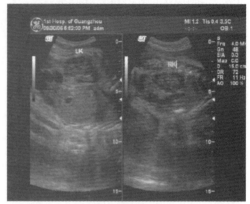

（纵切面）

LK-左肾 RK-右肾

图7-17 胎儿肾脏声像

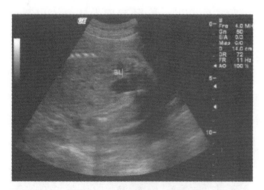

BL-膀胱

图7-18 胎儿膀胱声像

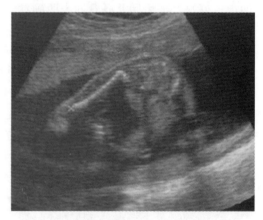

图7-19 胎儿股骨长径测量

（5）肢体

由于羊水的衬托，胎儿四肢较容易显示。一般在妊娠12周以后就可发现胎儿肢体骨骼的强回声反射，尤其是粗大的长骨更易获得。胎儿肢体骨骼的扫查方法是：上肢骨需要沿着胎儿的长轴，在胎头的下端先找到胎儿的肩胛骨，之后以此为支点，向手部方向行纵断扫查，缓慢滑行并侧动探头，依次找出肱骨、尺骨、桡骨和手骨。下肢骨需要先沿着脊柱显示出骨盆位置，然后以此为支点向足部做纵断扫查，缓慢滑行并侧动探头，依次找出股骨、胫骨、腓骨和足骨（图7-19、图7-20）。

（6）外生殖器

一般在妊娠20周后，可以通过超声检测观察到胎儿外生殖器的形状；妊娠25～30周最容易观察；妊娠30周后因羊水量逐渐减少，该声像图的显示率有所下降。

胎儿的外生殖器官的检查方法：先沿胎儿纵轴找到膀胱和臀部，并以此为支点作

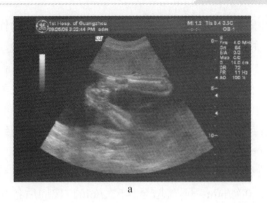
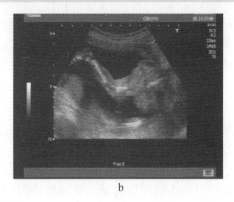

a-上肢　b-下肢

图7-20　胎儿肢体声像

旋转探查，从多个断面在臀部下方或两大腿根部之间仔细寻找外生殖器官图像。男性胎儿外生殖器官的声像图特点是：阴囊呈圆形低回声反射，中间有一强回声分隔，在强回声分隔两侧相邻部位，各有一个中等强度的团状回声结构则为睾丸。阴茎外形为梭状或小棒状，回声较强。值得提醒的是，胎儿会阴区或大腿间下垂脐带的短轴图像外观酷似阴囊，故要注意鉴别。女性胎儿由于受母体激素的影响，其大阴唇发育优势较为突出，在形态学上也容易和阴囊混淆，此种情况应注意识别。女性胎儿外生殖器官的声像图表现：在会阴部及大腿之间找不到男性外生殖器的超声图像，取而代之的是一菱形回声结构，中间夹以强回声间隔，构成所谓的"三明治"征，此即大阴唇的回声（图7-21）。利用超声显像检查胎儿性别和羊膜腔穿刺染色体检查法判断胎儿性别相比，显然为时过晚，而且其准确率与医师的经验有关。对因与性别有关的遗传性疾病需要及早决定胎儿性别的孕妇来说，超声检查也不是一种理想的方法。在目前社会条件下考虑到这一方法可能带来的消极影响，故对胎儿性别的检查应慎重进行，不宜列为常规检查项目，有医学指征例外。

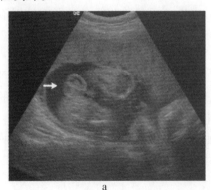
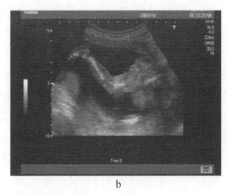

a-男性胎儿外生殖器　b-女性胎儿外生殖器

图7-21　胎儿外生殖器

（7）胎儿生理

1）胎动。妊娠7~10周起胎儿开始有活动，它是探头压力等外界刺激所致的反射性动作，在实时超声的监测下表现出散发的、微弱的、持续时间很短的肢体运动。妊娠

11～12周胎动表现为头、身与肢体的自主性局部运动，或旋转或伸屈，孤立发生，动作弱而迟缓，运动的结果多导致姿势的改变，可以稍有位置的移动等。妊娠12～16周胎动演变为头身及肢体的联合运动，表现为躯体强而有力的屈伸和肢体的轻微移动，其伸屈的冲力可导致胎体位置的上浮。妊娠20周左右强而有力的整体运动基本消失，代之为强而有力、节奏频繁的局部运动，各种动作很容易辨认。胎儿活动可多可少，有张有弛，活动次数每天4～1 000多次不等，活动持续时间平均约40 min，休息平均持续时间约23 min。

2）心脏搏动。妊娠7～8周时胎儿原始心管形成，实时超声观测可见其按一定节奏呈现一明一暗的闪烁搏动，其频率平均100～120次/min，不久增至145次/min，12周后各房室及大血管的各种结构逐渐形成，超声可直观地看到心脏本身及其内部房室和大血管瓣膜的搏动与活动情况，其频率为120～160次/min。

3）呼吸。母体中的胎儿浸沉于羊水中，与外界严密隔绝，根本不能进行气体交换，准确地讲胎儿呼吸应称为呼吸样运动。胎儿呼吸样运动在超声检查中表现为胸部、腹部按一定的节奏协调一致地起伏，它在妊娠20～24周开始出现，为突发性，每一周期出现4～10次。妊娠28～30周发生频率降低但时间延长。妊娠30～34周呼吸样运动表现得比较典型但规律性不强。妊娠36周以后则呼气、吸气轮流交替出现，次数增多，动作有力。

4）吞咽。妊娠11周以后即可通过超声检查观测胎儿的吞咽动作，能看到胎儿张口，下颌开启，继而闭合。如动作幅度较大、探查角度合适、观察亦较仔细，在张口时可以发现舌的抬高、卷曲和伸吐动作。吞咽动作未间断发生，无一定规律，少者仅为一两口，多者可达数十次，如有反吐，则可观察到液体自口腔缓缓流出。

5）泌尿。妊娠14周左右胎儿开始有泌尿功能。超声检查胎儿泌尿功能是通过观察膀胱无回声区的大小来实现的。方法是对胎儿膀胱作纵断、横断系列扫查，选取最大纵断及横断切面，测量纵、横、厚三径，根据测量结果计算出膀胱容量，间隔1 h后再依上法重复检查，测量计算即可知道胎儿每小时尿液形成量。正常胎儿每小时形成的尿液，妊娠30周时为10 mL左右，40周时为30 mL左右。

4. 胎盘

妊娠6～7周胎盘开始形成，声像图为妊娠囊囊壁局部增厚并有密集的点状回声聚集。妊娠9～10周可以检出较为典型的胎盘图像，外观呈半月形，内部为均匀弥漫的中等强度的点状回声。10～12周可以分辨出胎盘胎儿面的边缘，此边缘为线状强回声。以后随着妊娠月份的推移胎盘内部点状回声强度增加，并可见到绒毛小叶间隙所显示的点状回声结构和血窦形成的散在的无回声反射，同时其母体面也逐渐显示出带状强回声效应（图7-22）。

5. 脐带

超声检查中，可见脐带为一表面扭曲、明暗相间、直径1～2 cm的条带状回声漂浮在羊水中，其间的血管有节奏地搏动。在短轴扫查中可以较好区分血管的性质，在3个面积较小的无回声区中，有搏动的两条血管为脐动脉，另一条则为脐静脉（图7-23、图7-24）。

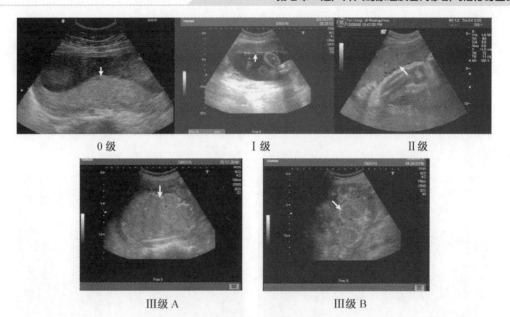

0级   I级   II级

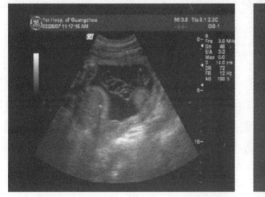 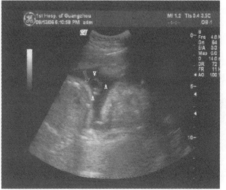

III级 A   III级 B

图7-22 胎盘成熟度声像

V-脐静脉   A-脐动脉

图7-23 脐带声像

6. 羊水

在声像图上羊水为无回声表现。在整个妊娠过程中，中期妊娠羊水量相对最多，透声性好。晚期妊娠由于羊水中染有胎粪，在无回声区中可见散在中等强度之点状回声。一般而言，中、晚期妊娠表达羊水量的方法（amniotic fluid volume，AFV）即最大羊水暗区垂直深度（最大无回声区的深度）约3~7 cm，羊水指数（amniotic fluid index，AFI）约8~18 cm。

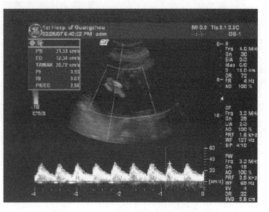

图7-24 正常脐带动脉血流频谱

7. 双胎或多胎妊娠

双胎与多胎妊娠其声像图表现为子宫径线大于正常单胎妊娠周数。早孕时期多数可见两个或两个以上的妊娠囊（共有一个羊膜腔者除外），囊内各有一个胎芽，妊娠7周后出现各自的胎心搏动。妊娠12周后胎囊消失，宫内出现两个或两个以上圆形胎头及相同数目的躯干、胎心和相关数目的肢体。显示一个面积较大的胎盘或两个以上与妊娠数目相同的胎盘回声。羊水的无回声区范围较单胎妊娠为大，但深度一般应≤7 cm（图7-25）。

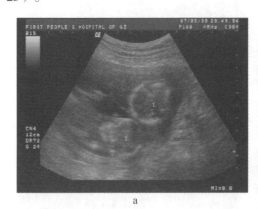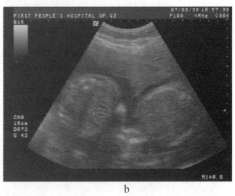

a-双胎头部及分隔　b-双胎腹部

图7-25　双胎妊娠声像

应用超声诊断双胎与多胎妊娠时应该注意，妊娠早期宫内出现妊娠囊时，不宜过早作出提示，必须看到胎芽和各自的胎心搏动方可作出明确的诊断。中、晚期妊娠显示出两个或多个胎头后，还需显示出相同数目的躯干和搏动的胎心，要尽量防止探头过度倾斜所造成的假象，最好能在一个切面上显示出两个甚至多个胎头和胎体的图像。

五、B超检测异常的胎儿

高分辨率超声波用于胎儿异常的检测列于表7-2。举例见图7-26～图7-30。

表7-2　　　　　　　　　　高分辨率超声波用于胎儿异常的检测

部位	症状
头部异常	无脑儿
	脑室扩张/脑积水
	脑膨出
	颅内损伤
颈部异常	水囊状淋巴管瘤
	腮裂囊肿
	畸胎瘤
脊柱异常	脊髓脊膜膨出
	骶尾骨畸胎瘤

续表

部位	症状
胸部异常	横膈疝
	胸腔积液
	十二指肠闭锁
胃肠道异常	脐膨出
	腹裂
泌尿道异常	双侧肾发育不全
	多囊肾
骨骼异常	骨形成或发育不全
	成骨不全
	Camptomelic发育不良
心脏异常	单腔心

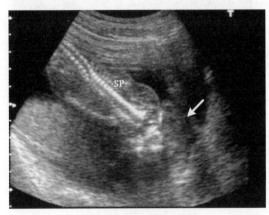

AMN-羊水　箭头所指为无脑儿

图7-26　无脑儿

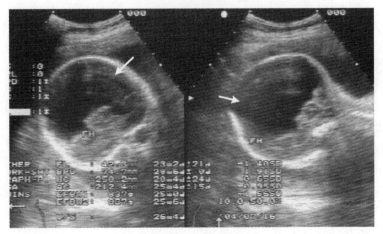

FH-胎头　箭头所指为脑积水

图7-27　脑积水

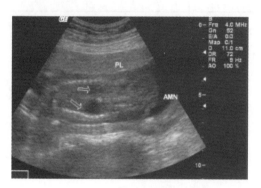

PL-胎盘　AMN-羊水　箭头所指为胸腔积液

图7-28　胸腔积液

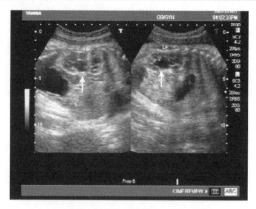

RK-右肾　LK-左肾　箭头所指为肾积液

图7-29　双肾积液

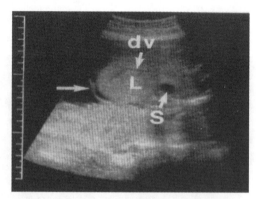

dv-静脉导管　L-肝脏　S-胃泡　长箭头所指为腹膜

图7-30　巨大肝脐膨出

第三节　介入性超声检查与治疗的基本条件

一、仪器与探头

1. 实时超声仪

线阵形和扇形扫描仪器均为妇产科介入性超声检查的理想仪器，这类仪器多配有专用的穿刺探头或附加的导向器，整个操作过程方便，直观性好，能实时显示盆腔结构、肿块位置、胎儿结构以及穿刺针移动过程和针尖的确切位置。

2. 穿刺探头种类和应用原理

1）专用线阵扫描穿刺探头。为中央槽沟式，在探头的中央制成"V"字形引导槽，尖端处的晶片缺如，在图像上出现垂直暗带，用作引导穿刺针通过。其操作简便，可以较小的角度和较短的距离接近目标。缺点是引导槽不能使穿刺针完全固定，准确的穿刺与操作者的技术与经验有密切关系。

2）侧进式穿刺探头。将"V"字形引导槽移至偏离中心的位置，并加辅助晶片，改善探头中部的分辨力。引导槽上增加了具有角度调节装置的导向器，可以选用不同角度的针槽板使穿刺针固定，穿刺针沿着预先确定的引导线前进，因而准确性较高。

　　3）附加导向器的穿刺探头。一个附加导向器安装在普通扫描头长轴的侧方，引导穿刺针进入穿刺目标。其优点是可应用于多种探头，扩大了普通探头的效用。尤其是将导向器安装在扇形或凸阵形探头上，接触面小，导向器接近中央，能以最小角度和最短距离接近目标，进针方向与声束成夹角；针尖回声显示较清晰，聚焦好，伪像少，穿刺针可按不同角度固定，一般不致偏离成像平面，准确性高。缺点是近场区显像质量较差。

　　4）阴道穿刺探头。探头频率为5～7.5 MHz，扇形视野为112°～240°，贯穿深度为6～10 cm。针槽随探头前端一同插入阴道，与管状探头长轴交叉，或两个针头角度约15°，穿刺针插入固定的针导管中，预测穿刺进针角度与深度，将针迅速送入目标中心。针尖显示清晰，操作比较简单、安全，病人易于接受，并可多次穿刺，效果令人满意（图7-31、图7-32）。

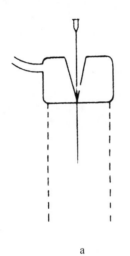
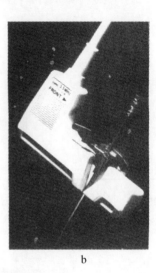

a

b

a-模拟图　b-实物图

图7-31　线阵型穿刺探头

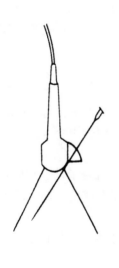
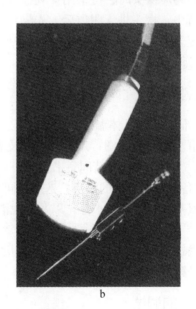

a

b

a-模拟图　b-实物图

图7-32　凸阵型穿刺探头

二、针具

针具是指穿刺针及其附件。穿刺抽吸活检用针一般由不锈钢针管和针芯两部分组成。如针管与针芯长度相等，两者配合共同构成针尖的斜面；如针芯略长于针管，致使其尖部外露，超出针管口1～2 mm。针尖的外形是矛刺状或三棱针形，经腹壁穿刺时通常用20～23 G、针长15～18 cm的穿刺针；经阴道穿刺时可选用16～17 G、针长30～46 cm的穿刺针（图7-33、图7-34）。

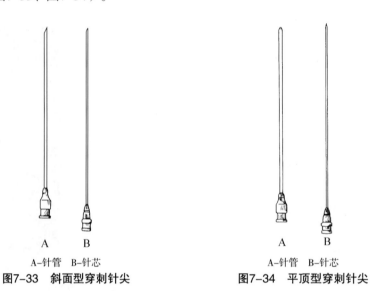

A-针管　B-针芯　　　　　　　　A-针管　B-针芯

图7-33　斜面型穿刺针尖　　　　　图7-34　平顶型穿刺针尖

在使用引导超声探头时，可采用穿刺针自动弹射装置。穿刺前需将穿刺针放入导向的自动弹射装置中，探头进入阴道后，先将导引线对准显示目标，预测穿刺进针距离，再将穿刺针固定于弹射装置，根据装置上的刻度厘米数调整好距离，按动扳机引发穿刺针即可。此法操作简单，成功率高。

三、介入性准备

1）病人的准备。测量体温、脉搏、血压；检查血常现、出凝血时间、凝血酶原时间、血小板和肝功能、心电图；术前向病人及家人讲明超声介入治疗的意义、程序及可能出现的并发症，并签手术知情同意书。

2）药物准备。根据不同的病情，选用不同药物，如镇静药、保胎药物、抗生素、皮质激素类药、氨基酸、生理盐水等，以及常规消毒用3%碘酊、75%酒精和备用3%普鲁卡因局麻。

3）手术器械准备。如果行超声介入下胎儿宫内手术，应根据不同疾病，选择手术所需的器械。详见第八章和第九章。

四、超声仪的调试

在超声引导穿刺术前，对使用的超声仪进行校正，调整仪器能同时显示脏器结构和肿块位置。可用仿体或水槽进行穿刺试验，穿刺操作者观察荧光屏，检查穿刺针显示是否清晰，针尖是否沿着穿刺导线推进；核实仪器和穿刺探头引导系统的准确性。

第四节　穿刺探头的消毒方法

一、气体消毒法

用特置的气体熏蒸箱，将探头插入电极的部分用塑料袋包上，置于消毒熏蒸箱的上层或中层。在盛器内，先注入40%甲醛溶液4 mL，然后放入高锰酸钾结晶2 g，迅速将盛器置于熏蒸箱底层，合上箱门。两种药物混合后，立即产生白色气雾，内含次氧乙酸和甲醛蒸气，均具灭菌消毒作用。探头经熏蒸45 min取出，用灭菌生理盐水纱布擦拭干净后备用（图7-35）。

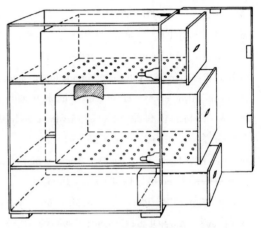

图7-35　穿刺探头的气体熏蒸消毒箱

如果无熏蒸箱，可用环氧乙烷或甲醛气体，在常温常压下，将探头和导线置于密封器皿中熏蒸12～24 h。

二、液体消毒法

只有少数特制探头允许用消毒液浸泡，如洗必泰、75%酒精、新洁尔灭或2%戊二醛溶液。探头从消毒液中取出后，必须立即用清水纱布擦拭干净备用。由于探头密封性能和使用材料不同，必须严格遵守说明书上的规定。

三、包裹消毒法

利用消毒好的塑料袋、塑料薄膜或橡皮手套，将穿刺探头严密包裹，其间需涂以耦合剂。近探头的电缆可用无菌巾包裹。附加的导向器应从探头上卸下另行消毒。金属导向器可用高压消毒，塑料制品可用消毒液浸泡。

四、等离子灭菌器

等离子灭菌器是目前最佳的灭菌消毒选择。

（广州市第一人民医院　康佳丽，暨南大学附属华侨医院　罗　新）

参 考 文 献

冯麟增. 孕产超声诊断学. 北京：北京科学技术出版社，1994

冯若. 产科超声影像诊断安全性的最新研究. 中国超声医学杂志，1989（5）：222

吴钟瑜．实用妇产科超声论断学．天津：天津科技翻译出版公司，1995

Berkowitz RL．Should every pregnant woman undergo ultrasonography？ N Endl J Med，1993（329）：874

Bucher HC，Schmidt JG．Does routine ultrasound scanning improve outcome in pregnancy？ Meta-analysis of various outcome measures．BMJ，1993（307）13

Catanzarite VA，Hendricks SK，Maida C，et al．Prenatal diagnosis of the two-vessel cord：Implications for patient counseling and obstetric management．ultrasound．Obstet Gynecol，1995（5）98

Catanzarite VA．The clinical significance of a single umbilical artery as an isolater finding on prenatal ultrasound．Obstet Gynecol，1995（86）155

Damato N，Filly RA，Goldstein RB，et al．Frequency of fetal anomalies in sonographically detected polyhy-dramnios．J Ultrasound Med，1993（12）11

Fox HE，Badalian SS．Ultrasound prediction of fetal pulmonary hypoplasia in pregnancies complicated by oligo-hydramnios and in cases of congenital diaphragmatic hemia：A review．Am J Perinatol，1994（11）104

Golan A，Wolman I，Saller Y，et al．Hydramnios in singleton pregnancy：sonographic prevalence and etiology．Obstet Gynecol Invest，1993（35）91

Goncalves LF，Jeanty P，Piper JM．The accuracy of prenatal ultrasonography in detecting congenital anomalies．Am J Obstet Gynecol，1994（171）1606

Higby k，Suiter CR，Phelps JY，et al．Normal values of urinary albumin and fetal protein excretions du-ring pregnancy．Am J Obstet Gynecol，1994（171）984

Horrow MM．Enlarged amniotic cavity．A new sonographic sign of early embryonic death．AJR，1992（158）359

Lanouette JM，Wolfe HM，DeVries KL，et al．Adjusted positive predictive value of routine views for the detec-tion of congenital heart disease（CHD）．Am J Obstet Gynecol，1996（174）420

Larsen T，Larsen JF，Petersen S，et al．Detection of small for-ges-tation-age fetuses by ultrasound screening in a high risk population：A randomized controlled study．Br J Obstet Gynecol，1992（99）469

Luck CA．Value of routine ultrasound scanning at 19 weeks：A four-year study of 8，849 deliveries．BMJ，1992（304）1474

Newbould MJ，Lendon M，Barson AJ．Oligohydramnios sequence：The spectrum of renal rnalformation．Br J Obstet Gynecol，1994（101）598

Rempen A．Diagnosis of viability in early pregnancy with vaginal sonography．J Ultrasound Med，1990（9）711

Saari-Kemppainen A，Karjalainen O，Ylostalo P，et al．Ultrasound screening and perinatal mortality：con-trolled trial of systematic one-stage screening in pregnancy．Lancet，1990（336）387

Vintzileos AM，Egan JFX，Smulian JC，et al．Adjusting the risk for trisomy 21 by a simple ultrasound method using fetal long bone biomertry．Am J Obstet Gynecol，1996（174）422

Willims K．Amniotic fluid assessment．Obstet Gynecol Surv，1993（48）795

Yancey MK，Richards DS．Effect of altitude on the amniotic fluid index．J Reprod Med，1994（39）101

第八章　超声介入在产科的应用

第一节　超声介入在产科应用的概述

近年来，由于现代超声介入及分子生物学在产科的应用，拓宽了产前诊断的范围，并带动了胎儿医学的发展。

介入性超声是在超声引导下，将穿刺针、引流管、药物等正确地置入所需要到达的部位，以达到诊断或/和治疗目的的一种医学诊疗技术。超声具有实时显像功能，图像清晰，超声监视下的介入性操作简便、安全，成功率高，已成为介入医学的重要组成部分。而且，女性生殖器官在超声下显示清楚，对比度好，细针穿刺操作轻柔、安全，技术成功率高，所以介入性超声在妇产科具有重要的应用价值，是一种微创、安全、疗效确切的技术。在产科方面，可用于诊断的如羊膜腔穿刺抽羊水，超声引导下脐静脉穿刺抽脐血、取绒毛等，并作相应的分子生物学等检查。应用于治疗方面是超声介入下胎儿宫内药物治疗，超声引导下减胎术、胎儿输血、胎儿宫内引流及经脐静脉的基因治疗等。总之，介入性超声在产科的应用，大大提高了产前诊断的安全性和准确性，大大改善了妊娠结局，使胎儿能与成人一样接受多方面的检查及宫内治疗，这对推动围产医学的发展，对优生、优育及提高人口素质都将具有重大的意义和临床应用价值。

第二节　胎儿宫内治疗的类型

随着医学生物技术的不断完善，越来越多的胎儿疾病能得到准确及时的产前诊断。20世纪60年代，放射影像技术即应用于临床诊断胎儿骨骼发育畸形和某些软组织疾病（如水肿胎儿）。70年代超声影像技术问世，与传统的放射线诊断相比，它可以诊断出更多更复杂的胎儿结构畸形，并可引导不同途径的胎儿检查及治疗，而且还避免放射线的辐射作用，从而使产前诊断进入了一个新的时期。80年代以来，早孕期绒毛活检的广泛开展及DNA技术的深入应用，又使产前诊断得到了一次突破性飞跃。目前，胎儿已成为临床具体的诊疗对象，是一个未出生的病人，使高危妊娠的处理发生了根本性改变。近20年来，有些疾病或畸形，不仅可以在产前诊断，而且还可以进行宫内治疗。目前，进行宫内治疗的主要方法分三大类：①药物治疗；②超声介导下的宫内治疗；③超声介导下的胎儿外科手术治疗。

一、药物治疗

孕妇服用某些药物之后，药物可以通过胎盘屏障进入胎儿血液循环，故妊娠期内给母亲用药可预防和治疗某些胎儿先天性疾病。

1. 防治宫内感染性疾病

患有梅毒的孕妇在妊娠早期和晚期各肌注1个疗程的长效青霉素，可预防胎儿先天性梅毒；感染了弓形体的孕妇即早期服用乙酰螺旋霉素可预防胎儿先天性弓形体病；对风疹病毒易感的孕妇，肌注丙种球蛋白可以预防胎儿风疹综合征。

2. 治疗胎儿心律失常

胎儿心律失常一般不影响胎儿血循环，只有严重的心动过速或心动过缓才会使胎儿血流动力学出现改变而导致胎儿早产、心力衰竭，甚至胎死宫内。5%～10%的室上性心动过速胎儿合并先天性心脏病，容易发生心力衰竭，可给母亲使用地高辛、维拉帕米等药物达到控制胎儿心律失常的目的。

3. 预防和治疗母儿血型不合的溶血性疾病

对于母儿ABO血型或Rh血型不合者，一旦发现母体血清抗体效价升高，为预防胎儿溶血应及时进行综合治疗。可以口服中药方剂茵陈汤，或静脉推注25%葡萄糖40 mL，加维生素C 1 g，每天一次，10天一个疗程。最有效的治疗方法是母亲血浆置换，应用血细胞分离机将含高效价特异IgG抗体的血浆从母亲血中分离出来，从而降低母亲特异IgG抗体效价，减少抗体进入胎儿血循环，减轻或避免胎儿溶血。

4. 预防胎儿内分泌疾病

为抑制胎儿肾上腺皮质增生，从妊娠第10周开始给孕妇地塞米松1 mg/天口服，可预防患先天性肾上腺皮质增生症的女婴男性化。同样，给孕妇服用抗甲状腺药物，可以治疗胎儿甲状腺功能亢进。

5. 其他

孕期给母亲补充叶酸，可以降低胎儿神经管缺陷的发生率；补充维生素B_{12}，可治疗胎儿甲基丙二酸血症及多种羧基酸缺乏症；应用肾上腺皮质激素，可促进胎儿肺成熟。

二、超声介导下的宫内治疗

1. 超声介导下羊膜腔给药治疗

经超声介导下羊膜腔内给药治疗，避免了药物对母体的影响，克服了胎盘屏障，药物经胎儿吞食后直接由其胃肠道上皮吸收。羊膜腔灌注已成为宫内治疗的常规手段，用于预防和治疗下列疾病：①反复出现的胎心变异减速；②羊水过少；③胎儿生长受限（fetal growth restriction）；④羊水感染；⑤过期妊娠；⑥胎膜早破等。绝大多数学者认为这是一种效果好、操作容易、比较安全、费用低廉的新技术，具有较高的医学经济效益。

2. 超声介导的胎儿宫内输血、宫内移植等

超声介导的胎儿宫内输血、宫内移植等详见本章第三节。

三、超声介导下的胎儿外科手术治疗

一些胎儿先天性畸形如先天性膈疝等如果不及时矫治，会危及胎儿、新生儿安全。因此，通过外科手术矫治胎儿畸形是目前产科、儿科和小儿外科医务工作者面临的一个

新课题。

1. 需要外科治疗的胎儿疾病

需要外科治疗的胎儿疾病主要有两类：

1）如果不及时干预，胎儿缺陷会继续加重，危及胎儿的生命；如果及时干预，能改变疾病的病理生理过程，如膈疝，双胎输血综合征等。

2）虽然胎儿缺陷不是致命性的，但胎儿期处理有独特的优点，如唇裂并不危及围生儿的生命，但如果能在胎儿期矫正，可以少留或不留疤痕。

2. 胎儿宫内手术的原则

1）诊断必须可靠。

2）对胎儿畸形的自然过程和病理生理变化有充分的认识。

3）在动物模型上，胎儿宫内干预必须能逆转病理生理变化和明显提高围生儿质量。

4）如果没有胎儿宫内干预，预后较差。

5）孕妇的危险性必须低。

3. 胎儿外科治疗的适应证

1）先天性膈疝。如果在妊娠25周前即能诊断，胎儿存活率高达60%。先天性膈疝胎儿宫内修补，最好在妊娠24～26周进行，以便受压肺组织得以继续发育且能避免孕晚期手术时早产的发生。

2）脑积水。中脑水管的阻塞，引起进行性的脑室扩大，导致脑组织受压及损坏。手术治疗一般在24～27周。

3）先天性囊腺性瘤样病变。是胸腺囊性良性包块，可使纵隔移位、正常肺组织受压、发育不良、羊水过多、心血管受累，严重者发生胎儿水肿及死亡。伴发胎儿水肿是胎儿手术指征。手术一般在妊娠21～27周，术后1～2周胎儿水肿可消失，3周后纵隔复位，肺代偿性发育。有文献报道，8例本病胎儿行肺叶切除后5例健康存活。

4）泌尿道梗阻。最常见的是男性后尿道瓣膜，孕早期梗阻可导致肾实质之发育及分化异常。如不及时解除梗阻将导致膀胱扩张，输尿管积水及肾积水，最终出现肾功能损害。进行宫内引流减压后半数以上胎儿可获得良好效果。一般认为最佳手术时机为妊娠18～26周。

5）其他合适外科纠正的解剖畸形。包括胸膜渗出（乳糜胸）、肺隔离症、先天性心脏阻滞、骶尾部畸胎瘤等。骶尾部畸胎瘤可形成巨大的动静脉瘘，使胎儿缺氧、出现水肿、心力衰竭。宫内手术矫治是唯一的治疗途径。

开放式胎儿宫内外科手术可引起宫缩，导致早产。因此如何避免诱发宫缩是最难解决的问题之一。有文献报道，强宫缩抑制剂硝酸甘油可用于抑制子宫收缩，但需要严密监测以防出现严重的并发症。其次，剖宫产后子宫肌层应仔细缝合，以防羊水渗漏。有文献主张采取分两层连续缝合子宫肌层并在两层之间涂上纤维蛋白胶来达到此目的。

胎儿宫内外科手术最大的优点是，能尽可能早对胎儿进行干预，避免了胎儿的病情进一步恶化，甚至死亡。但胎儿宫内外科手术对母体创伤较大，尚存在一些手术技巧和社会伦理问题有待解决。相信随着胎儿医学的发展，胎儿宫内手术治疗将给人类带来福音。

第三节　超声介入对胎儿宫内诊断与治疗的范畴

一、超声引导下羊膜腔穿刺

羊膜腔穿刺在产科是比较普遍的操作技术，分为诊断性穿刺和治疗性应用两个方面。中期妊娠引产进行羊膜腔穿刺注药在我国应用很普遍，一般无需作超声定位和超声引导，超声定位只用于某些特殊病例或穿刺失败者。但是，诊断性和治疗性胎儿羊膜腔穿刺的目的在于争取优生，需要更多考虑胎儿的安全。为此，应用超声引导进行羊膜腔穿刺是必要的，它可以提高穿刺的成功率，减少盲目穿刺引起的并发症。

1. 适应证

1）抽取羊水细胞进行培养，是胎儿遗传病宫内诊断的重要依据。穿刺时间一般为妊娠16～20周，过早穿刺会增加胎儿的危险性，但太晚则细胞培养不易成功。

2）晚期妊娠取羊水作胎儿肝、肾、肺等功能的测定。如肺成熟度的测定，可以检测卵磷脂、鞘磷脂的比值，前列腺素定量、泡沫试验，还可以测羊水pH值。

3）胎膜早破者取羊水做细菌学培养。

4）羊膜腔灌注（Amnioinfusion，AI）：①中期妊娠羊膜腔给药引产，主要用于穿刺失败或羊水过少等特殊病例；②促胎肺成熟可注入地塞米松。国外文献报道，经羊膜腔注射左甲状腺素治疗胎儿甲状腺功能减退取得良好疗效，一般妊娠29周开始向羊膜腔注射左甲状腺素250～500 μg，每7～10天一次。还可以对羊水感染的注入抗生素。③FGR可注入氨基酸等营养药物。④羊水过少可注入生理盐水等。

2. 并发症与注意事项

1）诊断性与治疗性羊膜腔穿刺应在严格无菌条件下进行，并由有经验的医师负责。穿刺时应尽量避免穿刺针头通过胎盘，以免羊水中混有血液。

2）对双胎，应分别对两个羊膜腔进行定位穿刺诊治。

3）选择适当的穿刺针。

4）为预防AI导致宫缩，治疗前后半小时常规口服宫缩抑制剂，如硫酸舒喘灵4.8 mg，以预防早产。如果需要，还可以静脉滴注硫酸镁保胎。

5）AI完成后拔出针芯。穿刺部位按压5 min，再重复超声检查，观察并记录胎心、孕妇血压及子宫是否敏感等。

6）嘱咐孕妇和家属，AI后如果出现胎动减少或胎动过繁、子宫收缩或阴道流血或流液等，必须立即就诊。

总之，羊膜腔穿刺或灌注很少发生并发症，在超声介入下的并发症则更少出现。偶有发生早产和胎膜早破、感染等。

广州市第一人民医院开展超声介入胎儿宫内治疗2 000余人次，未出现明显的并发症。

二、超声引导下脐血管穿刺

随着围产医学的发展，用胎儿血做标本进行各种测定，以了解胎儿有无先天性缺陷及评估胎儿在宫内状况是产前诊断的一大进展，它使产前诊断进入了分子遗传学阶段。

医学上最早用胎儿镜取血，于20世纪70年代对胎盘绒毛膜进行胎盘穿刺，因很难获得纯胎儿血，目前已不采用。在超声引导下脐血管穿刺为目前常用方法。特殊情况下也可做胎儿肝内静脉甚至胎儿心脏穿刺取血。

Doffos等首先报道用22号针直接穿刺脐带距胎盘1 cm处脐静脉，获得了纯胎血。其后许多学者均对此法进行了实践，发现若为前壁胎盘，可通过胎盘实质行脐静脉穿刺；如脐带根部被胎体遮挡，可选择脐带近胎儿脐窝1 cm处进针。羊水少脐带相对不易活动，也可穿刺其游离段。

作者认为，影响脐带穿刺的一个主要因素是胎动。有学者主张脐带穿刺前服用鲁米那、硫酸舒喘灵2～3天，目的是使胎动减少，降低子宫敏感性以提高一次穿刺的成功率；其次，脐带穿刺讲究配合，除了操作者技术熟练外，与B超医师和助手要配合默契，穿刺针进入羊膜腔后，穿刺角度要进行微调，使针尖最亮点与其血管的最大切面在同一平面。穿刺针刺中脐带后，手术者回抽提针要慢，要平稳，边回抽边提针。提针方法可采用螺旋式出针方式控制出针速度。进针时，穿刺针头应尽贴腹壁，进针速度要快，以免穿刺针偏离穿刺线。有时孕周较小，脐带较细，采用穿透脐带方法，以免脐带滑开。脐带针眼出血在5～10 s内多能自止，且与胎心率变化无关。若穿刺点经过胎盘大血窦，针眼渗血时间较长，达几分钟之久。若为前壁胎盘，穿刺时要尽量避开胎盘血窦。

个别孕妇出现胎心率变化，抽血量多在3 mL以上。作者认为，脐带穿刺抽血量一次不宜＞2 mL。胎心率变快者，多能自然恢复正常；胎心音明显减慢者，应按胎儿宫内窘迫处理。在脐带穿刺抽血胎心音改变的孕妇中，约半数发现脐带血诊断有异常，这些异常的胎儿，本身可能已处于缺氧状态或有某些功能异常对外界刺激较敏感。另外，孕妇如果处于空腹状态，也易发生胎心变化，建议孕妇抽脐血前约半小时进餐。

三、B超介入下取绒毛

绒毛取材行产前诊断是现代医学的一次重要进展。其优点：①取材时间早、诊断早，终止妊娠只需吸宫术；②取材只需在羊膜腔外进行，胎儿损伤小，早期绒毛生长活跃，可不经培养直接制备染色体等。

早期妊娠绒毛活检宜在妊娠6～12周进行。因为在此期间，绒毛膜已开始分化，出现丛密绒毛，这是胎盘前身，表现为妊娠囊的一侧局部回声增强区。此区内有丰富的绒毛组织，适宜于取样。

广州市第一人民医院进行了50多例实践，其方式为：超声引导下经宫颈吸取法，使用的取样器为带侧孔的硅胶管，套上一根铁丝芯为引导。操作过程如下：B超定位，找到丛密绒毛在子宫壁的位置，确定宫颈内口，与手术者共同研究绒毛活检的取材途径，包括取样导管宫颈进入的方向，估计操作的难易程度。在预定部位抽吸取样后，样本需经过仔细检查以确定有无绒毛组织，必要时进行重复抽吸取样。

抽吸绒毛成功的关键是B超检查认清丛密绒毛的位置，其次是在超声严密监视下注意导管插入的方向和位置，防止插入羊膜腔。母婴Rh血型不合是绒毛活检的绝对禁忌症，因胎儿血液一旦由于操作出血，进入母体血循环，可促使母体产生大量抗体，从而使胎儿的预后更趋严重。

绒毛抽取术后并发症主要是出血和羊水漏出。

四、B超介入下减胎术

随着促排卵药物的应用及体外受精-胚胎移植（IVF-ET）的广泛开展，多胎妊娠的发生率明显增高。多胎妊娠不仅造成胎儿发育细小、质量差，而且易流产、早产，新生儿存活率低，而母体易并发妊娠期高血压疾病、产前贫血及产后出血。可行减胎术的减胎方法很多，有用物理方法使胎心停跳并抽出羊水，使5胎减为双胎。有人主张行心包或心肌穿刺，注射空气、利多卡因或多量生理盐水，分裂心脏组织或填塞心包进行减胎。但多数采用胎心穿刺注入高浓度氯化钾，穿刺时间为妊娠8～11周，氯化钾的浓度为15%，用量一般为0.3～1.2 mL。减胎术在中山医科大学生殖中心开展较早，均获成功，而且制成的减胎器不需注药，效果良好。胎心穿刺注入氯化钾，多见胎儿心脏骤然停跳，有时见胎儿挣扎数秒钟。减胎成功的关键在于穿刺准确，注药迅速。一般从前胸进针容易，侧身进针较难。另外，与胎动有关，穿刺应选择胎儿睡眠周期。

五、胎儿输血

超声介导下胎儿宫内输血。20世纪60年代Liley首先利用羊膜腔造影术成功地对溶血性贫血的胎儿进行了宫内胎儿腹腔内输血治疗，从而开创了介入治疗胎儿疾患的时代。随着现代超声介入技术的发展，直接脐静脉输血现已成为治疗胎儿贫血的常规方法。已有大量文献报道，母儿Rh血型不合胎儿溶血性贫血时，通过脐静脉向胎儿直接输入不含抗体的浓缩洗涤红细胞，可取得良好的治疗效果。此外，有文献报道，对于微小病毒B199所致的胎儿水肿综合征，宫内输血可明显提高胎儿生存机会。

胎儿输血主要用于母儿血型不合及非免疫性水肿。国外应用此项技术已有20多年，近10年来，主要采用实时超声监护。首先，在超声引导下将穿刺针穿入羊膜腔，是针尖接触胎儿腹部，针尖造成的腹部切迹可以用超声辨认，同时，感到阻力的存在。可选择胎儿前腹壁、前侧壁或侧腹壁垂直进针，穿刺点应低于肝脏，高于膀胱水平。当穿刺针尖进入胎儿腹腔内腹水时，穿刺阻力消失，常可见针尖位置，宜先抽出腹水，若无腹水，针尖显示比较困难，有学者主张注入少量空气以确认针尖位置，输血前需先推注少量生理盐水，若无明显阻力，再输入Rh阴性的"O"型血。输血量按以下公式计算：输血量=（孕周-20）×10 mL。输血量不宜过多，以免胎儿横膈过度抬高影响心脏活动。

胎儿腹腔内输血需通过胎儿肠系膜淋巴管和膈下淋巴管吸收，经右侧淋巴管进入体循环。腹腔内血液7～8天被吸收完。接受腹腔内输血的胎儿存活率约50%。胎儿血管内输血，是更有效的治疗手段，可选择接近胎盘的脐带根部进行。此方法操作技术要求较高。

宫内输血对母体影响较小，主要是穿刺引起的胎盘急性羊膜绒毛膜炎，其他并发症还有早产、胎膜早破、胎盘早剥，病毒性肝炎以及输血针穿刺偏位损伤等。而胎儿并发症较多，主要有穿刺引起的心血管损伤和退行性变、腹压过高导致的脐静脉血流中断等。影响宫内输血预后的因素有第一次宫内输血的胎龄，胎儿发病的严重程度、手术者的经验，母体肥胖、胎盘位置、胎位不正以及新生儿治疗和护理等。通常妊娠26周以前需要宫内输血，胎儿明显水肿者预后较差。文献报道轻度水肿的胎儿，输血后90.9%水肿消失，而重度水肿者仅有57.1%消失。水肿胎儿输血后成活率为78%，而无水肿者为92%。

　　宫内输血胎儿成活率的报道各家差异较大，近期文献多在86%～92%。一般随访结果提示宫内输血患儿的智力、行为、身高、体重、免疫和肝肾功能均正常，有神经系统疾病者仅占5%。Sainio等报道，母体静注免疫球蛋白和强的松并进行宫内胎儿输注浓缩血小板，产前治疗严重免疫性血小板减少性紫癜的效果，出生新生儿均无颅内出血，情况良好，无死亡病例。Radder等随访结果亦提示，宫内输注血小板不影响患儿全身、神经和免疫系统发育，婴儿免疫系统淋巴细胞的活性和成熟度正常。

六、胎儿活检

　　超声引导下活检仅用于致死性胎儿疾病的诊断，文献报道仅有皮肤和肝脏活检。

　　1）皮肤活检。用Tru Cut针导入羊膜腔指向胎儿臀部进行活检。用于先天性皮肤病的产前诊断。这对胎儿无影响，分娩后新生儿臀部无疤痕。

　　2）肝脏组织活检。用于葡萄糖代谢性疾病及常染色体隐性遗传病的产前诊断。

七、胎儿宫内引流

　　胎儿宫腔内引流虽然在超声引导下进行，但因为操作复杂，需要高度熟练的操作技能。目前，国外不少医学中心开展此项研究，但尚未常规应用，国内少见报道。胎儿宫内引流分穿刺引流和置管引流两种。

1. 胎儿脑积水治疗

　　宫内处理适合于颅内压增高的进行性脑积水。1980年Frigolette等开始利用超声引导，将粗针通过胎儿颅骨进入扩张的脑室，穿刺抽吸，然后拔针。此方法为临时性缓解措施，需多次重复穿刺抽吸，引起脑皮质损伤和出血机会较多。1982年Chewell等用单次穿刺放置单向活瓣引流管建立脑室羊膜腔分流，可持续降低颅压，这为增加皮质厚度带来了希望。这种方法已使较多婴儿存活。但是，约半数婴儿有不同程度的大脑迟钝。一般宜选择妊娠30～32周以前的脑积水胎儿进行治疗，而即将分娩的足月脑积水胎儿已缺乏宫内治疗的价值。

2. 胎儿肾积水的治疗

　　宫内处理适合于下尿路阻塞引起的尿潴留和双侧性肾积水。一侧性肾积水伴有对侧性肾萎缩或发育不良。羊水量是评价胎儿肾功能的重要指标之一。如果羊水量进行性减少，提示肾功能损害明显，属手术指征，即可决定手术。首先向阻塞的肾内或膀胱内植入导管，作1～2 h的尿液引流。测定尿量和钠、氯含量。若尿量<2 mL/h，钠浓

度＞100 mol/L，氯浓度＞90 mol/L，说明肾有不可逆的损害，可放弃治疗，否则可考虑永久性置管，建立膀胱–羊膜腔分流或肾–羊膜腔分流。

八、超声介导下宫内移植

20世纪90年代初，法国医生Touraine等首次成功地进行人类宫内胎儿肝脏造血干细胞移植，但迄今为止宫内移植成功的例数不多。宫内移植与产后移植相比具有下列优点：

1）由于胎儿时期的免疫耐受性，移植前无须作组织配型，不需用强烈的免疫抑制剂作预处理。

2）胚胎早期骨髓腔相对较空旷，造血干细胞移植容易形成嵌合体。

3）胎儿个体小，所需的造血干细胞相对少。

4）子宫是造血干细胞移植最理想的"隔离室"，既有无菌条件好，还能免费提供。

造血干细胞宫内移植主要有经脐静脉或胎儿腹腔内注射途径。近几年来，有学者提出胚外体腔穿刺将是宫内移植有希望的途径。其理由有3点：

1）胚外体腔穿刺的时间是妊娠7～8周，比腹腔穿刺（妊娠12～13周后）提前至少5周左右。胎龄越小，耐受性越强，越容易形成嵌合体。

2）胎儿的造血器官卵黄囊就在胚外体腔内，注入的造血干细胞可以直接进入卵黄囊。

3）胚外体腔如同一个造血库，如果加入适量的细胞因子，可促使造血干细胞在体腔内不断增殖，并进入卵黄囊。

超声介导下宫内移植是很值得深入研究的新课题。

九、超声介导下基因治疗

随着近代分子生物学研究的进展，对一些遗传性疾病已可以从分子水平上进行诊断，找出特定的基因缺失和基因突变。Linch曾报道，在妊娠中期经超声引导下采用脐血管穿刺，将基因重组后造血干细胞注入胎儿体内可治疗胎儿血红蛋白病。由此开创了胎儿遗传性疾病的产前基因治疗。

宫内基因治疗将经基因工程处理的干细胞（gene-engineered HSC）通过载体导入子宫内胚胎或将载有目的基因的载体直接输给胎儿，使之在特定组织器官内长期表达，以纠正疾病基因将要造成的胎儿缺陷。由于胎儿体内有大量增殖活跃的干细胞可以作为基因载体转染的靶细胞，胎儿免疫系统不成熟，对病毒载体和转基因产物具有更大的免疫耐受性；再加之胎儿体积小，所需目标基因载体亦少，对母胎可能产生的不良影响也轻，因此IUGT具有独特的优点。

IUGT适用于胚胎和胎儿早期出现的缺陷，或出生早期会导致明显功能损害、威胁患儿生命的疾患。大多缺陷基因能够定位和克隆，转导的目标基因比较简单，易于到达靶器官，即使过度表达也对人体无损害，而且目前尚无其他有效治疗先天性缺陷病的方法，如地中海贫血、联合免疫缺陷病、胰腺囊性纤维化、神经系统缺陷病等。

总之，介入性超声在产科的应用，使胎儿能与成人一样接受多方面检查及治疗，这将对优生优育及提高人口素质产生深远的意义。

（广州市第一人民医院 康佳丽 王冬昱）

参 考 文 献

胡秀英，陈丽君. 应用介入超声技术治疗羊水过少的临床意义. 中国超声医学杂志，1998，14（9）：44～45

康佳丽，卢丽娜，张玉洁，等. 介入性超声羊膜腔内治疗与母儿安危评估. 中华超声影像学杂志，1999，8（6）：341～343

李敬泽. 羊膜腔内灌注. 见：国外医学 妇产科学分册，1998（25）：131

刘宝瑛，钟梅. 羊水过少的诊治现状. 医学综述，2003，9（6）：373～374

王德智，乔宠. 胎儿宫内治疗最新进展. 中国实用妇科与产科杂志，1998，14（5）：260

游泽山，何勉. 胎儿宫内治疗的现状. 新医学，2000，31（2）：69～70

朱宝徐，符玉良，何慧仪，等. 羊膜腔内输液及其压力测定治疗胎膜手破羊水过少的临床. 中华医学杂志，1998，78（10）：776～778

Bererra JE，Khoury MJ，Cordero JF，et al. Diabetes mellitus during pregnancy and risks for specific birth defects：a population based case-control study. Pediatrics，1990（85）：1

Buckshee K，Deka D，padmaja V，et al. Can amniotic fluid disrtibution predict Fetal outcome? Int J Obstet. Gynecol，1998，62（1）：19～22

Hofmeyr GJ. Amnioinfusion for meconium-stained liquor in labour. Cochrance Database Syst Rev，2002（1）：14

Hofmeyr GJ. Amnioinfusion. A question of benefits and risks，Br J Obstet Gynecol，1992，99（6）：449～451

Iwasaki Y，Oiso Y，Kondo K，et al. Aggravation of subclinical diabetes insipdus during pregnancy. N Engi J Med，1991（324）：522

Larson JE，Cohen JC. Improvement of pulmonary hypoplasia associated with congenital diaphragmatic hernia by in utero CFTR gene therapy. Am J Physiol Lung Cell Mol physiol，2006，291（1）：L4～10

Mari G，Zimmermann R，Moise KJ Jr，et al. Correlation between middle cerebral artery peak systolic velocity and fetal hemoglobin after 2 previous intrauterine transfusions. Am J Obstet Gynecol，2005，193（3 pt 2）：1117～1120

Mesogitis S，Daskalakis G，Pilalis A，et al. Fetal intravascular transfution for hydropic disease due to rhesus isoimmunization. Fetal DiagnTher，2005，20（5）：431～436

Omarini D，Pistotti V，Bonati M. Placental perfusion. An overview of the literature. J Pharmacol Toxicol methcds，1992（28）：61～66

Peleg D，Kennedy M，Hunters SR. Intrauterine growth restriction identification and management. Am Fam Plysician，1998（58）：453～460

Pierce J. Gaudier FL，Sanchez R，et al. Intrapartum amnioinfusion for meconium-stained fluid：Meta-analysis of prospective clinical trials. Obstet Gynecol，2000，95（6）：1051～1056

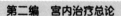

Rinehart BK. Randomized trial of intermittent or continuons amnioinfusion for variable deceleration. Obstet Gynecol, 2000, 96（4）：571～574

Senat MV, Loizeau S, Couderc S, et al. The value of middle cerebral artery peak systolic velocity in diagnosis of fetal anemia after intrauterine death of one monochorionic twin. Am J Obstet Gynecol, 2003, 189（5）：1320～1324

Shen JS, Meng XL, Yokoo T, et al. Widespread and highly persistent gene transfer to the CNS by retrovirus vector in utero：implication for gene therapy to Krabbe disease. J Gene Med, 2005, 7（5）：540～551

Tharapel SA, Dev VG, Shulman LP, et al. prenatal raryotyping using fetal blood abstained by cordocentesis：rapid and accurate results within 24 hours. Ann Genet. 1998, 41（2）：69～72

Turhan No, Atacan H. Antrapartum prophyla ctic transabdominal amnioinfusion in preterm pregnancies complicated by oligohydramnios. Int J Obstet Gynecol. 2002, 76（1）：15～21

第九章　超声介入宫内诊断与治疗标准操作规程

超声介入宫内诊断与治疗应用范围较广，下面介绍几种常见的和主要的标准操作规程。

第一节　超声引导下的绒毛活检术

绒毛能真实地反映胎儿的遗传信息。因为早期绒毛组织是胚胎组织的一部分，它能反映胎儿在宫内的健康状况。1986年，Mohr提出绒毛标本（chorionic villus sampling，CVS）作产前诊断。而应用超声介导下CVS，使妊娠细胞遗传学诊断发生了突破性进展。对绒毛或胎盘活检进行染色体、DNA、酶和其他生化分析等均获得成功，它们是近年来国内外产前诊断新技术之一。目前，已有一整套成熟的技术在临床应用。此技术的显著优势是比妊娠中期羊膜腔穿刺提前2~3个月。对胎儿遗传病等能作出早期诊断，有利于尽早处理，避免孕妇的生理负担和焦急等待结果所致的精神影响。

（一）适应证

1）年龄在35岁以上的孕妇。
2）夫妇一方是染色体异常携带者。
3）有染色体异常儿的分娩史。
4）X-性连锁遗传病携带者作性别鉴定。
5）有胎儿被诊断为重症先天性代谢异常基因携带者病史的孕妇。
6）有畸形胎儿生育史者。
7）妊娠晚期超声检查结果可疑者，如胎儿生长受限、羊水过少、胎儿畸形，或羊水细胞培养失败后，需要快速核型分析者。

（二）操作步骤

1. 腹部超声引导下经宫颈绒毛活检（transcercical CVS，TCCVS）
1）患者取膀胱截石位，膀胱轻度充盈，常规消毒外阴和阴道后铺无菌巾。
2）超声探头位置于下腹壁耻骨联合下，确定子宫位置及妊娠囊所在部位，严密监视无菌导管自子宫颈口插入并到达妊娠囊着床处后，抽出针芯，接上含有培养液的20 mL注射器，缓慢抽吸，吸出物为5~30 mg后，立即置于培养基中漂洗，观察有无绒毛（图9-1）。

2. 腹部超声引导下经腹壁绒毛活检（transabdominal CVS，TACVS）
1）患者取仰卧位，膀胱适度充盈，超声检查显示胎盘，确定穿刺位置后做皮肤标

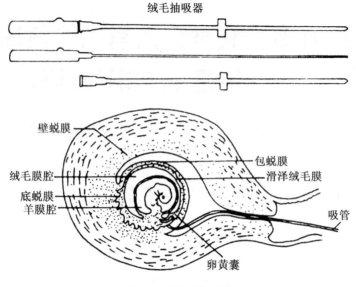

图9-1 绒毛抽取示意

记。

2）常规皮肤消毒、铺巾，在皮肤穿刺点行局部浸润麻醉深达腹部壁层。

3）更换消毒穿刺探头，观察荧光屏，调整穿刺的位置和角度，测量穿刺深度。

4）手术者将穿刺针沿探头穿刺导向孔插入，荧光屏显示穿刺针沿着穿刺引导线，经皮肤后刺入腹壁各层至子宫浆膜层、肌层达胎盘绒毛板，当针尖回声能清晰显示时，拔掉针芯，接上含有培养液的20 mL空针，旋转穿刺针的位置反复轻柔抽吸，最后快速退针。

5）抽出获得的组织，在显微镜下仔细检查，挑选绒毛进行分析。

3. 腹部超声引导下经阴道绒毛活检（transvaginal CVS，TVCVS）

孕妇采取体位同TCCVS，当子宫极度后屈、后倾，无法行TACVS和TCCS时，在超声引导下以18～19号穿刺针，一次穿入子宫直肠窝、子宫壁及胎盘抽吸绒毛。应注意：若孕妇患有阴道炎，此法禁忌使用。

（三）注意事项

1. 绒毛活检时间

早期妊娠CVS取样多在妊娠9～12周，因为妊娠8周前是流产高峰期，判断胚胎是否存活有困难，且过早取样不好定位，其成功率低。此外，人体器官系统基本在妊娠8周时定形，早于妊娠8周取样，理论上担心有致畸风险。妊娠中期CVS的染色体分析发现，细胞有丝分裂指数，并不随胎盘成熟而下降，但妊娠28周后核型不太好。CVS取样最晚为妊娠32～37周。

2. 绒毛取材的准确定位

经宫颈CVS超声应监视无菌导管越过妊娠囊下缘，若荧光屏上显示妊娠囊有被"顶入"现象，表示导管正刺向妊娠囊，应立即后退，改变方向前进，但不应超过妊娠囊一半。经腹壁CVS取样主要取决胎盘与母亲腹壁间距离和方向，要沿最长的胎盘轴进针。

（四）并发症

1. 流产

经宫颈盲目抽吸，其自然流产发生率为9.3%；在超声介导下TACVS和TCCVS，自然流产发生率分别为3.7%与3.7%～5.5%，均与文献报告自然流产率8%～12%无显著差异。

2. 宫内感染

比较少见，发生率为0.2%～0.5%，常见于没有严格消毒导管带入感染，或和适应证掌握不严格，如阴道炎时行TCCVS或TVCVS，可导致宫腔内感染。宫内感染严重者可致感染性休克。

3. 穿破羊膜

盲吸法刺破羊膜抽到羊水的危险性较大，流产发生率高达35.7%。采取超声引导后则显著性减少，发生率约1.2%。

4. 出血

国内外均报道有轻到中度的出血，其认为原因是损伤蜕膜或刺破胎盘引起，发生率为12%～14%，并多在CVS取样后1～2天内自行停止。

5. 致畸

关于致畸的问题，目前仍有争论。Smith-Jensen等总结了妊娠9～12周绒毛取样，认为不会增加胎儿肢体端障碍发生率。引起上述并发症可能考虑多与取样方法、时间和技术熟练程度等因素密切相关。

6. 子宫收缩

妊娠中晚期经腹壁胎盘活检，最常见的并发症使子宫收缩，但在短时间内可自然消失。一般不会出现阴道出血或宫内血肿。

（五）临床意义

CVS取样的最佳途径尚有争议。经腹取CVS技术的主要优点是避免宫颈管的微生物感染。现一般主张在妊娠10～11周经宫颈、在妊娠12～13周经腹取CVS技术，它们比羊水检查提前约8周。近年来，胎盘活检已成功地用于孕中、晚期。CVS取材在羊膜囊外，对胎儿比较安全，而且具有操作容易、简单和快速核型分析等优点。

第二节　超声介入羊膜腔穿刺诊断与治疗

羊膜腔穿刺（amniocentesis）早在1882年由Schatz提出，20世纪50年代开始应用于临床，但主要限于妊娠中期进行胎儿性别鉴定。60年代中期，国外用羊水细胞培养进行染色体疾病的产前诊断；80年代超声定位技术发展，将胎儿宫内诊断与治疗推上新的台阶。

产科应用经腹壁羊膜腔穿刺术是比较早而且是比较普遍的操作技术，一般不需要超声引导。近年来，国内广泛开展和实施优生优育工作，进一步推动了超声引导下的胎儿诊断与治疗的羊膜腔穿刺术，它不仅提高了穿刺成功率，而且减少了盲目穿刺引起的并发症，更重要的是为胎儿宫内治疗带来了广阔的前景。

超声引导下羊膜腔穿刺包括诊断性羊膜腔穿刺和治疗性羊膜腔穿刺。适应证如下：

一、诊断性羊膜腔穿刺适应证

中期妊娠取羊水做细胞染色体培养、测定甲胎蛋白、胆红素、血型等。

1）高龄孕妇（35岁以上）常染色体三体儿的发生率明显增加，性染色体异常儿发生率也增加。国外许多围产中心对高龄孕妇常规取羊水做染色体检查。

2）有畸胎史，如神经管畸形、先天性代谢性疾病等。

3）夫妇中有染色体异常疾病史及家族史。

4）X连锁遗传病及显性遗传病携带者需作性别鉴定。

5）有不明原因的流产、早产史者。

6）本次妊娠疑有异常，如胎儿生长受限、早期妊娠时有病毒感染或放射线接触史。

晚期妊娠取羊水做胎儿成熟度测定，如泡沫震荡试验、卵磷脂/鞘磷脂比值测定，肌酐测定、胆红素测定、羊水脱落细胞脂肪颗粒检查等。

胎膜早破取羊水做细菌学检查，同时行胎儿成熟度测定。这对胎儿及新生儿感染的预防具有重大的临床意义。

二、治疗性羊膜腔穿刺适应证

1. 中晚期妊娠羊膜腔给药引产

1）中晚期妊娠引产盲目穿刺失败者。

2）死胎、胎膜早破等羊水较少，胎儿与羊膜紧贴，间隙极小时，可在超声引导下穿刺进入极小的羊水池内，如果抽不到羊水，可注入生理盐水，监视屏上可见注入生理盐水流动的水柱，证实是在羊膜腔内，再注入药物。

3）部分葡萄胎并存活胎儿引产，超声引导下给存活胎儿羊膜腔穿刺注药。

4）双胎羊膜腔给药引产。

5）双子宫畸形，一侧子宫妊娠引产。

6）剖宫产后再次妊娠引产时，因子宫与腹壁粘连，位置过高，穿刺需在超声引导下进行，以避开粘连的肠管。

2. 促胎儿肺成熟羊膜腔给药

在取羊水做胎儿肺成熟度检查时，如果提示胎肺不成熟，可同时注入地塞米松10 mg，隔3～7天可重复一次。

3. 胎儿生长受限（FGR）

在超声引导下羊膜腔穿刺输入小儿氨基酸等营养液行宫内治疗。

4. 羊水过少

超声诊断排除胎儿畸形等异常后，行羊膜腔穿刺，注入生理盐水、碳酸氢钠等。平均5天可重复一次。

三、羊膜腔穿刺操作方法

1）孕妇取仰卧位，先做常规产科检查，如了解胎儿发育情况、有无畸形等；胎盘位置、羊水量等。之后选择穿刺点，应避开胎盘，并寻找最大又紧贴腹壁的羊水池。

2）按常规消毒铺巾，换用消毒的穿刺探头，调整探头引导穿刺角度，并从监视屏上观察是否置于穿刺引导线上，测量穿刺深度。

3）手术者将穿刺针沿探头引导槽插入进行穿刺。穿刺针型号20~23 G，长15~18 cm。

4）通过监视屏可见穿刺针由皮肤进入，经腹壁各层进入子宫壁、羊膜及羊膜腔，取出针芯。用20 mL注射器抽取羊水10~20 mL（图9-2、图9-3）。

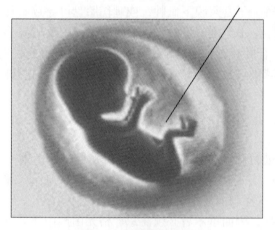

图9-2　羊膜腔下穿刺

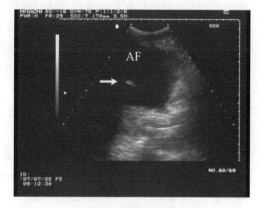

箭头所指为穿刺针头声像　AF-羊水

图9-3　羊膜腔穿刺

5）需要行羊膜腔给药者，将事先准备好的药物注入，监视屏上可见注入药液中微气泡回声，呈喷泉状。

6）术毕插入针芯，取出穿刺针后再观察胎心、胎动等情况。

四、穿刺最佳时间

随着孕周的不断增加，羊膜腔逐渐扩大，到妊娠12周后，羊膜与绒毛间隙才完全缩小，羊膜腔占满整个宫腔，羊水量逐渐增多；妊娠16周后，子宫隆起接近腹壁，易于穿刺；妊娠20周时羊水量达400 mL，羊水内活性细胞含量高，培养易成功；而妊娠20周后活性细胞量相对减少。因此，妊娠16~20周是遗传性疾病行羊膜腔穿刺的最佳时期。生物化学分析时间最好在妊娠15~17周进行。但有病理情况，需要做羊膜腔穿刺时，在妊娠的任何时期均可进行。

五、抽取羊水量

抽取羊水量的多少，应根据不同孕周和要求而定。羊水于妊娠10周约25~30 mL，孕14~15周时约100~150 mL，孕20周时达400 mL。因此，一般认为妊娠10周后，安全抽取羊水量为5~10 mL；妊娠16~20周可抽取羊水量达15~20 mL，这个时期是抽取羊水成功率最高时期，取出的羊水量不应超过此量，以避免抽取羊水量过多引起早产及胎膜早破等并发症。

六、并发症

1）流产或早产。是羊膜腔穿刺的主要并发症，术后1周内流产者与穿刺有关，发生率为1%，晚期妊娠穿刺后偶有发生胎膜早破导致早产。

2）损伤脐带、胎盘或胎儿。穿刺针偶尔可以刺伤脐带或胎盘，导致脐带或胎盘血肿，也可刺伤胎儿引起血肿，但极少见，而且临床意义不大。

3）羊水渗漏。羊水自穿孔处渗漏，会因羊水过少影响胎儿生长发育，但极少见。

4）母体损伤。刺伤血管，导致腹壁血肿，子宫浆膜下血肿，或刺伤胎盘可导致胎儿血进入母体。对Rh阴性孕妇，应预防性注射抗-D免疫球蛋白，以预防发生过敏反应或羊水自穿孔进入母体，血循环发生羊水栓塞。合并有肠粘连的孕妇，有刺伤肠管的可能。

5）宫内感染。术后孕妇发烧，胎儿因感染导致发育异常或死亡。晚期妊娠宫内感染可导致胎儿肺炎。

七、注意事项

1）羊膜腔穿刺应尽可能避免穿刺针通过胎盘，避免血液混入羊水而影响检验结果。

2）羊膜腔穿刺术后，须局部按压5 min，并卧床休息30 min以上，同时观察血压、脉搏、有无腹痛等情况。为预防流产或早产，在穿刺前后均应进行安胎治疗。

3）由于羊膜腔穿刺可能发生上述并发症，因而手术者必须注意严格无菌操作和具备熟练的操作技术。

4）为了预防医疗纠纷，此项操作治疗均应签手术知情同意书。

第三节　超声引导下的胎血取样

胎血取样最早是在胎儿镜下进行。20世纪70年代开始实行胎盘穿刺取样，由于很难获得纯胎儿血，故目前已不采用。在超声引导下脐带血管穿刺术为目前最常用的方法。特殊情况下也可做胎儿肝内静脉穿刺，甚至胎儿心脏穿刺取血。

一、适应证

1. 染色体分析

培养胎血，分析染色体，只需要3天时间，较羊水检查时间短，并较绒毛直接制备染色体的形态及G显带清晰。用胎血检查还可以快速鉴别可疑羊水培养结果及纠正羊水细胞培养出现的假嵌合体，并准确诊断X小体脆弱症（fragile，X综合征）。同时对B超发现的胎儿畸形及FGR均可行胎儿核型分析。

2. 检查胎血中病毒IgM抗体

诊断先天性巨细胞病毒、风疹病毒、弓形虫、水痘及细小病毒B19感染等。

3. 血液异常的产前诊断

（1）诊断α–地中海贫血及β–地中海贫血

目前虽然可以用绒毛及羊水细胞通过DNA分子杂交和限制性内切酶技术进行诊断，但仍有40%的β–地中海贫血要查胎儿的β/γ血红蛋白链的产生比率才能确诊。在α–地中海贫血时行胎儿血红蛋白电泳分析比DNA分析更快。

（2）诊断血友病

尽管可以应用DNA分子杂交及限制性内切酶技术，但20%的患儿需要检查胎血中第Ⅷ凝血因子。

（3）自身免疫性血小板减少性紫癜。

（4）Von Willebrand病。

4. 同种免疫

1）CDE病。

2）Kell和其他红细胞抗体。

3）同种免疫性血小板减少性紫癜。

5. 检测胎儿血型

诊断母儿血型不合时，有利于尽早进行宫内预防性治疗。

6. 检查胎血中血小板

诊断胎儿血小板功能及数量的异常，如先天性血小板减少症。产前检查胎血中血小板数量下降，为预防出生后颅内出血，最好采取剖宫产分娩方法。

7. 检查胎血的酸碱度及血氧

作为诊断宫内缺氧最确切依据。可以诊断晚期妊娠胎儿宫内窘迫，从而及时制订治疗方案。

8. 胎儿治疗

1）红细胞和血小板输注。

2）胎儿药物治疗监测。

二、脐血管穿刺术操作方法

脐带穿刺取胎血有两种方法：

1）胎儿镜下脐带穿刺术；

2）超声引导下脐血管穿刺术。

1. 胎儿镜下脐带穿刺术

1973年Valeti首先采用该法取胎儿血，以诊断胎儿血红蛋白病。由于并发症较多，胎儿死亡率达5%，现已放弃此项技术。

2. 超声引导下脐血管穿刺

超声引导下脐血管穿刺是目前最常用方法（图9–4）。

穿刺脐动脉或脐静脉的路径根据胎盘位置和脐带附着在胎盘的部位而不同。

1）先做羊膜腔穿刺，尽量避开胎盘。超声检查中，可见脐带为一表面扭曲、亮暗相间，直径1～2cm的条带状回声，漂浮在羊水中，其间的血管有节律性的搏动。

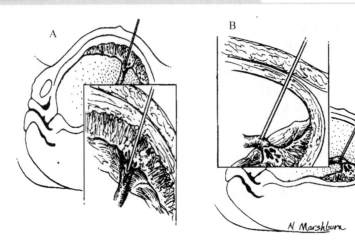

A-前壁胎盘，针可以穿过胎盘　B-后壁胎盘，针通常在穿刺脐血管前经过羊水

图9-4　脐血管穿刺

脐带穿刺可选择3个部位，手术者可根据自己的经验决定：①距离胎盘根部1 cm处；②距离胎儿脐窝1 cm处；③也可选择游离段。

2）穿刺针垂直于脐带表面，短暂停顿后，快速、用力垂直刺入脐血管，然后拔出针芯，抽取脐血1～10 mL。

3）插入针芯后拔出穿刺针。有时可见脐血管针孔处有滚珠状血液流出，持续约10～70 s。

4）穿刺结束后，对胎儿进行超声监护，观察胎心、胎动等，并观察孕妇一般情况及专科情况。

三、脐血管穿刺时间

脐血管穿刺通常从妊娠18周以后施行，到妊娠足月均可进行。最佳时间是妊娠20～22周。

四、脐血管穿刺的安全性

1）可能发生的并发症有脐血管出血，发生率为23%～37%，胎儿丢失发生率为0.8%～1.6%，胎儿心动心缓发生率为7%。

2）宫腔感染。严格无菌操作，是预防宫腔感染的关键。

3）操作中胎血进入母体血循环。根据Kleihauer试验，算出胎血进入母血中的量<0.1 mL，对于Rh阴性的孕妇而胎儿Rh阳性时，术后应肌注300 μg抗D抗体（RhOGAM），以预防胎血刺激母体而产生抗体。

五、穿刺的注意事项

超声引导下脐血管穿刺成功率约90%，为提高脐血管穿刺成功率，可采用以下方法：

1）可用局部麻醉使孕妇腹壁松弛。

2）用药物抑制宫缩，如硫酸舒喘灵、达芙通、安宝、硫酸镁等。

3）可用药物减少胎动。

4）遇到脐带变动时，在小范围内可侧转探头，若变动范围较大，则需要更换穿刺点。

六、胎儿肝内静脉穿刺胎血取样

1. 适应证

1983年，Bong等首先提出采用胎儿肝内静脉取样及输血，此技术适用于以下几种情况：

1）脐血管穿刺失败者，即脐带血管穿刺无法进行，脐带附着点难以辨认的情况。

2）为了避免可能发生的母儿间出血。

3）双胎妊娠时选择性胎血取样而无法确定脐带附着点者。

2. 方法

在无菌操作下，超声引导将20号穿刺针经腹壁、宫壁刺入胎儿腹部，在胎儿剑突下或左、右季肋处进针，经肝实质将穿刺针插入肝内静脉或胎儿门静脉取血，取针后肝实质可压迫血管而无出血（图9-5）。

3. 并发症

1）胎儿心动过缓（常见）。可以给孕妇吸氧，左侧卧位等。

2. 腹腔内出血（较常见）。出血量少，一般无须作特殊处理。

3. 死胎（发生率很低）。

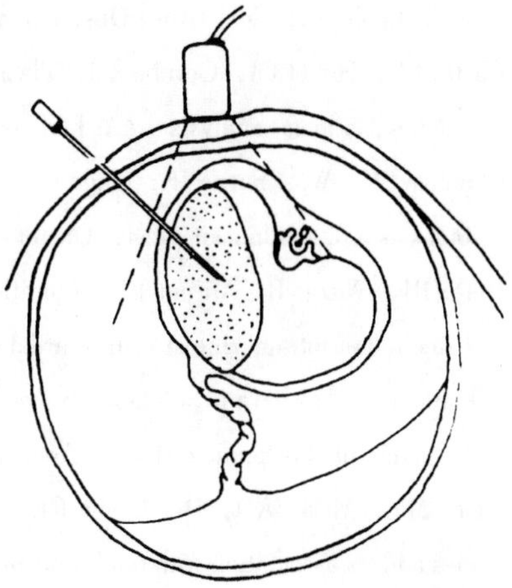

图9-5　胎儿肝内静脉穿刺取血样示意

七、胎儿心脏穿刺胎血取样

1. 适应证

1）孕妇过度肥胖。

2）脐血管、肝静脉穿刺均失败或无法进行。

3）在以上情况下，又必须做胎血检查时，如胎儿患有严重遗传性疾病的高风险时。

2. 方法

同经腹脐血管穿刺术相似。在实时超声引导下，将9 cm长的22号穿刺针刺入胎儿右心室，因为胎儿右心室贴近前胸壁，穿刺容易成功。术后应定时超声检查胎儿宫内情况及预防性应用抗生素。

3. 并发症

1）胎儿心动过缓、死胎（较常见）。

2）胎儿心包积血（偶有发生）。

（广州市第一人民医院　康佳丽　陈淑贤）

参 考 文 献

卢丽娜，张玉洁，康佳丽，等. 羊膜腔内输注氨基酸治疗胎儿宫内发育迟缓. 中华妇产科杂志，2000，35（5）：297~298

吴振兰，李燕萍，李荆，等. 羊膜腔内输液治疗妊娠中晚期羊水过少的临床观察. 中华妇产科杂志，2002，37（5）：302

Baron C，Morgan MA，Garite TJ. The impact of amniotic fluid volume assessed intrapartum on perinatal outcome. Am J Obstet Gynecol，1995（173）：167

Bootstaylor B，Rigaud-Echols S，Barry J，et al. Influence of the lateral decubitus position on the amniotic fluid index. Am J Obstet Gynecol，1996（174）：338

Bush J，Minkoff I1，McCalla S，et al. The effect of intravenous fluid load on amniotic fluid index in patients with oligohydreamios. Am J Obstet Gynecol，1996（174）：379

Castro LC，Hobel CJ，Gornbein J. Plasma levels of atrial natriuretic peptide in normal and hypertensive pregnancies：a meta-analysis. AM J Obstet Gynecol，1994（171）：1642

Chauhan SP，Washburne JF，Magann EF，et al. A randomized study to assess the efficacy of the amniotic fluid index as a fetal admission test. Obstet Gynecol，1995（86）：9

Deter RL，Nazar R，Milner LL. Modified neonatal growth assessment score：A multivariate approach to the detection of intrauterine growth retardation in the neonate. Ultrasound Obstet Gynecol，1995（6）：400

Dikranian k，Trosheva M，Nikolov S，et al. Nitric oxide synthase（NOS）in the human umbilical cord vessels. An immunohistochemical study. Acta Histochem，1994（96）：145

Divon MY，Marks AD，Henderson CE. Longitudinal measurement of amniotic fluid index in postterm pregnancies and its association with fetal outcome. Am J Obstet Gynecol，1995（172）：142

Dye T，Aubry R，Gross S，et al. Amnioinfusion and the intrauterine prevention of meconium aspiration. Am J Obstet Gynecol，1994（171）：1601

Eriksen NL，Hostetter M，Parisi VM. Prophylactic amnioinfusion in pregnancies complicated by thick meconium. Am J Obstet Gynecol，1994（171）：1026

Golub MS，Working PK，Cragun JR，et al. Effect of short-term infusion of recombinant human relaxin on blood pressure in the late pregnant rhesus macaque. Obstet Gynecol，1994（83）：85

Granellini D，Piamelli G，Dell CL，et al. Amnioinfusion in the management of oligohydramnions. J Perinal Med，1998，76（4）：293

Hofmeyer GJ. Maternal hudration for inereasing amniotic fluid volume in oligohydramnios and normal amniotic fluid volume. The Cochrane Lib Oxford，1999，2（4）：304~308

Jauniaux E，Burton GJ. The effect of smoking in pregnancy on early placental morphology. Obstet Gynecol，1992（79）：645

Kilpatrick SJ，Safford KI. Maternal hydration increases amniotic fluid index in women with normal amniotic fluid. Obstet Gynecol，1993（81）：49

Locatelli A. Role of amnioinfusion in the management of premature rupture of the membrances at ＜26 week's gestation. Am J Obstet Gynecol，2000，183（4）：878~882

Magann EF, Nolan TE, Hess LW, et al. Measurement of amniotic fluid volume: Accuracy of ultrasonography techniques. Am J Obstet Gynecol, 1992 (167): 1533

Maher JE, Wenstrom KD, Hauth JC, et al. Amniotic fluid embolism after saline amnioinfusion: Two cases and review of the literature. Obstet Gynecol, 1994 (83): 851

McCurdy CM, Seeds JW. Oligohydramnios: Problems and treatment. Semin Perinatol, 1993 (17): 183

Nageotte MP, Bertucci L, Towers CV, et al. Prophylactic amnioinfusion in pregnancies complicated by oligohy-dramnios: A prospective study. Obstet Gynecol, 1991 (77): 677

Ogundipe OA, Spong CY, Ross MG. Prophylactic amnioinfusion for oligohydramnios: A re-evaluation. Obstet Gynecol, 1994 (84): 544

Owen J, Hanson BV, Hauth JC. A prospective randomized atudy or saline solution amnioinfusion. Am J Obstet Gynecol, 1990 (162): 1146

Parilla BV, Tamura RK, MacGregor SN, et al. The clinical significance of a single umbilical artery as an isolated finding on prenatal ultrasound. Obstet Gynecol, 1995 (85): 570

Peedicayi1A, Mathai M, Regi AN, et al. Interand intra-observer variation in the amniotic fluid index. Obstet Gynecol, 1994 (84): 848

PeiPert JF, Donneneld AE. Oligohydramnios: A review. Obstet Gynecol, 1991 (46): 325

Pitt C, Sanchez RI, Kaunitz AM, et al. Prophy lactic amnioinfusion for intrapartum oligohydramnios: a meta-amalysis of randomized controlled trials. Obstet Gynecal, 2000, 96 (5): 861~866

Posner MD, Ballagh SA, Paul RH. The effect of atnnioinfusion on uterine pressure and activity: A preliminary report. Am J Obstet Gynecol, 1990 (163): 813

Rathor AM, Singh R, Ramji S, et al. Randomised trial of amnioinfusion during labour with meconium stained amniotic fluid. BJOG, 2002, 109 (1): 17~20

Rizzo G, Capponi A, Soregarolim, et al. Umbilical vein puldations and acid-base status at cordocentesis in growth-retarded fetuses with obsent end-diastolic velocity in umbilieal artery. Biol Neonate, 1995, 68 (3): 163~168

Schifrin BS, Hamilton-Rubinstein T, Shields JR. Fetal heart rate patterns and the timing of fetal injury. J Perinatol, 1994 (14): 174

Shields LE, Moore TR, Brace RA. Fetal electrolyte and acid-base response to amnioinfusion: Lactated Ringer's solution versus normal saline in the ovine fetus. J Soc Gynecol Invest, 1995 (2): 602

Turhan No, Htacan N. Antepartum prophulactic tramsabdominal amnioinfusion in pteterm preganacies complicateal by oligohydramnios. Int. J Obstet Gynecol, 2002, 76 (1): 15~21

Wenstrom K, Andrews WW, Maher JE. Amnioinfusior-survey: Prevalence, Protoeols, and complications, Obstet Gynecol, 1995 (86): 572

Wenstrom K, Andrews WW, Maher JF. Amnioinfusion-survey: Prevalence protocols and complications. Obstet Gynecol, 1995 (86): 57

第十章 羊膜腔穿刺术和灌注术的应用与安全性

羊膜腔穿刺和灌注术现已成为围产医学临床工作中不可缺少的一种手段，应用范围越来越广，现就其在围产医学中的应用及其安全性作一探讨。

第一节 羊膜腔穿刺术和灌注术的应用范围

一、产前诊断中的应用

1）先天染色体疾病的诊断。通过羊膜腔穿刺术抽取羊水后，羊水细胞培养作羊水细胞染色体分析，可用于常染色体异常、各种三体综合征、性染色体异常和X性连锁遗传病携带者的胎儿性别鉴定。

2）遗传性分子病的出生前诊断。通过羊水细胞基因序列的检测作出诊断。如地中海贫血、血友病等的产前基因诊断。

3）遗传性代谢病的出生前诊断。羊水中的各种酶活性的改变，可以直接或间接反映某些代谢异常病和酶缺陷病。测定羊水细胞酶的含量可作为诊断依据，如苯丙酮症、白化病、粘多糖储积症、半乳糖血症等30多种。

4）胎儿先天畸形。胎儿畸形或生长缓慢时释放酶减少。通过测定羊水中γ-谷氨酸酰转肽酶，对诊断胎儿先天畸形有所帮助。测定羊水中的乙酰胆碱酯酶和甲胎蛋白对开放性神经管畸形诊断准确率可达94%。胎儿患有体表畸形可通过羊膜腔内胎儿造影术得以诊断，如无脑儿、脊椎裂及联体双胎等。

二、高危妊娠监测中的应用

1）胎儿成熟度的测定。通过羊膜腔穿刺术抽取的羊水做胎肺成熟度试验有羊水震荡试验、泡沫稳定指数试验、羊水光密度测定等。

2）母儿血型不合的诊断与监测。对拟诊母子血型不合者可作羊膜腔穿刺术，羊水中胎儿血型物质测定以判别胎儿血型。测定羊水中抗D抗体的效价，如>1∶32提示胎儿已受溶血损害。测定羊水中的胆红素含量可反映胎儿病情的轻重及预后，且有助于决定对危重胎儿进行宫内输血和选择适当时机进行引产。

三、产科治疗中的应用

羊膜腔穿刺术和灌注术主要用于中晚孕期的引产、羊水过多穿刺引流、羊膜腔内灌注、胎儿宫内治疗及多胎妊娠减胎术等。

1）中晚孕期的引产。通过羊膜腔穿刺术把利凡诺液注入羊膜腔内，引产终止妊娠。

2）羊水引流。羊水过多合并正常胎儿，可行羊膜腔穿刺，放出部分羊水，以改善症状，延长孕龄。

3）通过羊膜腔穿刺把药物注入羊膜腔，胎儿通过吞咽吸收药物，如羊膜腔内注入氨基酸治疗胎儿宫内生长迟缓，注入肾上腺皮质激素加速胎肺成熟等。

4）双胎输血综合征是单卵双胎的严重并发症。通过羊膜腔穿刺可缓解供血者胎盘血管上来自受血者羊水过多所产生的压力，改善双胎挤压现象。双胎合并羊水过多–羊水过少（TOPS）的病人应用羊膜腔穿刺术，可使羊水迅速向羊水过少的胎儿周围积蓄，是一个有前途的治疗TOPS的有效方法。

5）对三胎以上妊娠行减胎术，可经腹壁或阴道行羊膜腔穿刺，抽吸出羊水及胚胎，或将3 mL 10%氯化钾注入胎儿心脏或胸腔，操作均在腹部B超或阴道B超指引下进行。

6）羊膜腔内灌注（AI）。可用于预防和治疗妊娠期许多疾病，如羊水过少、羊水粪染、过期妊娠、反复出现的胎心变异减速、胎膜早破、胎儿宫内生长迟缓、辅助引产等。

第二节　羊膜腔穿刺和灌注术的安全性

一、羊膜腔穿刺和灌注术的并发症

羊膜腔穿刺和灌注术应用范围虽广，但亦有一定风险及并发症：

1）孕妇。母体损伤，刺伤血管，引起腹壁血肿，子宫浆膜下血肿及刺伤膀胱，子宫内感染，羊水栓塞。

2）围产儿。损伤脐带、胎盘或胎儿（脐带血肿、胎盘出血，胎儿表皮损伤，眼损伤，气胸，损伤性动静脉瘘，胎儿脑穿通孔洞损伤，肢体畸形等），羊水渗漏，流产或早产，胎膜早破，ABO与Rh血型不合者可引起胎儿溶血。

二、羊膜腔穿刺和灌注术的安全性研究及评估

鉴于羊膜腔穿刺和灌注术有以上风险及并发症，不少学者对此项操作的安全性做了探讨性研究。

（一）妊娠早期11～13周羊膜腔穿刺检查（EAC）的安全性评估

20世纪80年代，早孕期（<12孕周）可通过绒毛活检（CVS）进行产前诊断，CVS的优点为早期诊断及治疗。传统的（中孕期）羊膜腔穿刺术在妊娠中期15～16周以后进行，一般在7～14天内得出细胞学检查结果，与前者相比，其对于诊断妊娠早期胎儿神经管和体表畸形有一定优势，且操作过程也比前者简单易行，但其缺点为诊断和治疗稍晚，易使得孕妇在等待结果的过程中产生焦虑。因此，尽管CVS的误诊率为1%，仍被广泛应用。CVS的缺点为进行操作收集标本时可发生胎盘嵌顿（placental mosaicism）和标本被母体组织物污染的几率增加。近年来，有很多研究表明，在妊娠早期（11～13周）进行羊膜腔穿刺检查（EAC）是可行的，但较传统的（中孕期）羊膜腔穿刺术，其手术

操作经验欠缺且手术难度更高。另外，是否可替代CVS尚存在争议，需进一步探讨。

K. Sundberg等在对CVS和EAC的比较研究中发现，CVS需要的细胞培养时间为4～14天，平均6.1天，在孕12周获得最后的核型分析结果，而EAC需要的细胞培养时间为5～19天，平均9.5天，在孕14周获得最后的核型分析结果。由于CVS的取样时间早于EAC，很多孕妇在得知胎儿染色体核型异常后立即采取治疗性流产措施，因此，CVS发现的核型异常率要高于EAC，分别为2.5%和0.7%。但EAC比CVS更易取样，且其细胞培养的成功率要高于后者，而这要归功于EAC采用了滤过技术（filter technique），可在平均抽取25 mL的羊水中获取细胞，保证了EAC更高的诊断成功率及操作的易行性。O. Rousseau等认为细胞培养的成功率亦与取样时所处的孕周有关。Jorgensen和Kennerknecht等报道，在孕8～11周间行羊膜腔穿刺术，其细胞培养失败率平均可达10%～60%。而Nevin等研究发现，在孕9周以后获取的细胞样本，无一发生培养失败。Jorgensen等报道，在孕7周从羊水中抽取的细胞，无法培养成功。因此，关于取样的合适时机，尚需要更进一步的研究。

K. Sundberg等研究发现，在孕12～13周之间行EAC可用于检查胎儿的颈项透明带，使得在早孕期筛查Down's综合征将成为可能。如果采用了滤过技术（filter technique），EAC将可获得足够的细胞，配合荧光原位杂交（FISH）技术（未培养的羊水细胞FISH能快速诊断羊水细胞染色体数目异常，羊水细胞染色体FISH能对微小变异的标记染色体异常进行诊断），可在24 h内筛查Down's综合征。在产前诊断诱发流产方面，K. Sundberg等认为EAC与CVS之间的流产率差别无显著性。Nicolaides等报道，在孕11周取样时，流产率可达4%，而K. Sundberg等则报道，在孕12.5周取样时，流产率<4%，后者认为这与取样时间有关，同时，如果采用滤过技术（filter technique），会减少抽取的羊水量，可能会有利于妊娠的延续。K. Sundberg等在研究中发现，与EAC组相比，CVS组中更多的孕妇出现阴道流血，但他们认为，不能因此推论CVS组比EAC组更易诱发阴道流血，因为在早孕期出现自发性的阴道流血是常见的。

Hackett等证实，在妊娠11～14周之间行EAC者中，有62位婴儿并发了以下4种先天畸形：肛门闭锁、tongue血管瘤、马蹄内翻足和马蹄外翻足。Nicolaides等报道，EAC并发先天畸形的几率为3.3%，而CVS为2.8%。前者并发马蹄内翻足的几率为1.6%，占畸形比例的50%，而后者并发马蹄内翻足的几率为0.5%，占畸形比例的18%。Sundberg等将采用了filter technique的EAC与CVS进行比较发现，前者并发马蹄内翻足的几率为1.7%，而后者则无一发生。有报道，在妊娠86天以前行EAC并发马蹄内翻足的几率高，而CEMAT Group则发现在孕89～91天内进行EAC，此风险仍在增加，并认为发生马蹄内翻足的原因可能是变形的过程（deformation），也可能是穿刺破坏（disruption）所致，前者可能与羊水渗漏和羊膜腔内压力减少有关，羊水没有外渗而进入羊膜绒毛膜之间引起分离亦可导致羊膜腔内压力减少。

关于产前诊断技术对于围产儿呼吸功能的影响，Thompson PJ等认为CVS可能会影响胎肺生长发育。Tabor A等认为呼吸窘迫综合征与羊膜腔穿刺术有关。一个猴子动物模型试验亦证实羊膜腔穿刺术不利于肺生长发育。K. Sundberg等发现，对胎肺的生长发育影响方面，EAC与CVS相比，两者的差异并不显著。

（二）妊娠中期羊膜腔穿刺检查的安全性评估

中孕期羊膜腔穿刺术似乎比EAC更容易发现先天畸形，但两者因产前诊断先天畸形而终止妊娠的数量并没有显著性差别。CEMAT Group进行随机对照试验中发现，中孕期羊膜腔穿刺术可使低危人群的流产率增加1%。EAC与中孕期羊膜腔穿刺术相比较，两者在孕20周后诱发的流产几率无明显差异，而EAC所诱发的孕20周以前的流产几率要高于中孕期羊膜腔穿刺术，在孕22周以前诱发胎膜早破方面，两者的差别不显著。中孕期羊膜腔穿刺术并发马蹄内翻足的几率为0.1%，与普通人群的几率相近（每1 000个新生儿中出现1～3个）。CEMAT Group研究发现，EAC因羊水渗漏可使胎儿马蹄内翻足的发生率增至15%，而没有发生羊水渗漏时此几率仅为1.1%。由于样本例数不足，尚不能确定羊水渗漏与胎儿马蹄内翻足和流产的关系，但与中孕期羊膜腔穿刺术相比，EAC并发马蹄内翻足的几率明显增加（前者为5.9%，后者为7.6%，$P=0.012$），羊水渗漏的几率亦明显增加（前者为1.7%，后者为3.5%，$P=0.000\ 7$）。因此，CEMAT Group认为，在孕11+0～12+6周进行的EAC与流产、胎儿马蹄内翻足、羊水渗漏发生率增加有关，同时其细胞培养失败率亦比孕15+0～16+6周进行的羊膜腔穿刺术高。Rousseau等研究认为，EAC并没有使流产率增加。Finegan等对中孕期曾行羊膜腔穿刺术的妇女的子女进行长期追踪随访，结果发现羊膜腔穿刺术并没有对这些孩子的生长发育、健康、行为产生不利的影响。

（三）不同途径羊膜腔穿刺术的安全性评估

羊膜腔穿刺术可分为经腹壁羊膜腔穿刺术和经阴道羊膜腔穿刺术。经腹壁羊膜腔穿刺术是用穿刺针经腹壁、子宫壁进入羊膜腔抽取羊水供临床分析诊断，或注入药物或生理盐水用于治疗。一般中晚孕期的引产可在盲穿下进行，选择囊性感明显部位作为穿刺点，但如为死胎、羊水过少的引产，或行产前诊断、高危妊娠监测和治疗，一般在B超引导下穿刺。通常于术前用B超先作胎盘定位，便于术时穿刺针尽量避开胎盘附着部位。遇有些病人胎盘覆盖整个子宫前壁或胎盘虽然位于宫体侧前壁，而前壁其余部位又均被胎体占据时，手术者难于避开胎盘穿刺。由于遇前壁胎盘时容易抽出血性羊水，影响细胞培养，而且有报道前壁胎盘穿刺后会增加Rh阴性母亲血液抗体效价，久而久之有些人便将前壁胎盘列为穿刺的"反指征"。但前壁胎盘的孕妇约占半数，为了使适应证很强、但为前壁胎盘的孕妇也能进行羊膜穿刺术，王慧等用B超监测摸索前壁胎盘之孕妇经胎盘行羊膜腔穿刺术，并与后壁胎盘的孕妇作对照，观察穿刺成功率及血性羊水发生率及羊水培养成功率等，结果发现前壁胎盘孕妇术后随访无胎盘后血肿发生，孕妇术后一般情况好，并认为减少血性羊水的关键是提高前壁胎盘病人1次穿刺成功率，而要做到1次穿刺成功，除必须快速垂直进针外，正确计算穿刺的深度也很重要。另外，血性羊水是影响羊水细胞培养成功的因素之一，适当增加换液次数，可提高血性羊水细胞培养成功率。关于Rh阴性母亲羊膜腔穿刺术后抗体效价增加的问题，对怀疑有Rh溶血病或要求羊水穿刺的孕妇适应证为2次以上不明原因的流产、死胎、新生儿死亡史，在穿刺前应确定血型，如为Rh阴性孕妇，羊水穿刺行B超监测时尽量使针头避开胎盘穿刺，对无法避开胎盘穿刺者，术后应注射抗D球蛋白。

孕15~20周，可在B超指引下经阴道羊膜腔穿刺术进行产前诊断（抽取羊水约20~30 mL）。一些学者发现，经阴道行羊膜腔穿刺术后可能导致流产，而且这些流产的羊水样本中出现了血液，提示在穿刺过程中可能损伤了胎盘组织。A．Garcia和M．Salaheddine对牛进行试验后认为，孕12周（孕79~90天）时，在B超指引下经阴道行羊膜腔穿刺术抽吸羊水是安全可靠的，其成功率可高达94.6%，在此过程中没有出现任何的并发症，因此，可为胚胎转移工程中抽吸羊水提供可选择的方法。

（四）双胎妊娠行羊膜腔穿刺的安全性评估

有报道，双胎妊娠行羊膜腔穿刺可致流产率增加，但在多胎妊娠中，自然流产率较单胎妊娠增加亦属正常。近期病例对照比较，双胎孕中期行羊膜腔穿刺与相似孕龄仅行超声检测者比较，显示穿刺术与流产增加无关。Buscaglia于1985~1994年期间，对55例双羊膜腔双胎妊娠因常规指征于妊娠14~18周进行羊膜腔穿刺作产前诊断，无一例发生流产，因此认为对双胎妊娠进行一次性双羊膜腔穿刺术是安全的，并提出妊娠早期（14~15周）行一次性羊膜腔穿刺术可以替代双胎早孕时取绒毛术。Selam等研究发现，多胎妊娠减胎术后行遗传性羊膜腔穿刺术并未增加妊娠胎儿丢失率，因此多胎妊娠减胎术后，对需作产前诊断者，可行羊膜腔穿刺术。

（五）穿刺针的选择对羊膜腔穿刺术安全性影响

羊膜腔穿刺术中穿刺针的选择对手术过程操作的安全性及术后并发症发生率的影响是很关键的。穿刺针的选择不可太粗或太细，太粗损伤较大，羊水随针溢入宫壁或腹腔，甚至进入血管导致羊水栓塞；太细则易堵塞。很多报道认为，用22号腰穿针是比较安全的。穿刺针不可用一般的注射针头代替，因为它无针芯，且肥胖、宫壁较厚者常不够长度。A．Garcia和M．Salaheddine认为，在B超指引下穿刺针穿过阴道壁、子宫和胎膜进入羊膜腔后，拔出针芯，后接1个三通管及2个10 mL的注射器，第一个注射器抽取2~5 mL的羊水，然后另一个注射器抽取样本所需的羊水，羊水分2个注射器收集可以减少样本（第二个注射器中的羊水）被母体组织细胞污染的几率，最后拔出穿刺针时要关闭三通管，以避免羊水溢入腹腔内引起感染或窦道。Julian N．Robinson等改进了穿刺针的调节装置，应用此装置后抽取羊水样本时间从原来平均32.4 s（24~45 s）缩短至平均25.3 s（24~30 s），操作过程更为简便、稳定和安全，减少了对孕妇和胎儿的损伤几率。其缺点是在每次操作前需对此装置进行组装。

（六）羊膜腔穿刺灌注（AI）术的价值及安全性评估

羊膜腔灌注术是将消毒过的生理性溶液经腹羊膜腔穿刺或经宫颈通过导管向羊膜腔内灌注，在临床上有诊断和治疗价值。美国的一个研究调查发现，各种羊膜腔灌注术在很多医院广泛使用，且大多数产科医师认为此治疗比较安全。但仍然有一些学者提出，羊膜腔灌注术可增加感染的几率，且还可并发子宫破裂、子宫张力增加、胎儿心动过缓、脐带脱垂、胎盘早剥、羊水栓塞，使得母儿患病率和死亡率增高。所幸的是，这些并发症极少发生。最近有报道认为，对曾有剖宫产史的孕妇进行羊膜腔灌注是安全的。羊膜腔灌注术作为一项治疗措施，不仅可以降低孕产妇及围产儿的患病率及死亡率，而且对于医疗条件有限的发展中国家来说，可以减轻医疗负担和费用，患者亦容易理解和接受。

1. 羊膜腔灌注术的诊断价值

大量研究发现，孕28周发生羊水过少者，多为泌尿系畸形引起。若羊水过少发生在孕中期，由于胎儿过度屈曲和缺少"声窗"，给超声诊断带来困难，行羊膜腔灌注术后，可恢复正常羊水量，胎儿活动自如，可较清楚的分辨胎儿脏器，因此，羊膜腔灌注术可作为诊断胎儿畸形的辅助措施。

2. 羊膜腔灌注术的治疗价值及安全性评估

（1）羊水过少的治疗

羊水过少的病因很复杂，包括胎儿畸形（尤其是泌尿系统畸形）、尿道梗阻、肾功能缺失、胎膜早破、胎盘功能不足、胎儿生长受限以及在治疗早产过程中使用了消炎痛等。通过羊膜腔灌注术，可使宫腔内羊水达到正常量，恢复羊水的保护作用，改善胎儿生存环境。张秀兰等报道，羊水过少治疗中在B超指示下经腹羊腹腔内灌注，单次穿刺完成灌注75.76%（25/33例），单次穿刺失败或在灌注过程中液体注入的图像显示不满意而行第二次穿刺完成灌注的7例，占21.21%，灌注成功率达96.97%（32/33例），且无胎盘早剥、羊水栓塞、穿刺感染等并发症发生，有效地提高了羊水最大暗区和羊水指数，恢复正常羊水量，避免了脐带及胎儿附属物受压，给羊水过少的胎儿提高了经阴道分娩时对宫缩的耐受性。帮助羊水过少的孕妇创造阴道分娩的机会与条件，可有效降低羊水过少孕妇的剖宫产率，进一步提高母儿围产质量（无一例新生儿发生重度或轻度窒息），方法简便、安全、有效、可行，易被患者接受。

Chuan等报道，如孕产妇产前及产时羊水指数<5 cm，则因为胎儿窘迫而使剖宫产率明显升高，新生儿Apgar评分亦明显降低。羊水过少的患者在进行羊膜腔灌注术后，使羊水量增多，避免了脐带受压，可使得胎心率在短期内的变异明显改善，从而降低了因胎儿窘迫而造成的剖宫产率的升高，改善围产儿结局，降低围产儿的死亡率。N. O. Turhan等通过对照试验研究发现，对羊水过少患者进行羊膜腔灌注术后，羊水指数平均可从6 cm提高至11 cm，延长了孕周，提高了因羊水过少而发生早产的新生儿的生存力。研究中无一例早产儿发生坏死性小肠结肠炎（NEC）、心室内出血（IVH）、支气管肺发育不良（BPD）及脑室周白质软化（PVL），仅一例发生了呼吸窘迫综合征。

Catherine Pitt等研究发现，羊膜腔灌注术可降低剖宫产率，改善新生儿酸中毒（羊膜腔灌注组的发生率为0~30.2%，而未行羊膜腔灌注术组的发生率为3.8%~36.5%），使得5 min时的Apgar评分<7分的几率降低，而产后并发子宫内膜炎的几率与正常对照组无明显差异，即并没有增加产褥感染率。值得强调的是，对于严重羊水过少者，经腹行羊膜腔灌注术时，操作会比较困难，同时对于胎儿来说，也是一个潜在的危险因素，因此，对于此类患者，操作者需技术熟练，经验丰富，同时要有精良的设备。

（2）羊水胎粪污染的治疗及安全性评估

胎粪吸入综合征是严重的新生儿并发症。有报告其死亡率为25%，占围产儿死亡的2%，而羊水胎粪污染率为8%~15%，胎儿在污染的羊水中即存在吸入的可能，羊水受污染后，有56%的胎儿的气管内出现胎粪。传统认为婴儿娩出建立第一口呼吸时将胎粪吸入气管内，引起机械性阻塞或原发性肺高压而可能致死。Carson提出婴儿胸部娩出前吸净口、鼻、咽部胎粪，娩出后喉镜指引下气管内吸引，报告胎粪吸入发生率仅为1/273，婴儿存活率100%。但有报告，用相同方法声带下胎粪发现率为37%，胎粪吸入综合征为2%。因此认为胎粪吸入可能在宫内发生，娩出后吸引可减轻吸入的严重性但不能防止发生。

Weastrom提出羊膜腔灌注术置换羊水，稀释胎粪，减轻脐带受压和可能减轻、消除导致有胎儿喘息性呼吸的刺激因素，以达到防止胎粪吸入综合征。其结果灌注组的1 min低Apgar评分、胎儿窘迫、剖宫产的发生率均显著低于对照组，尤其灌注组无胎粪吸入综合征发生而对照组为6.8%。部分胎粪吸入综合征与羊水过少有关。Macri等对羊水过少和羊水粪染的患者进行羊膜腔灌注术，结果发现能明显降低声带以下胎粪吸入的几率。

（3）胎膜早破的治疗及安全性评估

围产儿死亡中有75%与早产有关，其中早产中胎膜早破又占35.1%。胎膜早破致羊水过少，出生后早产儿的存活能力差，抢救成功率低，治疗费用大，给广大产科医师带来一大难题。于妊娠28周时胎儿肺泡Ⅱ型上皮细胞能合成表面活性物质，随着孕龄增长，表面活性物质合成及分泌增加，特别是至35周以后，这些物质合成及分泌成倍增多，胎儿肺趋向成熟，出生后呼吸窘迫综合征率越趋减少，胎龄的延长对出生后减少呼吸窘迫综合征有重要的意义。

胎膜早破可促使胎儿肺Ⅱ型上皮细胞分泌表面活性物质而促胎肺成熟，随着胎龄延长，促使胎肺进一步成熟。同时，胎膜早破后，因为羊水流出量超过其生成量而造成羊水过少，使胎儿呼吸运动时吸入与呼出的流量减少，影响胎肺的发育及成熟。羊膜腔灌注术治疗既能在短时间内恢复宫内羊水量，有利于胎肺呼吸运动而不影响胎肺发育，同时又能在羊膜腔内注入地塞米松加速胎肺成熟，从而使新生儿肺透明膜病发生率极低，这对围产儿病死率降低有一定的意义。早产的分娩方式中，剖宫产率的增高并没有使早产儿死亡率明显下降，结合我国实际情况，对于胎膜早破、羊水过少的早产过程，尚要考虑出生后早产儿存活能力、抢救成功几率及家人对治疗费用的负担情况。羊膜腔灌注术治疗后恢复正常羊水量可使宫缩恢复正常，避免因羊水过少易致宫缩乏力、不规则宫缩等导致产程延长，有利于降低剖宫产率。

Dotun Ogunyemi等对不足孕27周而发生胎膜早破的患者进行随机对照试验发现，应用AI组和未应用AI组相比较，围产儿死亡率为33%vs83%，新生儿死亡率为17%vs71%，新生儿脓毒症发生率为27%vs86%，从灌注术至分娩平均时间间隔为33天。郑菊香等研究发现，羊膜腔灌注术在早产胎膜早破治疗中对于改善围产儿预后、缩短产程、降低剖宫产率等方面均有积极的临床意义，是治疗早产胎膜早破、羊水过少的有效方法。M．Mino等通过随机对照试验发现，应用AI组和未应用AI组相比较，胎儿脐动脉血pH值明显改善（7.24±0.07vs7.21±0.08，$P<0.01$），发生酸中毒的几率下降（22%vs36%，$P<0.005$），而两组的母儿感染率则无明显差异。Vergani发现，对不足孕25周而发生胎膜早破致羊水过少者进行AI治疗后，胎儿肺发育不良的发生率可明显降

低（AI组为46%，而对照组为86%）。胎膜早破致羊水过少后，由于脐带受压，可使胎儿心率出现反复的变异减速，而胎儿心率的异常通常与剖宫产率的增加有关。Nageotte等认为，应用AI增加宫内羊水量，减轻脐带受压，可降低变异减速的发生率和严重程度，继而降低剖宫产率。Amin等对胎膜自发或人工破裂的患者进行经宫颈羊膜腔灌注术，结果发现灌注组与对照组比较，出现胎儿心率异常减速的几率为23.75%vs47.4%，因胎儿窘迫而行剖宫产率为6.3%vs21.3%，出现1 min Apgar评分<7分的几率为10%vs40%，5 min Apgar评分<7分为2.5%vs13.75%，新生儿声带以下出现羊水粪染的几率为6.25%vs13.75%，产妇住院时间>3天的几率为6.2%vs21.1%，两组的差别均有显著性差异，两组新生儿须进入ICU进行监护的几率为18.75%vs22.5%，产妇发生产褥感染的几率为6.2%vs21.1%，灌注组比对照组低，但差异不明显，研究中无一例孕产妇发生脐带脱垂、子宫破裂、羊水栓塞及死亡，且操作简单，所需器械费用低，因此可认为经宫颈羊膜腔灌注术是一项简便、安全和有效的治疗措施。

（4）胎儿生长受限的治疗及安全性评估

胎儿生长受限（fetal growth retraction，FGR）是指胎儿体重低于同龄儿的第10百分位或低于2个标准差，其围生儿死亡率较高，外周不匀称型FGR是属于积极治疗对象。氨基酸是胎儿蛋白质合成的主要来源，是胎儿生长发育的物质基础，其以主动运输方式通过胎盘。葡萄糖是胎儿热能的主要来源，是经易化扩散通过胎盘的，能量合剂有助于氨基酸的主动运输。目前一般采用给母亲静脉输注葡萄糖、能量合剂及复方氨基酸来治疗FGR，然而临床观察到这种方法虽然有一定疗效，但不理想，且因人而异。因为FGR时往往由于胎盘功能低下，胎盘灌注不足，而经母体静脉给予的营养物质必须通过胎盘屏障才能对胎儿发挥效果，这样势必影响疗效，而AI是直接给药，避开了胎盘屏障，直接增加了胎儿营养物质的摄取量，由于孕晚期胎儿消化道已具有吸收能力，通过胎儿吞咽，使氨基酸通过消化道进入胎儿血液循环，同时选用小儿氨基酸更符合胎儿生长发育需要。除了三大营养素（蛋白质、碳水化合物及脂肪）外，矿物质及维生素也应均衡，才有利于胎儿生长发育。大量研究报道，经AI输注氨基酸后，胎儿多项生长指标（如宫高、腹围、胎儿双顶径、股骨长度、出生体重）均比对照组显著增加，且未出现不良反应。

（5）促胎肺成熟及安全性评估

早产是围产期新生儿死亡的主要原因，除颅内出血、肺炎外，新生儿RDS是早产儿的主要死亡原因之一。1972年Liggins首先提出，皮质激素可加速胎儿肺成熟。糖皮质激素易通过胎盘进入胎儿循环，刺激胎儿肺泡Ⅱ型上皮细胞产生磷脂和小分子蛋白质，降低肺内毛细血管的通透性，减少肺水肿，有利于肺泡气体的交换，降低新生儿RDS的发生。糖皮质激素除促使胎肺成熟外，尚能加速动物胎肺抗氧化酶系统发育成熟，减少脂质过氧化物在胎肺的积聚，改善肺泡功能，从而预防新生儿RDS的发生。季芳等研究发现，在B超介导下羊膜腔穿刺注入生理盐水10 mL+地塞米松10 mg后，RDS的发生率明显低于一般早产儿，且无一例孕妇及新生儿感染，新生儿颅内出血、肺炎及出血坏死性小肠炎的发生并无增加，因此羊膜腔注射地塞米松是预防早产儿产生RDS的安全、有效的方法。

（6）辅助引产健全性评估

临床上中期妊娠死胎、胎儿畸形合并羊水过少需引产者的治疗较为棘手，羊水过少时宫内压力明显减低，并可导致产时宫缩不协调，产程延长，宫口扩张缓慢等，且患者疼痛感较为剧烈。广州市第一人民医院张玉洁等应用B超下羊膜腔灌注术注入适量的羊水替代液及依沙吖啶辅助引产，可立即恢复羊水量和提高宫内压力，治疗后总产程时间与对照组相比无显著性差异，不影响产后宫缩，24 h产后阴道出血量亦无显著性差异，研究中未发现胎盘早剥、羊水栓塞、感染及母体腹壁血肿等并发症，因此可认为羊膜腔灌注术用于各种原因引起的羊水过少的中期妊娠引产，方法简单、安全可靠，值得临床推广。

（7）经腹羊膜腔灌注术方法的安全性评估

经腹羊膜腔灌注术可分为间断性AI和持续性AI，前者每30 min宫腔内灌注500 mL液体，根据宫腔内压和胎心率的变化可重复进行，而后者＞30 min往宫内灌注500 mL液体以后，通过一静脉内泵持续往宫腔内每分钟注入3 mL的液体直至分娩。Brian K等研究发现，经腹间断性AI与经腹持续性AI相比较，两者对于改善产时胎儿心率变异减速的作用无明显差异，且极少有并发症发生，但后者消耗的灌注液较多，静脉内泵的成本较高。

随着围产医学和超声医学技术的不断发展，羊膜腔穿刺和灌注术的安全性和可行性将不断提高，在胎儿宫内诊治领域将有更广阔的应用前景。

（暨南大学附属华侨医院　罗　新　吴丽丽）

参 考 文 献

黄艳仪，杜红姿，黄青. 羊膜腔穿刺术的临床应用. 中国实用妇科与产科杂志，2000，16（8）：458～459

季芳，李卫平，林其德. 羊膜腔注射地塞米松预防早产儿呼吸窘迫综合征. 上海第二医科大学学报，1999

孙梅芳，胡冠娟. 早产临床分析与防法［J］. 上海预防医学杂志，1999，11（6）：362

王慧，王雅苏，高龙根，等. 在B超监测下经胎盘做羊膜腔穿刺的可行性分析. 中国妇幼保健，2002（17）：362～263

肖雁冰，孙丽君，习英. 羊膜腔灌注术治疗产时羊水过少40例分析［J］. 中国实用妇科与产科杂志，2000，16（8）：475～476

阎玉坤. 双胎妊娠一次性经腹双羊膜腔穿刺术. 国外医学计划生育分册，1996（15）：39～40

张秀兰，谢文娟，周夫群. 经腹羊膜腔内灌注术扩充羊水后母儿围产结局研究. 中华围产医学杂志，2004，7（2）：86～89

张玉洁，陈淑贤，祝琳. 羊膜腔灌注羊水替代液辅助引产的效果观察. 中国计划生育学杂志，2004（7）：424～425

赵海波，夏梦兰. 多胎妊娠减胎术后行遗传性羊膜腔穿刺术. 国外医学妇产科学分册，2000（27）：47

郑怀美，苏应宽. 妇产科学［M］. 北京：人民卫生出版社，1985

郑菊香，钱兴国，张晓燕. 羊膜腔灌注术在早产胎膜早破治疗中的意义. 广东医学院报，2004，22

（5）：473～474

周焕庚，夏家辉，张思仲. 人类染色体. 北京：科学出版社，1987

A. F. Amin, M. S. Mohammed, G. H. Sayed. Prophylactic transcervical amnioinfusion in laboring women with oligohydramnios. International Journal of Gynecology and Obstetrics, 2003（81）：183～189

A. Garcia and M. Salaheddine. Bovine ultrasound-guided transvaginal amniocentesis. Theriogenology, 1997, 47：1003～1008

Bellow MS, Feeleus WN, Ohlrichs CL, et al. Application of transvaginal ultrasound for amniocentesis in cattle. Theriogenology, 1996, 45：225 abstr

Bivins Jr HA, Newman RB, Fyfe DA, et al. Randomized trial of oral indomethacin and terbutaline sulfate for the long-term suppression of. preterm labor. Am J Obstet Gynecol, 1993, 169（4）：1065～1070

BRIAN K. RINEHART, DOM A. TERRONE, J. HARLEY BARROW. Randomized Trial of Intermittent or Continuous Amnioinfusion for Variable Decelerations. Obstetrics & Gynecology, 2000（9）：571～574

Catherine Pitt, MD, Luis Sanchez-Ramos, MD, Andrew M. Kaunitz, MD. Prophylactic amnioinfusion for intrapartum oligohydramnios：A metaanalysis of randomized controlled trials. Obstet Gynecol, 2000, 96：861～866

Chauhan SP, Sanderson M, Hendrix NW, et al. Perinatal outcome and amniotic fluid index in the antepartum and intrapartum periods：a metaanalysis. Am J Obstet Gynecol, 1999, 181：1473～1478

Chen YW, Martinez MA, Frank L. Prenatal dexamethasone administration to premature rats exposed to prolonged hyperoxia：a new rat model of pulmonary fibrosis. J Pediatrics, 1997, 130：409

Crandall BF, Kulch P, Khalil T. Risk assessment of amniocentesis between 11 and 15 weeks：comparison to later amniocentesis controls. Prenat Diagn, 1994, 14：913～919

Davis RO, Philips JB 3d, Harris BA Jr, et al. Fatal meconium aspiration syndrome occurring despite airway management considered appropriate. Am J Obstet Gynecol, 1985, 151：731～736

Dotun Ogunyemi, Wesley Thompson. A case controlled study of serial transabdominal amnioinfusions in the management of second trimester oligohydramnios due to premature rupture of membranes. European Journal of Obstetrics & Gynecology and Reproductive Biology, 2002（102）：167～172

Falciglia HS. Failure to prevent meconium aspiration Synarome, Obstet Gynecol, 1988, 71（3）：39

Finegan JA, Sitarenios G, Bolan PL, et al. Children whose mothers had second trimester amniocentesis：follow up at school age. Br J Obstet Gynaecol, 1996, 103：214～218

Finegan JAK, Quarrington BJ, Hughes HE, et al. Child outcome following mid-trimester amniocentesis：development, behaviour, and physical status at age 4 years. Br J Obstet Gynaecol, 1990, 97：32～40

Greenough A, Yuksel B, Naik S, et al. Invasive antenatal procedures and requirement for neonatal intensive care unit admission. Eur J Pediatr, 1997, 156：550～552

Gregory GA, Gooding CA, Phibbs RH, et al. Meconium aspiration in infants—A prospective study. J Pediatr, 1974, 85：848～852

Hackett GA, Smith JH, Rebello MT, et al. Early amniocentesis at 11- 14 weeks gestation for the diagnosis of fetal chromosomal abnormality：a clinical evaluation. Prenat Diagn, 1991, 11：311～315

Hislop A, Fairweather DVI. Amniocentesis and lung growth：an animal experiment with clinical implications.

Lancet, 1982, 1271～1272

Howil L. A controlled trial of antepartum glucorticoid treatment for prevention of the respiratory distress syndrome in premature infants. Pediatrics, 1992, 50: 515

Jorgensen FS, Bang J, Lind AM, et al. Genetic amnioeentesis at 7～14 weeks of gestation. Prenat Diagn, 1992, 12: 277～283

Jrgensen FS, Sundberg K, Loft AGR, et al. Alfa-fetoprotein and acetylcholinesterase in first and early second trimester amniotic fluid. Prenat Diagn, 1995, 15: 621～625

Julian N. Robinson, MD, Herbert H. Loeffler, and Errol R. Norwitz, MD, PhD. A syringe adapter to facilitate aspiration at amniocentesis. Obstetrics & Gynecology, 2000, 96 (7): 138～140

K Sundberg, J Bang, S Smidt-Jensen. Randomised study of risk of fetal loss related to early amniocentesis versus chorionic villus sampling. THE LANCET, 1997, 350 (9): 697～703

Kennerknecht I, Baur-Aubele S, Grab D, et al. First-trimester amniocentesis between the seventh and 13th weeks: evaluation of the earliest possible genetic diagnosis. Prenat Dialpl 1992, 12: 595～601

Ledbetter DH, Zachary JM, Simpson JL, et al. Cytogenetic results from the US Collaborative Study on CVS. Prenat Diagn, 1992, 12: 317～345

M. Mino, A. PuertasU, A. J. Herruzo. Amnioinfusion in labor induction of term pregnancies with premature rupture of the membranes and low amniotic fluid. International Journal of Gynecology & Obstetrics, 1998 (61): 135～140

Macri CJ, Schrimmer DB, Leung A, et al. Prophylactic amnioinfusion improves outcome of pregnancy complicated by thick meconium and oligohydramnios. Am J Obstet Gynecol, 1992, 167: 117～121

Martinez-Frias ML, Bermejo E, Rodriguez-Pinilla E, et al. Maternal and fetal factors related to abnormal. amniotic fluid. J Perinatol 1999, 19 (7): 514～520

N. O. Turhan, N. Atacan. Antepartum prophylactic transabdominal amnioinfusion in preterm pregnancies complicated by oligohydramnios. International Journal of Gynecology & Obstetrics, 2002, 76: 15～21

Nageotte MP, Freeman RK, Garite TJ, et al. Prophylactic intrapartum amnioinfusion in patients with preterm premature rupture of membranes. Am J Obstet Gynecol, 1985, 153: 557～562

Nevin J, Nevin NC, Dornan JC, et al. Early amniocentesis-experience of 222 consecutive patients, 1987—1988. Prenat Diagn, 1990, 10: 79～83

Oliveira EA, Cabral AC, Pereira AK, et al. Outcome of fetal urinary tract anomalies associated with multiple malformations and chromosomal abnor. malities. Prenat Diagn, 2001, 21 (2): 129～134

Ouzounian JG, Miller DA, Paul RH. Amnioinfusion in women with previous cesarean births: A preliminary report. Am J Obstet Gynecol 1996, 174: 783～786

PeddleLJ. Increase of antibody titer following amniocentesis. AmObst&Gynec, 1968 (100): 567

Persson-Kjerstadius N, Forsgren H, Westgren M. Intrapartum amnioinfusion in women with oligohydramniosis. A prospective randomized trial. Acta Obstet Gynecol Scand, 1999, 78: 116～119

Pitt C, Sanchez-Ramos L, Kaunitz AM, et al. Prophylactic amnioinfusion for intraparum oligohydramnios: a meta-analysis of randomized controlled trials. Obstet Gynecol, 2000, 96: 861～866

Posner MD, Ballagh SA, Paul RH. The effect of amnioinfusion on uterine pressure and activity: A preliminary report. Am J Obstet Gynecol 1990, 163: 813～818

Rousseaua, P. Boulota, G. Lefortb, et al. Amniocentesis before 15 weeks' gestation: technical aspects and obstetric risks. European Journal of Obstetrics 8~ Gynecology and Reproductive Biology 58 （1995） 127～130

Saade GR, Belfort MA, Berry MA, et al. Amniotic septostomy for the treatment of twin oligohydramnios-polyhydramnios sequence. Fetal Diagn Ther, 1998, 13（2）: 86

Snijders RJM, Nicolaides KH. Ultrasound markers for fetal chromosomal defects. London: Parthenon Publishing Group, 1996

Tabor A, Philip J, Madsen M, et al. Randomised controlled trial of genetic amniocentesis in 4606 low-risk women. Lancet, 1986, 1287～1292

The Canadian Early and Mid-Trimester Amniocentesis Trial （CEMAT） Grorp. Randomised trial to assess safety and fetal outcome of early and midtrimester amniocentesis. THE LANCET, 1998, 351（1）: 242～247

Thompson PJ, Greenough A, Nicolaides KH. Lung function measures by functional residual capacity in infants following first trimester amniocentesis or chorion villus sampling. Br J Obstet Gynaecol, 1992, 99: 479～482

Vergani P, Locatelli A, Strobelt N, et al. Amnioinfusion for the prevention of pulmonary hypoplasia in second trimester rupture of membranes. Am J Perinatol, 1997, 14（6）: 325～329

Wenstrom K, Andrews WW, Maher JE. Amnioinfusion survey: Prevalence, protocols, and complications. Obstet Gynecol, 1995, 86: 572～576

Wenstuom KD, et al. The prelention of meconium aspiration in labor using amnioinfusion. Obstet Gynecol, 1989, 73（4）: 647

第十一章 产科从事超声介入宫内治疗医师的培训

自1983年Mayiao等首次报道羊膜腔灌注术成功地应用于临床，这一技术逐渐成熟并在国际上得到广泛应用。从刚开始由羊膜腔内灌注温热的生理盐水，治疗产时胎心变异减速及延长减速，逐渐拓展到羊膜腔内灌注羊水替代液治疗羊水过少、灌注氨基酸治疗胎儿生长受限、羊膜腔灌注应用于治疗羊水 II ~ III 度混浊，可使黏稠的羊水得以部分或完全稀释、羊膜腔内灌注抗生素，提高局部抗生素浓度，降低宫内感染率等。羊膜腔灌注术为解决产科的某些医学难题开辟了新的途径并取得显著的效果。

国内1998年开始有关羊膜腔内灌注治疗术的零星病例报道，近几年来有较大的发展，主要是经腹或经阴道羊膜腔内灌注羊水替代液治疗羊水过少、羊膜腔灌注治疗羊水粪染，而羊膜腔内灌注氨基酸治疗胎儿生长受限报道较少。目前已开展该技术的医院进程不一致，技术水平参差不齐，国内还没有形成一套标准的宫内治疗操作规范，例如所选择灌注液的不同及灌注液的量不同等，导致临床结果差异较大，甚至有报道出现严重并发症。而且由于产科和该技术本身特有的高风险性，因此必须由具有丰富临床经验的产科医务人员和B超医师经过专项培训，严格按照操作规程共同完成。

下面谈谈从事产科超声介入宫内治疗医师培训的要求。

1. 高度的责任感

1）对工作认真负责、一丝不苟，具有良好的职业道德，对待病人具有高度的同情心，对孕妇要注意身体及心理辅导，急病人所急，一切为了病人。

2）术者术前必须详细了解患者病史，亲自对患者进行体格检查，并由产科专家主持进行术前讨论，严格掌握手术适应证，排除禁忌证，对并发症的出现要有预见性，做好相应处理的准备。并且与患者充分沟通，让患者对病情和该技术有所了解，消除患者的紧张情绪，请患者签署知情同意书。

3）在手术过程中，把孕妇及胎儿的安全性放在首位，大胆、细心，动作轻柔，严格按照羊膜腔灌注术的操作规程执行。

4）术后要求医生、护士对术后产科情况进行密切观察、随访直至胎儿平安分娩。并指导患者及家属了解术后注意事项。

2. 妇产科学基础

1）应该熟练掌握盆、腹腔解剖学和妊娠生理学，这是该技术的必要基础。

2）对常见的病理妊娠、胎儿发育异常、妊娠合并症、并发症、异常分娩的处理具有一定的经验和技能。并熟练掌握自然分娩助产、剖宫产等手术操作。

3）掌握指导孕产妇自测胎动的方法及其他胎盘功能的监测方法。

4）介入性B超下的宫内治疗与操作者的技术关系非常密切，B超下穿刺定位要准确，这样才能提高成功率。熟练掌握羊膜腔穿刺术的操作技能，严格遵守宫内治疗的操作规程。具有丰富的妇产科手术经验，能及时处理并发症和术中意外。

5）应该掌握超声影像技术，了解B超的基本原理，采用动态和实时超声检查，探头产生的多用脉冲回声系统被依次激活，可探测胎儿呼吸、心跳、心血管内在运动。只有熟练地掌握这些技术，才能安全地进行介入性超声下的宫内治疗操作。因此，B超医师应在临床工作中独立进行产科B超检查500例以上，具有丰富的B超临床诊断经验。

6）对中期羊水过少，尤其是合并胎儿生长受限的孕妇，灌注术后再进行仔细的B超检查，了解胎儿有无畸形，必要时行羊水或脐血染色体分析。注意排除胎儿先天性异常，诊断要慎重，不能有丝毫的差错。

7）应该熟练掌握术后对孕妇及胎儿的各项检监测指标的观察，例如：患者的生命体征、胎心、胎动、胎盘功能、腹痛、宫缩、阴道流血及流水等。及时发现异常情况并采取相应的治疗措施。并具有判断治疗效果的能力。

3. 实验室研究

1）应该具备一定的实验室条件、实验设备和技术人员，以帮助受培训者获得实验研究经验。最好能安排一定时间在实验室亲自参加实际研究，学习知识和经验。

2）向受培训者提供研究技术的信息和训练，使他们具备从事临床研究的理解力和实际工作能力。

（广州市第一人民医院　张玉洁）

参 考 文 献

冯麟增. 孕产超声诊断学. 北京：科学技术出版社，1994

American College of Obstetricians and Gynecologists. Antepartum Fetal Surveillance. Technical Bulletin no. 188，January 1994

Benacerraf BR，Pober BR，Sanders SP. Accueacy of fetal echocardiography. Radiology，1987，165：847

Berkowitz RL. Should every pregnant woman undero ultrasonography? N Endl J Med，1993，329：874

Goncalves LF，Jeanty P，Piper JM. The accuracy of prenatal ultrasonography in detecting congenital anomalies. Am J Obstet Gynecol，1996，171：1606

第三编
宫内治疗各论

第十二章　妊娠期羊水过少的治疗

第一节　妊娠期羊水过少的概述

羊水是被羊膜包围在宫腔内，满布于胎儿、脐带和胎盘表面的液体。近代科技的发展，特别是20世纪50年代超声诊断技术在产科的广泛应用，揭开了羊水的神秘面纱，发现它是随着妊娠的进展而在量和质方面都有所变化的母胎代谢产物。

人类正常妊娠的羊水量一直受到人们的关注。自1933年起，就有人先后用染料或化学指示剂的稀释法、放射性碘标记法和直接度量等手段来测定不同孕周的正常羊水量。测量研究最多的是1961年Elliott等的报告（129例）和1972年Queenan等的报告（115例187次测量值）。人们普遍认为，妊娠后羊水每周都在增加，自第8周起每周羊水量增加10 mL，至21周时每周增加的羊水量最高可达到60 mL，然后每周增加的速度逐渐变慢，至33周时恢复稳定的水平。通常认为在孕12周的羊水量约为50 mL，中期妊娠的羊水量约为400 mL，足月妊娠的平均羊水量为1 000 mL。

Queenan等测定的正常妊娠的平均羊水量是：15～16周为239 mL（波动于125～300 mL）；25～26周为669 mL（波动于370～800 mL）；33～34周为984 mL（波动于300～1 600 mL）；足月妊娠为836 mL（波动400～1 200 mL）；41～42周为544 mL（波动于225～900 mL）。低限的羊水量从15周的125 mL开始逐渐增加至20周为250 mL，此后维持此量直至41周。高限的羊水量则从16周的300 mL上升至20周800 mL，至32～36周为2 000 mL，然后下降至足月时约为1 500 mL（这一期间测量的例数欠充分）。其中有2例＞2 000 mL（32周羊水2 070 mL，35周羊水2 136 mL）而无羊水过多的临床表现。28周后仅有3例羊水＜300 mL（28周290 mL，36周298 mL和41周250 mL）。

Elliott等报告了59例正常妊娠，35例子痫前期和35例原发高血压孕妇的羊水量测定结果（表12-1）。一系列的研究表明，正常妊娠的羊水量个体差异较大，如发现有异常而无临床表现者，应在短期内再次检测。如有子痫前期、原发高血压、糖尿病、TORCH（弓形体、巨细胞病毒、风疹、单纯疱疹病毒Ⅱ型、梅毒等）感染，或孕龄超过37周尤其是超过预产期者，羊水减少的速度会更快，应更加严密的观察。

近20多年，已有不少的超声检测法用来估计羊水量。1987年Phelan等描述了用羊水指数（AFI）来定量评估羊水量的临床结果，并将4个象限的最大羊水池垂直深度（MVP）之和——羊水指数（AFI）＞24 cm定为羊水过多。1990年Moore等报道了791例16～42周正常孕妇的AFI值（表12-2）。1993年Hallak等测量了892例正常孕妇的AFI，其结果与Moore等的数值有相同的趋向，但绝对值较低。Porter等和Hill等则分别于1996年和2000年报道了双胎妊娠的正常AFI值。近代的研究表明，高原地区（6 000 ft）、母体水化或用1-去氨-（8-D-氨酸精）血管加压素，可导致母体血浆低渗，使羊水指数在8 h内有所增加。

表12-1　　　　　　　　　129例足月妊娠的羊水量（mL）

	正常孕妇					子痫前期孕妇					原发高血压孕妇				
孕周	37	38	39	40	41	37	38	39	40	41	37	38	39	40	41
例数	7	9	10	8	10	9	7	8	6	5	7	7	7	9	5
平均量	687	1 032	841	791	636	758	617	393	374	333	672	528	517	363	223
波动范围	229～1 338	533～1 512	221～1 296	330～1 455	172～1 231	566～1 217	291～1 162	0～687	198～646	168～591	377～1 044	256～686	271～968	178～565	0～400

表12-2　　　　　　　　　正常妊娠的羊水指数（mm）

孕周	50 mm的羊水量（mL）*	羊水指数的百分位数						280 mm的羊水量（mL）*	例数
		25 th	5.0 th	50 th	及羊水量（mL）*	95 th	97.5 th		
16	（82）	73	79	121	（200）△	185	201	（397）	32
17	（105）	77	83	127	（267）	194	211	（505）	26
18	（125）	80 （80）	87	133 （132）	（333）	202	220	（601）	17
19	（146）	83	90	137	（400）	207	225	（701）	14
20	（166）	86	93	141	（467）	212	230	（794）	25
21	（187）	88 （88）	95	143 （143）	（533）	214	233	（895）	14
22	（208）	89	97	144	（600）	216	235	（1 000）	14
23	（228）	90	98	146	（667）	218	237	（1 096）	14
24	（249）	90 （90）	98	147 （147）	（733）	219	238	（1 197）	23
25	（272）	89	97	147	（800）	221	240	（1 360）	12
26	（295）	89	97	147	（867）	223	242	（1 416）	11
27	（320）	85 （87）	95	146 （147）	（933）	226	245	（1 534）	17
28	（343）	86	94	146	（1 000）	228	249	（1 643）	25
29	（341）	84	92	145	（988）	231	254	（1 635）	12
30	（336）	82 （82）	90	145 （145）	（975）	234	258	（1 614）	17
31	（332）	79	88	145	（963）	238	263	（1 594）	26
32	（330）	77	86	144	（950）	242	269	（1 583）	25
33	（328）	74 （74）	83	143 （143）	（938）	245	274	（1 574）	30
34	（326）	72	81	142	（925）	248	278	（1 563）	31
35	（326）	70	79	140	（913）	249	279	（1 565）	27
36	（326）	68 （68）	77	138 （138）	（900）△	249	279	（1 565）	39
37	（342）	66	75	135	（875）	244	275	（1 556）	36
38	（322）	65	73	132	（850）	239	269	（1 546）	27
39	（325）	64 （64）	72	127 （127）	（825）	226	255	（1 559）	12
40	（325）	63	71	123	（800）△	214	240	（1 561）	64
41	（325）	63	70	116	（775）	194	216	（1 603）	162
42	（341）	63	69	110	（750）	175	192	（1 636）	30

△Queenana JE：Polyhydramnios and oligohydramnios. Contemp Obstet Gynecol 36：60，1991，转引自Gant NF，Leveno KJ：Williams Obstetrics，21st. ed. 2001，816.

*按Queenan的测定量推算所得值。

用超声检测来评测羊水量的准确性，目前尚有争议。Mangann等1991年用染料稀释法经羊水穿刺测定40例孕妇的羊水量，认为AFI法对正常和增多的羊水量测定较为准确，对羊水过少的诊断其准确程度较差。1997年Chanhan等人用超声评测了144例孕妇的羊水量后得出这样的结论：羊水量的多少与超声的AFI值和二维羊水池测定值的相关性都不佳。我国有的学者较倾向于以最大羊水池垂直深度＜3 cm来做为羊水过少的产前诊断标准。北京妇产科医院认为，最大羊水池垂直深度3 cm是一个恰当的羊水过少与否的界限。中山大学附属第一医院的研究认为，羊水过少的最佳临界点之MVP值为4 cm，AFI值为10 cm，其筛查的敏感性分别为0.76和0.61，特异性分别为0.83和0.91。

　　双胎妊娠的正常AFI值，Porter等和Hill等已分别于1996年和2000年做了报道（表12-3至表12-5）。Mangann等1995年用染料稀释法测定47例无合并症的27～38周双胎妊娠妇女，其每一胎儿羊膜囊的羊水量平均为877 mL，与单胎妊娠相似，它们的正常范围是215～2 500 mL。总的来说，研究结果表明，双羊膜双胎妊娠有单胎妊娠2倍的羊水量。Porter等人报道405例正常双胎妊娠每一胎囊的AFI之正常值范围（孕龄在28～40周）是＞8 cm（5 th百分位）和＜24 cm（95 th百分位）。1995年Magann等人以羊水＜500 mL为双胎羊水过少的定义，但在产前不论哪种方式的超声检测法都难于鉴证。Devoe和Ware在1995年用超声测定双胎胎儿的生长状况和羊水量，多普勒测脐动脉血流和NST及生物物理相等多种手段来监测双胎妊娠的胎儿安危状况，得到的结果是NST和多普勒测脐动脉血流的预价值更高。

表12-3　　　无合并症双胎妊娠各孕周的羊水指数（cm）的百分位数*

孕周	5 th	10 th	50 th	90 th	95 th	例次
28	10.0	11.5	16.3	22.0	24.0	12
29	9.9	11.4	16.2	21.9	23.9	17
30	9.8	11.3	16.1	21.8	23.8	21
31	9.7	11.2	16.0	21.7	23.7	47
32	9.5	11.0	15.8	21.5	23.5	75
33	9.4	10.9	15.7	21.4	23.4	119
34	9.3	10.8	15.6	21.3	23.3	211
35	9.2	10.7	15.5	21.2	23.2	227
36	9.1	10.6	15.4	21.1	23.1	180
37	9.0	10.5	15.3	21.0	23.0	120
38	8.9	10.4	15.2	20.9	22.9	55
39	8.8	10.3	15.1	20.8	22.8	12
≥40	8.7	10.2	15.0	20.7	22.7	5

*引自Porter TF，Dildy GA，Blanchard JR et la. Normal values for amniotic fluid index during uncomplicated twin pregnancy.

Obstet Gynecol 87：701，1996.

表12-4　　　　　正常双胎妊娠先露胎儿（A）的羊水指数百分位数值（cm）*

孕周	2.5 th	5 th	10 th	50 th	90 th	95 th	97.5 th	例数
14～16	83.2	85.2	87.5	103.0	128.1	148.5	153.8	42
17～19	85.1	92.4	94.7	124.0	158.6	170.7	176.0	106
20～22	81.9	89.9	99.8	134.0	183.9	198.6	215.7	46
23～25	89.7	95.5	110.5	150.0	182.6	191.3	211.0	46
26～28	91.3	104.4	110.0	149.0	205.0	229.3	236.4	57
29～31	85.1	91.5	101.0	139.0	189.0	194.5	202.1	54
32～34	70.5	97.0	106.0	140.0	190.0	200.0	216.0	59
35～37	71.5	85.0	92.0	132.0	185.0	219.0	265.0	59
38～40	92.0	92.0	96.0	131.0	190.0	191.0	191.0	19
总数	85.2	92.0	97.0	131.0	180.0	193.0	205.0	488

　*引自Hill LM，Krohn M，Lazebnik N et al. The ammiotic fluid index in normal twin pregnancies. Am J Obstet Gynecol 182：952，2000. 测量法：在胎儿的羊膜囊中将其按相对的位置均分为4个象限，测每个象限的最深羊水池垂直径，4个象限之和为羊水指数值。

表12-5　　　　　正常双胎妊娠后露胎儿（B）的羊水指数百分位数值（cm）*

孕周	2.5 th	5 th	10 th	50 th	90 th	95 th	97.5 th	例数
14～16	81.2	83.0	84.0	100.0	133.1	139.7	114.0	42
17～19	89.0	90.4	92.0	120.0	150.6	163.0	173.6	106
20～22	75.2	87.1	108.2	139.5	178.6	188.3	192.5	46
23～25	83.2	84.0	92.2	152.0	177.9	182.6	198.9	46
26～28	98.6	110.8	112.8	151.0	215.0	224.6	234.4	57
29～31	85.3	91.3	108.0	150.0	195.0	215.8	257.1	54
32～34	87.0	98.0	106.0	144.0	187.0	200.0	223.5	59
35～37	68.5	85.0	90.0	133.0	186.0	197.0	217.0	59
38～40	81.0	81.0	81.0	123.0	193.0	195.0	195.0	19
总数	84.0	89.0	93.9	133.0	180.0	196.6	212.8	488

　*引自Hill LM，Krohn M，Lazebnik N et al. The ammiotic fluid index in normal twin pregnancies. Am J Obstet Gynecol 182：952，2000. 测量法：在胎儿的羊膜囊中将其按相对的位置均分为4个象限，测每个象限的最深羊水池垂直径，4个象限之和为羊水指数值。

　　近代的研究认为，妊娠12周后，羊水主要来源于胎儿肾脏产生并排泄的尿液。自妊娠第18周起，胎儿每天产尿约7～14 mL。参与羊水生成和交换的组织器官有胎膜（液体在20周前渗入羊膜腔，此后从羊膜腔渗出）、肺部［生成很少量的羊水，孕晚期每日200 mL/kg液体从肺泡分泌到羊膜腔中，有600～800 mL潮汐流动（didal flow）经肺呼吸］、胃肠道（平均每24 h吞羊水约500 mL）、肾脏（孕8～11周起产生及排出尿液，孕14周起可在超声下见到膀胱有尿液，尿量从孕22周的5 mL/h增加至孕40周的20 mL/h）和胎盘的子面。

目前认为，羊水不仅能成为胎儿的缓冲垫，允许其肌肉骨骼发展并防止其受伤害，还可维持恒温和有最低限度的营养机能。胎儿肺和胃肠吸入羊水可促进它们的组织生长和分化、肺表面活性物质的形成和参与整个胎儿的发育，其中最重要的机能是促进肺和胃肠道的正常生长和发育。

第二节　妊娠中期羊水过少的宫内治疗

孕中期羊水过少的治疗较棘手，羊水过少的原因复杂，机制不完全清楚。羊水过少发生于孕早期较少见，常伴有不良结局，多以流产告终。Shenker等报道仅一半的胎儿存活。妊娠中期以后，胎儿尿液是羊水的重要来源，许多情况可伴有羊水减少，当胎儿畸形、肾发育不良、尿道梗阻时可造成羊水过少，当羊水过少时，由于胎儿的过度屈曲和缺少"声窗"给B超诊断胎儿畸形带来困难，Wolff等认为当羊水池<2 cm，难以诊断胎儿畸形，行羊膜腔灌注术后，恢复了正常的羊水量，可清楚地分辨胎儿的脏器，故行羊膜腔灌注有诊断和治疗双重作用。

一、羊膜腔灌注的适应证

胎膜未破的中期孕妇，排除禁忌证者。

羊膜腔穿次前签手术知情同意书，告知术中、术后可能出现的并发症，不排出胎儿畸形的可能。

二、禁忌证

1）子宫敏感，晚期先兆流产。

2）妊娠合并症：前壁胎盘、胎盘早剥。

3）母婴传播性疾病。

4）疤痕子宫应慎用。

三、方法

羊膜腔穿刺前有主管护士给孕妇做心理辅导。术前半小时口服硫酸舒喘灵4.8 mg，孕妇排空膀胱后取仰卧位，选择穿刺点，在B超介导下沿着穿刺引导线进入腹壁各层，穿过子宫肌壁进入羊膜腔，两次落空感，接三通管，测宫内压力，回抽见羊水后注入温热的生理盐水（羊水替代液）。当羊水池<1 cm时，羊水很难抽出可先灌注少许生理盐水20 mL左右，B超下明显可见羊水平断增加，证实穿刺针在羊膜腔内，然后在继续行灌注术。根据孕周及宫腔内压力决定输入的总量，一般输入60～300 mL，输入的速度为1～2 mL/min，相当于20～40滴/min，使羊膜腔内压力恢复孕周水平。羊水量亦达到正常

孕周水平。术后拔出针芯，穿刺部位压迫15 min，测血压、脉搏、听胎心音。

四、并发症及注意事项

详见第三节晚期羊水过少经腹壁羊膜腔灌注术的并发症及注意事项。

羊膜腔灌注后，B超再次了解胎儿有无畸形，Manning等（1981）报告120例临床疑有FGR的患者，B超怀疑合并羊水过少者29例分娩后，证实为FGR者26例。而羊水正常者91例中，仅有5例为FGR。在羊水过少中合并胎儿先天性发育畸形的报告很多，其中包括有染色体异常、囊性淋巴瘤、泌尿生殖道畸形、小头畸形、Fallot四联症、甲状腺功能减退，但以先天性泌尿生殖道异常最多见。主要是先天性无肾，又名Potter综合征，该综合征1965年首次由potter指出，是一种以胎儿双侧性肾缺如为主要特征的综合征，包括肺发育不良和特殊的potter面容，发生率为1∶2 500～3 000，病因不明。典型的potter面容为长内眦赘皮、扁平鼻、位置低而偏前的大耳，皮肤干而松弛，肺发育不全也十分显著，其体积仅为正常的一半，小叶发育迟缓或缺如，由于中肾管抑制后肾压的分化，故肾及输尿管不发育，膀胱中无输尿管开口，呈低张状态，常无尿。因为羊水过少，所以胎儿在宫内呈固定姿势，造成肢端的位置及发育异常，如产形手、弓形腿。因无肾，肺发育不良，患儿娩出后即死亡。Barss等（1984）年对5 000例中期妊娠作B超，发现12例羊水过少，6例最后证实为双侧先天性无肾，我国戴钟英曾报道2例孕20周时发现羊水过少，未见肾组织，孕26周时引产，尸检时证实为先天性无肾。尿路梗阻时亦可发生羊水过少，如输尿管梗阻、狭窄，尿道闭锁及先天肾发育不全，在尿道梗阻时，可见巨大的膀胱、输尿管积水及肾盂积水，男性胎儿有时可见巨大的膀胱以漏斗形状接入尿道，但羊水极少。Bierkeu（1996）B超诊断尿路梗阻18例，11例中期妊娠时终止妊娠，9例合并肺发育不良。关于肺发育不全，学者们存在两种不同的观点。一种是由于羊水过少而导致肺发育不全，因为缺少羊水，难以通过羊水帮助扩张肺使肺发育；另一种观点认为是由于肺的发育不全，肺泡发育差，分泌的羊水量少。染色体异常，关于羊水过少胎儿染色体异常亦较常见，如三倍体、18三体、45X。Shipp等（1996）报道250例妊娠13～42周严重的羊水过少中，在妊娠中期时胎儿畸形率为50.75%，染色体异常者为4.4%。

第三节　妊娠晚期羊水过少的宫内治疗

妊娠足月时羊水量<300 mL称为羊水过少（oligohydramnios），量少者可仅数毫升，妊娠早、中期的羊水过少，多以流产告终。羊水过少有时羊水量极少呈黏稠、混浊、暗绿色。过去认为羊水过少的发生率约为0.1%，近十几年来由于B超的广泛应用，羊水过少的检出率为0.4%～4%，发生率增加，妊娠晚期的羊水过少，常易导致胎儿窘迫。当羊水量过少<50 mL者，胎儿窘迫的发生率高达50%以上，围生儿死亡率高达88%。

一、病因

由于羊水的生成及循环机制尚未完全阐明，一般认为羊水过少与以下因素有关。

（一）胎儿畸形

胎儿先天性肾缺如、肾发育不全、输尿道或尿道狭窄，无尿液排入羊水，羊水来源减少。胎儿肺发育不全、小脑畸形、短颈或巨颌等皆可导致羊水过少。

（二）过期妊娠

过期妊娠时，胎盘功能减退，胎盘灌注量不足，胎儿脱水导致羊水过少。有学者认为过期妊娠时，肾小管对抗利尿激素敏感，尿浓缩功能提高小便量减少，成为羊水过少的原因，过期妊娠并发羊水过少的发生率约为25%。

（三）羊膜病变

羊膜发育不全或功能减退，上皮细胞坏死或退行性变，致羊膜细胞分泌功能减退。电镜下发现羊膜上皮在羊水过少时变薄，上皮细胞萎缩，微绒毛变短，尖端肿胀数目少，有鳞状上皮化生现象，细胞中粗面内质网及高尔基复合体也减少，上皮细胞和基底膜之间桥粒减少，有人认为原因不明的羊水过少可能与羊膜本身病变有关。

（四）胎儿生长受限

羊水过少与胎儿生长受限密切相关，胎儿生长受限一般由宫内慢性缺氧引起，而慢性缺氧引起胎儿血液循环重新分配，主要供应脑、心脏、而肾血流量下降，胎尿生成减少至羊水过少。

（五）药物影响

一些前列腺素合成抑制剂能引起羊水过少，例如吲哚美辛即可治疗羊水过多，但若治疗过度又可导致羊水过少。孕妇服用脱水药等也会引起羊水过少。

二、诊断

（一）临床表现

孕妇于胎动时常感腹痛，检查发现腹围、宫高均较同期妊娠者小，子宫敏感性高，轻微刺激可引起宫缩，由于胎儿活动受限，自然回转不易，故臀先露多见。妊娠时间延长，常超过预产期2~3周。临产后阵痛剧烈，宫缩多不协调，宫口扩张缓慢，易发生第一产程延长。羊水过少，黏稠多呈黄绿色，易发生胎儿窘迫，导致胎儿缺氧。妊娠期间羊水过少易造成种种畸形，如羊水过少发生于妊娠早期，应防胎儿体表可与羊膜粘连，或形成羊膜带使肢体离断；如羊水过少发生于晚期，胎儿在子宫内处于强制性体位，易受压迫而引起特殊的肌肉骨骼畸形。现已证实，妊娠期胎儿吸入少量的羊水有助于胎肺膨胀和发育，故羊水过少可致胎肺发育不良。总之羊水过少容易发生胎儿窘迫和新生儿窒息，增加围生儿的死亡率。上海统计羊水过少围生儿死亡率较正常妊娠者高5倍。

（二）B型超声诊断法

近年来此法对羊水过少的诊断取得很大进展，B型超声诊断羊水过少敏感性为77%，特异性为95%，诊断标准意见不统一。妊娠28～40周，B型超声测定量最大羊水池径线稳定在（5.1±2.0）cm，若最大羊水池垂直深度（AFV）≤2 cm为羊水过少，当羊水垂直深度≤1 cm为严重羊水过少。但目前多采用羊水指数法（AFI），此方法较为准确、可靠。将AFI≤8.0 cm作为诊断羊水过少的临界值，以羊水指数≤5.0 cm作为诊断羊水过少的绝对值。

（三）羊水直接测量法

破膜时羊水量<300 mL，称为羊水过少。其性质黏稠、浑浊、暗绿色。有时在羊膜表面常可见多个圆形成卵圆形结节，直径2～4 mm，淡灰黄色不透明。最大缺点：不能早期诊断。

三、治疗

（一）保守期待

若妊娠未足月，且辅助检查未发现有胎儿畸形，可行保守期待治疗。有人报道大量饮水，每日>2 000 mL可缓解羊水过少。

孕妇亦可采用静脉输液，每日静脉输液在2 000 mL左右亦有可能治疗羊水过少但效果不肯定，静滴平衡液治疗羊水过少，降低剖宫产率的发生。

若妊娠足月，应尽快终止妊娠，可采用破膜引产，如破膜后羊水少且黏稠，有严重的胎粪污染，同时出现胎儿窘迫的其他表现，估计短时间内不能结束分娩，在排除胎儿畸形外，选择剖宫产。Grooml等报道当羊水指数≤5 cm时，剖宫产率增加5倍，而且增加了不良的围产预后。

（二）宫内治疗

早在1976年Gabble等对孕猴动物模型进行研究，发现羊水过少与胎心率减速有关。自1983年miyaeaki与Taylor首次报道羊膜腔灌注治疗产时胎心变异减速及延长减速取得较好的效果，这一技术现已被世界各国广泛应用，近年来其应用领域不断扩大，手段日趋完善，取得令人满意的效果，但同时也有争议。

羊水对于胎儿的生长、某些系统的发育成熟、宫内的恒温恒压、保护胎儿免受外在损伤有很重要的作用。一定的羊水量能使脐带在宫内自由漂浮，在胎儿运动、子宫收缩时免于受压，当各种原因引起羊水过少时脐带易受压，导致脐静脉中含氧浓度高的血液回流到胎儿心脏的量减少，进而血氧过低激活化学感受器，刺激迷失神经使胎心出现变异减速。反复严重的变异减速又会造成胎儿酸中毒。羊膜腔内灌注羊水替代液，可迅速恢复宫腔内压力及宫腔内液体，重新建立了羊水的保护功能，缓解子宫壁对胎儿的压力，避免了脐带的受压及迷走神经的兴奋，改善了子宫的内环境。羊水过少时子宫羊膜腔内压力低，子宫内应力性能下降，失去抵御外来压迫的缓冲能力，胎儿脐带直接受压造成胎儿窘迫，严重者可胎死宫内。

羊膜腔灌注的方式：主要是经腹壁羊膜腔灌注术、胎膜已破者可考虑经阴道羊膜腔灌注术。

1. 经阴道羊膜腔灌注术

（1）适应证

适用于足月单胎，无以下禁忌症的孕产妇。

（2）禁忌症

1）胎位不正：臀位、横位等。

2）不明原因的阴道出血：前置胎盘、胎盘早剥。

3）软产道畸形。

4）母婴传播性疾病。

5）疤痕子宫：慎用。

（3）经阴道羊膜腔灌注术的方法

取膀胱截石位，灌注前B超再次了解胎盘的位置，腹部放置胎心监测探头与宫缩探头，加热生理盐水等羊水替代液至37 ℃，消毒外阴、阴道，了解宫颈及先露的情况后，以橡胶导管或者三腔管经阴道宫颈插入胎头与羊膜腔之间，取胎儿的肢体侧为宜，以静脉输液形式，40～60滴/min速度缓慢滴入羊水替代液，使宫内压力约达20 mmHg，滴入的总量300～500 mL，使羊水指数达8.0～15 cm时停止灌注。

Binehart提出经阴道灌注生理盐水有两种方式。间断式：生理盐水500 mL，30 min内灌完，重复进行直至变异减速消失或从阴道溢出的羊水变清；持续式：开始灌注生理盐水300～500 mL，30 min内灌完，然后3 mL/min左右持续灌注，直到变异减速波消失或流出清羊水为止。并对它们做了比较，两种方式对变异减速波的消失时间、新生儿预后皆无显著性差异，均有效。但它们的并发症情况有待进一步研究，如比较脐带脱垂、子宫破裂等两种方法与之更密切的程度及相关性如何。

（4）经阴道羊膜腔灌注术的注意事项及并发症的预防

1）灌注速度不能太快。以防脐带脱垂、子宫破裂、羊水栓塞等较严重的并发症出现。

2）灌注过程中如出现频发的变异减速或晚期减速时应立即停止灌注，选择剖宫产为宜。

3）医源性羊水过多。一般灌注羊水替代液250 mL，羊水指数增加4 cm，由于胎膜已破，液体能从宫颈外流，为保持羊水指数达8 cm，可持续灌注。若能边灌注边监测宫内压及羊水指数，可避免羊水过多。

4）胎儿低温寒战。输注的羊水替代液应在37 ℃，避免温度太低，导致胎儿低温寒战。低温可导致诱发胎儿胎心变异减速。

5）胎儿急性呼吸衰竭。输液的速度太快，量太多导致宫内压急骤升高而引起胎儿急性呼吸衰竭。所以灌注过程避免快速大量补液。

如出现上述的并发症，应用羟苄羟麻黄碱、硫酸镁等宫缩抑制剂，多有较好的效果，如不见改善者，应进一步判断胎儿情况考虑改行剖宫产。羊水指数已达8 cm，注入800～1 000 mL液体也不见效果，注意有无其他并发症出现，及时发现进行剖宫产。臀位、脐带重度缠绕、帆状胎盘等无效。

2. 经腹羊膜腔灌注术

（1）适应证

胎膜未破的足月或未足月的妊娠妇女，B超下最大羊水池直径<3 cm，羊水指数<8 cm；不排除胎膜已破者。

（2）禁忌证

1）胎儿畸形，子宫敏感，先兆早产。

2）妊娠合并症：前置胎盘，胎盘早剥等。

3）母婴传播性疾病。

4）疤痕子宫应慎用。

（3）方法

术前半小时口服硫酸舒喘4.8 mg，孕妇排空膀胱取仰卧位，选择穿刺点，在B超介导下操作。对于后壁、侧壁胎盘取胎儿肢体侧，前壁胎盘取胎盘缚的肢体侧，测进针深度，在B超监视屏下，沿着穿刺引导线经皮肤进入腹壁各层，穿过子宫肌壁进入羊膜腔，有两次落空感，接三通管，测宫腔内压力，抽取羊水行胎儿成熟度的监测，如行羊水泡沫试验，了解胎儿肺成熟度。此方法简便，经济易操作，基层医院亦可开展，预测呼吸窘迫综合征的准确性高达90%～95%。近年来有通过测定羊水中板层小体的计数来预测胎儿肺成熟度。Lewis等的研究发现，如羊水板层小体计数<8 000/μL，则胎肺肯定不成熟，如板层小体计数>32 000/μL则胎肺成熟的可能性高达98%。有学者还研究对LBC与L/S的进行了比较，认为就特异性和阴性预测值而言，LBC与L/S比值差异无显著性。但LBC的敏感性远远>L/S。故现认为应用羊水LBC是快速、精确、客观，所需样本量少的判断胎肺成熟度的方法。

自羊膜腔内输注加热的羊水替代液（生理盐水、林格氏液等）。滴入的速度为2 mL/min左右，输入的总量300～500 mL，使宫内压力达到维持在约20 mmHg，羊水指数>8 cm为停止输液指标。如胎儿未成熟，加入促胎肺成熟药物，如地塞米松10 mg及氨苄青霉素2.0 g预防感染。

羊膜腔灌注术的处理措施，如羊水检查示胎儿已成熟，可于第二天行胎监检查正常后行催产素促宫颈成熟及引产。引产的过程中注意监护胎心的变化。

孕晚期羊膜腔灌前后羊水指数等变化如下表（表12-6）。

表12-6　　　　　孕晚期羊膜腔灌前后羊水指数及羊膜腔内压力变化

（2002年10月于广州市第一人民医院）

组别	例数	羊水指数（cm）	羊膜腔内压力（kPa）
治疗前	102	4.2 ± 2.6	1.06 ± 0.36
治疗后	102	7.8 ± 4.3	2.12 ± 0.64
P值		<0.01	<0.05

羊膜腔灌注术后妊娠结局，晚期羊水过少经羊膜腔灌注羊水替代液后，经我院这几年的临床研究，发现灌注后阴道分娩率明显增加，剖宫产率显著下降。两者相比差异有显著性意义，见下表（表12-7、表12-8）。而与同期正常妊娠组相比差异无显著性意义。

表12-7　　羊水过少治疗、未治疗及正常妊娠组结局的分析（例，%）

组别	孕周	例数	阴道分娩数	剖宫产数
正常妊娠组	38 ± 2.7	80	52（65%）	28（35%）
治疗组	37.6 ± 3.2	72	40（55.6%）	32（44.4%）
未治疗组	37.1 ± 2.4	64	18（28.2%）	46（71.8%）
P值	>0.05		<0.05	<0.05

表12-8　　　　　　　3组母并发症及新生儿出生结果的比较（例，%）

组别	例数	产后出血	产后感染	新生儿Apgw's经分（1种）	围生儿（新生儿窒息，肺炎等）
正常妊娠组	80	3	1	7.8 ± 2.4	3.0
治疗组	72	2	1	8.0 ± 2.7	4
未治疗组	64	2	0	5.9 ± 3.2	8
P值		>0.05	>0.05	<0.05	<0.05

（4）并发症及注意事项

由于经腹羊膜腔灌注术的并发症较多，应严格掌握其适应证同禁忌证，并发症及注意事项同经阴道的羊膜腔灌注，但注意在B超引导下，穿刺尽可能到最大羊水池，灌注的液体不能太多，正常300～500 mL，根据宫内压及羊水指数决定输入的量，操作时严密监护，注意输液的温度，尽可能避免并发症的出现。

Doi等研究不同的水疗方式对提高宫内羊水指数的效果，发现灌注液渗透压的变化比灌注液总量的变化对增加羊水指数效果更加明显，低渗透压的盐水灌注，更能提高羊水指数。Buckshee等实验表明，羊水在4个不同象限的分布都可以影响到母儿的预后，50%以上的羊水在上2个象限者，比50%以上的羊水分布在下2个象限者，胎心过缓、变异减速发生率要高，而新生儿的阿氏评分差异无显著性意义，这些研究表明灌注液的选择及部位对妊娠结局有指导意义。

羊膜腔内灌注尚存的争议，胎膜早破和胎粪污染等可并发宫内感染，破膜时间越长感染越高。Clark等认为羊水胎粪污染的程度与妊娠妇女自身免疫防御系统的下降直接相关，羊水被稀释后妊娠妇女免疫力加强，降低并稀释羊水中的菌落数，从而降低产褥感染率。但美国学者Alsulyman报道行羊膜腔灌注术的子宫内膜炎的发生机会增加。目前国内外研究不多，需更加深入的探讨。广州市第一人民医院近十年来的研究暂未发现子宫内膜炎的报道。

  对有剖宫产史及前置胎盘者，如有需行羊膜腔灌注指征者，可在严密监护下进行羊膜腔灌注，它不增加子宫破裂等并发症的机会。

  病例一： 患者郭某，28岁，住院号613018，孕24周，因羊水过少入院。末次月经：2003年3月12日。预产期：2003年12月19日。停经40余天出现早孕反应，反应较轻，持续1个月自行缓解。早孕期间无上感、发热史。孕4+月胎动。停经16周行孕中期筛查18-三体，21-三体提示低风险。在当地医院B超胎儿发育同孕周相符，未见明显异常。孕24周胎动频繁，来我院产检，发现子宫敏感，建议B超。B超发现羊水平段1.8 cm，示羊水过少收入院治疗。入院后责任护士给予羊膜腔灌注术前心理指导及宣教、术前谈话、签手术知情同意书，同时告知羊膜腔灌注术中术后的并发症及意外，不排除胎儿畸形的可能性。术前予口服硫酸舒喘灵4.8 mg，在介入性B超下行羊膜腔灌注术，术前宫内压11 mmHg，灌注入温热（37 ℃）的生理盐水260 mL，滴入羊膜腔的速度为1 mL/min，持续50 min滴完，羊水平段5.2 cm，孕妇无不适及腹胀感。立即再次B超发现：胎儿无双肾，泌尿系统显示不清。第2日联系广州市妇婴医院三维彩超，羊水平段2.1 cm，胎儿双肾缺如，未见膀胱，结论示：孕2产1孕25周，胎儿发育畸形（双肾缺如，膀胱缺如），建议遗传咨询。家人要求引产。予利凡诺100 mg羊膜腔内引产术，娩出一死男婴，经尸体解剖发现：胎儿发育畸形，双肾、膀胱、泌尿系缺如，先天性心脏病、室间隔缺损、房间隔缺损。引产后第4天因胎膜娩出不完整，给予清宫术，术后当天出院。术后1个月正常月经来潮，夫妇双方染色体检查：未发现染色体异常。

  病例二： 患者张某，30岁，住院号623314，因"孕2产0孕38+周LOA未临产，羊水过少"入院。末次月经：2003年1月18日。预产期：2003年10月25日。停经后无明显早孕反应，停经37天自行验尿妊娠试验（+）。停经2月，有上呼吸道感染史，无发热史，未予特殊治疗。停经31天有少许阴道流血史，无腹痛，给予安胎对症治疗后好转。停经18周来我院行孕中期筛查及B超检查：胎儿大小符合孕周，未见明显畸形，18-三体，21-三体提示低风险。孕22周首次正规产前检查，夫妇双方无地中海贫血，优生四项弓形体IgM抗体（—），风疹病毒IgM抗体（—），疱疹II型抗体（—），巨细胞病毒IgM抗体阴性。孕25周糖筛查，餐后1 h血糖6.7 mmol/L。孕28周彩色B超示：胎儿发育符合孕周。孕34周B超示：双顶径79 mm，股骨长61 mm，胎盘位于子宫后壁，分级I级，羊水平段42 mm，羊水指数124 mm。定期产前检查，孕36周每周行NST检查，孕38周产检时发现子宫敏感，B超示"羊水过少"，双顶径9.1 cm，股骨长7.2 cm，羊水平段2.6 cm，羊水指数7.1 cm，胎盘位于子宫后壁，分级Ⅱ～ⅢA级。收入院后检查：宫高30 cm，腹围90 cm，胎方位LOA，胎先露头部分入盆，胎心音148次/min，胎儿估计重量2 700 g左右。骨盆外测量：25 cm-27 cm-20 cm-8.4 cm，耻骨弓角度约90°。肛查：宫口未开，位中，宫颈管消失60%，软，胎先露头，S-2，胎方位不清，宫颈评分5分，未成熟。入院后由责任护士给予心理咨询及宣教，签手术知情同意书。在介入性B超引导下行羊膜腔灌注术，抽羊水10 mL行羊水泡沫试验，1:1（+），1:1.3（+），1:2（-）。羊膜腔内注入NS10 mL加地塞米松10 mg，灌入温热的生理盐水350 mL，羊水平段上升达4.3 cm，羊水指数达12.4 cm。第2日行阴道检查及OCT试验示阴性，点滴催产素促宫颈成熟。第3日行人工破膜术，羊水清。1 h无规律宫缩，点滴催产素2.5单位予引产。1 h左右出现规律宫缩，4 h宫口开3 cm，予PCEA无痛分娩术。1 h宫口近开全，顺利阴道分娩一活婴3 100 g，新生儿阿氏评分1'-9分，5'-10分，10'-10分，胎盘胎膜完整娩出。产后第4天母儿平安出院。

（中山大学附属第一医院　李国樑，广州市第一人民医院　张玉洁）

参 考 文 献

乐杰. 妇产科学. 第6版，北京：人民卫生出版社，2005

李敏，鲁秋云. 羊膜腔内灌注. 国外医学妇产科分册，1998，25：131～134

汪星星，徐勇，黄感. 产前羊水补充术的临床应用. 实用医学杂志，1998，14（12）：869～871

闻良珍. 羊水过少——母儿围产期的并发症和疾病. 国外医学妇产科分册，1995，22：108～109

吴振兰，李燕萍，李莉，等. 羊膜腔内输液治疗妊娠中晚期羊水过少的临床观察. 中华妇产科杂志，2002，37：302

肖雁冰. 羊膜腔灌注术治疗产时羊水过少40例分析. 中国实用妇科与产科杂志，2000，16（8）：475～476

张碧云，肖小敏. 羊膜腔内灌注在临床的应用. 国外医学妇产科分册，2002，29：313～315

张秀兰，谢文娟，周夫群，等. 经腹羊膜腔内灌注术扩充羊水后母儿围产结局研究. 中华围产医学杂志，2004，7（2）：86～88

张玉洁，陈淑贤，等. 介入超声羊膜腔内灌注在产科中的应用. 中国超声医学，2002，18（3）：222～224

张志诚. 临床产科学. 天津：天津科学技术出版社，1994. 215～217

朱宝饶，付玉良，何惠仪，等. 羊膜腔内输液及压力测定治疗胎膜未破羊水过少的临床意外. 中华医学杂志，1998，78（10）：776～778

Buckshee K，Deka D，Padmaja V，et al. Can amniotic fluid distri bution predict fetal out come？ Int J Gynaecol Obstet，1998，62（1）：19～22

Clork P，Duff P Inhibition of neutrophil oxidative burst and phago-cytosis by meconium. Am J Obstel Gynecol，1995，173（4）：1301～1305

Doi S，Osada H，Seki K，et al. Effect of maternal Hydration on Oligohydramnios：A Comparison of three Volume Expansion methods. Am J Obstet Gynecol，1998，92（4）：525～529

Fisk NM，Ronderos DD，Soliani A，et al. Diagnostic and theropeutic transabdomind amnioinfusion in oligohydr amnios Obstet Gynecol，1991，78（2）：270～278

Hofmeyr GJ. Amnioinfusion：a question of benetits and risks. Br J Obitet Gynecol，1992，99（6）：449～451

M. yaeak；FS，Taylor NA. Saline amnioinfusion for reliet of variable or prolonged decelerations：a preliminary report. Am J obstet Gynecl，1983，146：670～678

Mino M，Puertas A，miranda J，et al. Amnioinfusion in term labor with low amniotic fluid due to rupture of menbranes：a new indication. Obstet Gynecol Reprod Biol，1999，52（1）：29～34

Moore TR，Gayle JE．The amniotic fluid index in normal human pregnancy．Am J Obstet Gynecol，1990，162（5）：1168～1173

Rathor Am，singh R，Rumji S，et al．Randomised trial of amnio infusion during labour with meconium staimed amnio tic fluid BjOG，2002，109（1）：17～20

Rinehart BK．Bandomized tral of intermittent or continuous amninin fusion for variable dece lerations．Obstet Gynecol，2000，96（4）：571～574

Strong Th，OS'hacghnessy mJ，Feldman DB，et al，Amnioinfusion among women attenpting vaginal birth after cesarean delivery．Obstet Gynecol，1992，79：673～674

Thomas R．Assessment of aminitic fluid volume in at-risk pregnencies clin Obstet Gynecol．1995，38：78～81

Turhan No．Atacan N Antepartum prophy lactic transab do-minal amnioinfusion in preterm pregnancies compli-cated by oligohydramnios lut J Gynatcol Obstet，2002，76（1）：15～21

Wiswell TE．Handling the meconium-stained infant Semin Neonatol，2001，6（3）：225～231

第十三章　胎儿生长受限

第一节　概　　述

胎儿生长受限（Fetal growth restriction，FGR）是指孕37周以后，胎儿出生体重<2 500 g，或低于同孕龄平均体重的2个标准差，或低于同孕龄正常体重的第10百分位数。是围生期的重要并发症，其发病率为2.8%～15.53%不等，我国的平均发病率为6.39%。胎儿生长受限围生儿的死亡率为正常儿的4～6倍，它不仅影响胎儿的发育，对于儿童及青春期的体能与智力发育亦有影响。有些胎儿生长受限与早期严重的损伤或遗传性的发育异常有关，这些病例的远期预后明显地与其病变的性质及严重程度相关。而在另一些病例，胎儿生长受限的原因是胎盘功能不足，但及时的诊断、恰当的产科处理可大大改善胎儿的预后。

一、病因

胎儿生长受限的病因多而复杂，约有40%的患者病因不明。主要的原因是孕妇因素，约占50%～60%。

1. 营养因素

母体贫血并不常引起胎儿生长受限，孕早期母体血容量下降也会引起胎儿生长受限。

2. 妊娠并发症、合并症

母体合并妊娠高血压疾病、慢性肾脏疾病等。

3. 不良嗜好

吸烟、吸毒、酗酒。

4. 宫内感染

病毒、细菌、原虫及螺旋体感染引起的胎儿生长受限占10%左右。抗磷脂抗体综合征。

5. 多胎

多胎妊娠与单胎相比，常有一或多个胎儿均有生长异常的情况。

二、胎儿异常

（一）胎儿先天性畸形

美国学者Knoury 1988年研究发现，胎儿畸形中有22%伴有胎儿生长受限。一般来说胎儿畸形越严重，胎儿越趋向小于胎龄儿，这种情况常伴有染色体异常或心血管畸形胎儿。21三体常有轻度胎儿生长受限,18三体则有明显的异常,在孕早期亦有发现,孕中期长骨的长度显著低于同孕龄正常胎儿。上肢长骨生长受限程度较下肢更明显。

(二)软骨及骨原发异常

一些遗传病,如成骨不全及骨骺发育不全,也可伴有胎儿生长受限。

三、分类及临床表现

胎儿的发育分为3个阶段。第一阶段,从妊娠开始至中期妊娠的早期,包括细胞增殖,所有器官中的细胞数均在增加。第二阶段,细胞继续增长及繁殖,包括细胞的复制和器官生长。第三阶段,为妊娠32周以后,细胞增生肥大为主要特征,细胞体积迅速增大,脂肪沉积,人们长期以来直接通过观察胎头腹围比例,可以发现胎儿生长受限的时间及原因。

(一)内因性均称型FGR

属于原发性胎儿生长受限,在受孕时或在胚胎早期,抑制生长因子即发生作用,使胎儿生长、发育严重受限。因胎儿在头围、体重、身长均受限,头围、腹围均小,故称匀称型。常为染色体或基因异常、病毒感染、接触放射性物质及其他有毒物质。

特点:胎儿体重、身长、头径相称,均小于该孕龄正常值;外表无营养不良表现,器官分化或成熟度与孕龄相符,但各器官的细胞数量均减少,脑重量轻、神经元功能和髓鞘形成迟缓,胎盘小但组织无异常;胎儿无缺氧表现;胎儿出生缺陷发生率高;围生儿病死率高,预后不良;新生儿多有脑神经发育障碍,伴小儿智力障碍。

(二)外因性不均称型FGR

属于继发性生长不良,胚胎发育早期正常,至孕晚期才受到有害因素的影响。例如,妊娠合并妊娠高血压疾病,高血压、糖尿病、过期妊娠等使胎盘功能不全。

特点:新生儿外表呈营养不良或过熟儿状态,发育不匀称,身长、头径与孕龄相符而体重偏低;胎儿常有宫内慢性缺氧及代谢障碍,各器官细胞数量正常,但细胞体积缩小,以肝脏为著;胎盘体积正常功能下降,伴有缺血缺氧的病理改变,常有梗死、钙化、胎膜黄染等;加重胎儿宫内缺氧;胎儿在分娩期间对缺氧的耐受力下降,导致新生儿脑神经受损;新生儿出生后躯体发育正常,易发生低血糖。

(三)外因性均称型FGR

为上述2种类型的混合型,其病因有母儿双方的因素。外因缺乏重要的生长因素,如叶酸、氨基酸、微量元素或有害物质的影响所致。在整个妊娠期间均产生影响。

特点:新生儿身长、体重、头径均小于该孕龄正常值,外表有营养不良表现;各器官细胞数目减少,导致器官体积均缩小,肝脾严重受累,脑细胞数目也明显减少;胎盘小、外观正常;胎儿少有宫内缺氧,但存在代谢不良,新生儿的生长与智力发育常常受到影响。

四、诊断

1. 病史

有引起FGR的高危因素，曾有出生缺陷儿、FGR、死胎等不良分娩史，有吸烟、吸毒及酗酒等不良嗜好，孕期子宫增长慢病史，诊断FGR时必须核实确定的孕龄。

2. 临床指标

测定宫高、腹围、体重，推测胎儿大小。宫高、腹围值连续3周测定均在第10百分位数以下为筛查的指标，预测准确率达85%以上。

孕妇孕晚期每周增加体重0.5 kg，若体重增长停滞或增长缓慢时可能为FGR。

B型超声测定：超声估计胎儿大小，用以预期诊断FGR的方法由Manning（1995）综合提出，有学者提出测量胎儿腹围推算胎儿体重与实际体重的误差在10%以内。有人提出结合胎儿头、腹各平面的测量及股骨长度，理论上应可以提高胎儿体重预测的准确度。而实际上由于多个平面的测量误差叠加并未提高准确度。

3. 化验检查

胎盘功能检测血、尿E_3、E/C比值，胎盘生乳素、甲胎蛋白、妊娠特异性与糖尿白、碱性核糖核酸酶、微量元素等均有助于诊断。

4. 电子胎心监察

有利于胎儿宫内情况的了解，Slomka认为无激素试验和遗传激素试验同时出现异常其中90%是FGR。

五、治疗

治疗越早，效果越好，早于孕32周开始治疗效果佳，孕36周后疗效差。

1. 一般治疗

卧床休息、均衡膳食、吸氧、左侧卧位改善子宫胎盘血液循环。

2. 补充营养物质

以服氨基酸片1#，1～2次/天，脂肪乳注射剂静脉滴注250～500 mL，1次/天，连用1～2周，1%葡萄糖500 mL加能量合剂，每日1次连续用10天，补充维生素E、维生素B、钙剂、镁剂、锌等。

3. 药物治疗

肾上腺素激动剂能舒张血管、松弛子宫、改善子宫胎盘血流，促进胎儿生长发育，硫酸镁能恢复胎盘正常的血流灌注，促使胎儿生长。

4. 羊膜腔内灌注氨基酸治疗FGR

第二节　羊膜腔灌注氨基酸治疗胎儿生长受限

早在1985年Mulvuhill SJ等通过动物试验发现在兔子羊膜腔内注入氨基酸及葡萄糖能明显地促进兔子的肝、大脑、躯干的发育，之后有很多学者通过动物模型支持这一观点。1993年我国科学工作者通过动物试验，发现在胎儿生长受限的孕兔血中，异亮氨酸、亮氨酸、缬氨酸、苏氨酸、蛋氨酸较正常妊娠均有不同程度的降低。其中异亮氨酸和亮氨酸浓度降低最为明显，非必需氨基酸中丝氨酸、组氨酸浓度下降。以后陆续有人通过羊膜腔内灌注氨基酸治疗胎儿生长受限。氨基酸是胎儿蛋白质合成的主要来源，是胎儿生长发育的物质基础，其以主动运输方式通过胎盘羊膜腔内直接注入氨基酸，避开了胎盘屏障，增加了胎儿营养物质的摄取量。孕中晚期胎儿消化道已具有吸收能力，通过胎儿的吞咽，使氨基酸经消化道进入胎儿血循环。

一、适应证

胎儿生长受限以外因不均称型属于积极的治疗对象，外因均称型的FGR亦属于治疗对象，各孕周皆可，但早中期FGR治疗时可同时行产前诊断，以便排除胎儿畸形。

二、禁忌证

1）产前出血：不明原因的产前出血。
2）先兆早产，未治愈。
3）孕妇急性炎症。
4）胎盘早剥等。
5）FGR合并胎儿明显畸形，准备终止妊娠者。

三、方法

（一）灌注液的选择

常选择小儿氨基酸，因为这更符合胎儿生长发育的需要，含有19种氨基酸，同时增加了牛磺酸，提高必需氨基酸中胱氨酸、酪氨酸的含量，更有利于胎儿生长。常用量100 mL，缓慢滴入羊膜腔内，如合并羊水过少，同时羊膜腔内灌注生理盐水。亦有人灌注5%葡萄糖或10%葡萄糖100～150 mL。如无小儿氨基酸亦可用普通型氨基酸100 mL。

（二）灌注方法与方式

同羊膜腔灌注术，羊膜腔灌注的同时可配合孕妇静脉营养治疗，可5～7天重复进行。一般不超过3次，因宫内治疗越多，出现并发症的几率增大。

（三）器械

采用各种型号的B超仪及其穿刺探头和附件及20～23 G穿刺长针，及经腹壁穿刺的羊膜腔内压力监测和治疗的三通管装置。

（四）步骤

穿刺前半小时口服宫缩抑制剂硫酸舒喘灵4.8 mg，孕妇排空膀胱后取仰卧位或侧卧位，经腹选择穿刺点，对于后壁胎盘者取胎儿肢体侧，前壁胎盘取胎盘薄的肢体侧且羊水池厚的区域。测其深度，在B超监测屏下，沿着穿刺引导线经皮肤进入腹壁各层，第2

次落空感后进入羊膜腔后测量宫内压力，输入氨基酸等，输入的速度为20～30滴/min，术后拔去针芯。穿刺部位局部压迫15 min，测血压、脉搏、听胎心，孕妇需卧床半小时。如同时合并羊水过少，可羊膜腔内灌注。广州市第一人民医院于1996年以来对数百例胎儿生长受限者给予羊膜腔内灌注小儿氨基酸，于1998～2001年监测，胎儿生长受限孕妇及正常孕周总氨基酸浓度随着孕周的增加而逐渐下降，妊娠足月时达到最低水平。表13-1为不同孕周羊水中总氨基酸水平变化。

表13-1　　　　　　　　不同孕周羊水总氨基酸浓度的变化

孕周（周）	例数	总氨基酸浓度 $[(\overline{x} \pm S)\, \mu mol/L]$
20	12	58.02 ± 13.64
24	12	53.48 ± 11.81
28	10	48.83 ± 10.37
32	16	43.46 ± 8.15
36	14	36.34 ± 6.25
40	18	30.18 ± 5.62

正常妊娠组与胎儿生长受限组比较，胎儿生长受限组羊水中氨基酸浓度明显低于正常孕妇组，而且必需氨基酸水平显著低于正常妊娠组，非必需氨基酸两组相比差异无显著性（表13-2，表13-3）。

表13-2　　　胎儿生长受限与正常妊娠组羊水氨基酸浓度 $[(x \pm S)\, \mu mol/L]$

组别	年龄	孕周	总氨基酸	必需氨基酸	非必需氨基酸
FGR	27.9 ± 3.8	32.4 ± 3.1	28.32 ± 12.31	18.45 ± 10.14	30.09 ± 13.47
正常妊娠组	28.1 ± 3.9	33.2 ± 3.3	43.01 ± 20.15	33.25 ± 13.42	41.37 ± 15.38
P值	>0.05	>0.05	<0.05	<0.01	>0.05

表13-3　　　　　羊水中游离氨基酸浓度的变化 $[(x \pm S)\, \mu mol/L]$

氨基酸	治疗组	正常妊娠组	P值
必需氨基酸			
赖氨酸	64.6 ± 22.3	88.7 ± 27.4	<0.05
苏氨酸	13.1 ± 4.7	17.0 ± 4.9	>0.05
颉氨酸	22.1 ± 8.3	49.2 ± 15.3	<0.05
蛋氨酸	5.0 ± 2.1	13.6 ± 4.0	<0.05
异亮氨酸	5.8 ± 2.4	9.4 ± 3.9	>0.05
亮氨酸	11.8 ± 3.8	30.7 ± 18.5	<0.05

续表

氨基酸	治疗组	正常妊娠组	P值
苯丙氨酸	12.0 ± 4.7	13.2 ± 5.8	>0.05
非必需氨基酸			
天门冬酸	0.4 ± 0.3	3.9 ± 1.8	<0.01
各氨酸	3.6 ± 1.7	9.1 ± 3.2	<0.05
丝氨酸	81.6 ± 21.4	90.9 ± 24.7	>0.05
甘氨酸	89.5 ± 30.2	85.2 ± 28.3	>0.05
组氨酸	14.1 ± 25.2	18.8 ± 5.7	>0.05
精氨酸	15.5 ± 6.3	29.3 ± 5.7	<0.05
丙氨酸	14.8 ± 5.0	42.3 ± 10.2	<0.01
脯氨酸	43.5 ± 12.4	76.1 ± 28.5	<0.05
半胱氨酸	10.3 ± 5.7	10.4 ± 6.2	>0.05

（五）FGR羊膜腔内灌注氨基酸治疗效果的评价

羊膜腔内灌注氨基酸后治疗前后测孕妇的宫高腹围，1周复查宫高、腹围、孕妇体重，B超测胎儿的双顶径、股骨长、腹围的净增长值。如增长效果不理想，1周后可重复治疗1次，但每例孕妇羊膜腔内灌注一般<3次（卢丽娜、张玉洁、康佳丽等报道）。表13-4为羊膜腔内灌注氨基酸与对照组各项指标的比较（各组数据的净增长值）。

表13-4　　　　羊膜腔内灌注氨基酸与对照组各项指标的比较

项目	治疗组	对照组	P值
宫高	31.6 ± 15.3	20.8 ± 13.8	<0.05
腹围	39.2 ± 16.5	24.5 ± 14.6	<0.05
双顶径	3.3 ± 1.4	2.3 ± 1.3	<0.05
股骨长度	0.7 ± 1.6	2.6 ± 1.1	<0.05
出生体重（g）	2 580 ± 850	2 050 ± 620	<0.05
羊水过少发生率（%）	53.0	40.0	>0.05
治疗距分娩时间（周）	5.5 ± 2.0	6.2 ± 3.1	>0.05
分娩孕周（周）	37.7 ± 3.1	38.1 ± 4.3	>0.05

羊膜腔内输注小儿氨基酸治疗胎儿生长受限的临床疗效，现仍在探索之中。因胎儿生长受限的发病机理尚不清楚，目前无很好的治疗方法，外周不均称型是属于积极的治疗对象。氨基酸是胎儿蛋白质合成的主要来源，是胎儿生长发育的物质基础，经母体静脉输入氨基酸，其以主动运输方式通过胎盘屏障才能对胎儿发挥效果，这样势必影响疗

效，而通过羊膜腔内灌注直接避开胎盘屏障，增加了胎儿营养物质的摄取量，由于孕中、晚期胎儿消化道已具吸收能力，通过胎儿吞咽，使氨基酸经消化道进入胎儿血循环，同时选用小儿氨基酸更符合胎儿发育的需要。它含有19种氨基酸，增加了牛磺酸，提高了必需氨基酸的含量，更有利于胎儿生长发育，使新生儿出生体重显著高于静脉用药等其他方法治疗组。有时FGR合并羊水过少时，通过羊膜腔内灌注小儿氨基酸及生理盐水，延长孕周，提高了阴道分娩率，降低了剖宫产率的发生。近几年来广州市第一人民医院FGR的剖宫产率由原来的62%下降为46%，新生儿出生时阿氏评分明显高于未采用羊膜腔灌注组，新生儿吸入性肺炎、高胆红素血症、新生儿硬肿症等并发症皆有显著性降低。

　　羊膜腔内灌注氨基酸治疗胎儿生长受限，对于新生儿出生以后的生长及智力发育的影响，从理论上对于新生将来的生长有积极的影响，这对于FGR的治疗开辟了新的途径。

　　病例：患者王某，27岁，住院号：654102，"孕1产0，孕33+周ROA未临产，胎儿生长受限"入院。LMP：2004年2月16日，EDC：2004年11月23日。平时月经规则，周期约30天。停经40天出现轻微早孕反应，自行验尿妊娠试验阳性。停经50天有少许阴道流血史，给予安胎治疗后好转。当时B超检查示：宫内见妊娠囊如孕7周大小。停经3个月门诊产检，多普勒听诊可闻及胎心。停经19周孕中期筛查示21三体，18三体低风险。孕20+周胎动至今。孕24周首次产前检查，夫妇双方地贫筛查正常。糖筛查：餐后1 h血糖7.2 mmol/L。彩色B超示：胎儿未见畸形，胎儿大小符合孕周。优生四项：弓形体，巨细胞病毒，风疹病毒，单纯疱疹病毒Ⅱ型病毒抗体皆阴性。孕期无特殊病史，无头晕，眼花，视物不清史。妊娠33周来院产检，发现宫高，腹围不升2周，B超检查示胎儿发育相当于31周，胎盘位于侧壁，分级为Ⅰ级，羊水平段4.1 cm，羊水指数10.8 cm。入院治疗，予维生素E、葡萄糖酸锌口服及静脉滴注氨基酸、能量等治疗1周，效果不佳，与孕妇本人及丈夫谈病情，建议羊膜腔内灌注小儿氨基酸，经同意签字，在B超引导下行羊膜腔穿刺术，术前口服硫酸舒喘灵4.8 mg，同时抽取羊水10 mL，行羊水泡沫试验，1∶1（+），1∶1.3（-），1∶2（-），羊膜腔内注入生理盐水NS10 mL＋地塞米松10 mg，NS20 mL＋氨苄青霉素2 g＋小儿氨基酸100 mL，半小时后手术完毕。经过顺利，术毕腹壁穿刺部位局部压迫5 min，听胎心152次/min，血压正常。于孕35+周重复治疗1次，术后无特殊，宫高，腹围明显增加。停经38+周见红先兆临产入院，临产后产程进展顺利，娩出一活婴，经清理呼吸道后，哭声响亮，Apgar's评分1'-9分，5'-10分，10'-10分，胎儿出生体重2 700 g，外观无畸形。产后5天母儿平安出院。

（广州市第一人民医院　张玉洁　康佳丽）

参 考 文 献

乐杰. 妇产科学. 第6版. 北京：人民卫生出版社，137～139

卢丽娜，张玉洁，康佳丽，等. 羊膜腔内输注氨基酸治疗胎儿宫内发育迟缓. 中华妇产科杂志，2005，
　　35：297～298

谷立平，张为远，许为，等．中西药治疗胎儿宫内生长迟缓的动物实验研究．中华妇产科杂志，1993，28：157～159

陈淑贤，张玉洁，祝琳．羊膜腔灌注术改变重度子痫前期围生儿的结局分析．中国优生与遗传杂志，2005，13（7）：87～88

张秀泉，严隽鸿，洪秀英，等．被动吸烟宫内生长迟缓孕兔母胎血浆氨基酸的变化．中华妇产科杂志，1993，28（10）：582～584

王晓春，徐克前，刘惠予，等．胎儿宫内生长受限与胰岛素样生长因子-II关系的研究．中国妇幼保健，2002，6：58～59

苏莉，雷中．适于胎龄儿与小于胎龄儿血浆氨基酸浓度的比较［J］．中华妇产科杂志，1996，31：96

Lrene C，Carlo C，Lucia P，et al，Llmbilical amino acid concentrations in normal and growth-retarded fetusts sampled in utero by corolocentesis．Am J O bstet Gynecol，1990，162：253

Peley D，Kennedy M．Hunters SR．Lntrauterine gronth restriction Ldentrfication and manage ment．Am Fan physician，1998，58：453～460

Davies J，Glasser SR．Histological and fine structural observations on the placenta of the rat．Acta anat，1968，69：542

Gewolb IH，merdion JB，Enders AC．Fine structure abnormatities of the placenta in diabetic rats．Diabetes，1986，35：1254

Harding JH，Liu l，E vans PC，et al．IGF-I al ters fetal-placental protein and carbohydrate metabolism in fetal sheep．Endocrirology，1994，134：1509～1515

Leitich H，Egarter c，Husslem p，et al，A meta-analisis of low dose asprin for the prevention of intrauterine growth retardation．BJm Obstet Gynecol，1997，104：450～459

Abrams B，Selvin S．Maternal weight gain pattern and birth weight．Obstet Gynecol，1996，87～163

Alexander GR，Hines JH，Kaufman RB，et al．A united states national reference for fetal growth．Obstet Gynecol，1996，87～163

Duvekot JJ，Cheriex EC，pieters FAA，et al．Maternal volume homeostasis in early pregnancy in relation to fatal growth restriction．Obstet Gynecol，1995，85～361

Neerhof MG．Causes of intrautering growth restriction．Clin perinatol，1995，22～375

Jansson T，Scholtbach V，Powell TL．Placental transport of leucine and lysine isreduced in intrartreine growth restriction．Pediatr Res，1998，44：532～537

Maciej Jozwik，cecilla Teng，MS，et al．Fetal supply of amino acids and nitrogen after maternal infusion of amino acids in pregnant sheep［j］．Am J obstet Gynecol，1999，180（2）：447～453

第十四章　妊娠期高血压疾病

第一节　概　　述

妊娠期高血压疾病（hypertensive disorder complicating pregnancy）是指妇女在妊娠期所患有的高血压疾病的统称。在妊娠20周以后，临床表现为高血压、蛋白尿、浮肿，严重时出现抽搐、昏迷。该病严重影响母婴健康，可造成胎儿生长受限、胎儿窘迫、产后出血及合并心肾疾病等，甚至导致母儿死亡，是妊娠期特有的疾病，也是导致孕产妇和围产儿病死率的主要原因之一。其发病率各家报道不一，国外报道妊娠期高血压疾病发病率为7%~12%，我国流行病调查显示发病率为9.4%。随着围生医学检查的普及，全世界范围内重度子痫前期与子痫的发病率有所下降，我国子痫的发病率为0.2%。

关于妊娠期高血压疾病认识已久，19世纪有学者认为此病是由于血内有毒素，故于1901年开始命名为妊娠中毒症，此名在全世界应用了半个世纪。1952年美国经多年研究，发现本病血液中并未任何毒素，中毒症之名已名不符实。1972年美国妇产科学会决定起用妊娠期高血压综合征。1983年中国妊娠高血压疾病协作组根据当时国内情况将妊娠20周以后出现高血压、蛋白尿、浮肿称为妊娠期高血压综合征，以便与国际交流。但在多年临床实践经验中发现妊娠期高血压综合征的命名、分类有其不合理之处，大部分孕妇的高血压是暂时性的，对孕妇和胎儿无任何影响，并且不合并蛋白尿，只有25%左右的孕妇可以出现蛋白尿即发为子痫前期、子痫。2000年美国国家高血压工作组根据当时美国国内及国际上的情况将妊娠诱发的高血压和妊娠前已有高血压统称为妊娠期高血压疾病。2002年，美国妇科医师协会（ACOG）采用了此方案，并在全美国推广。我国在2004年前此病仍称为妊娠期高血压综合征，简称妊高征，现更改为妊娠期高血压疾病这一名称。

第二节　病因学说

一、高危因素

病因尚未明确，流行病学调查发现，妊娠期高血压疾病发病可能与以下几种因素有关：

1）精神过分紧张或受刺激致使中枢神经系统功能紊乱时；

2）寒冷季节或气温变化过大，特别是气压高时；

3）初产妇年龄＜18岁或＞40岁；

4）有慢性高血压、肾炎、糖尿病、抗磷脂综合征等病史的孕妇；

5）营养不良，如低蛋白血症者；

6）体型矮胖即体重指数［体重（kg）/身高（cm）2×100］>0.24；

7）子宫张力过高，如羊水过多、双胎、糖尿病巨大儿及葡萄胎等；

8）家族中有高血压史，尤其是孕妇之母或孕妇曾经有妊娠高血压病史者。

二、主要病因学说

1）免疫学说。正常妊娠的维持，有赖于胎儿母体间免疫平衡的建立。

2）胎盘浅着床。

3）血管内皮细胞受损。

4）遗传因素。

5）胰岛素抵抗。

6）其他。

近年对妊娠期高血压疾病病因的研究有新进展，如内皮素、钙、心钠素、氧自由基学说以及微量元素等，其中以血浆内皮素及缺钙研究较多，近年认为妊高征的发生可能与缺钙有关。有资料表明，人类及动物缺钙均可引起血压升高，妊娠易引起母体缺钙，导致妊娠高血压的发生，而孕期补钙可使发生率下降。

第三节 妊娠期高血压疾病的病理生理变化

一、基本病理生理变化

1918年Volkard首先提出血管痉挛是子痫前期、子痫的病理生理基础。经过多年的研究也证实妊娠期高血压疾病基本病理生理变化是全身小动脉痉挛。由于小动脉痉挛，造成管腔狭窄、周围阻力增大，全身各系统各脏器灌注量减少，血管收缩导致血流阻力增加、血压增高、血管内皮损伤，通透性增加，体液和蛋白质渗漏，导致血管及周围组织缺氧出血、坏死和功能紊乱，临床表现为血压升高、蛋白尿、水肿和血液浓缩等。

二、主要脏器病理组织改变

（一）脑

大脑病变为脑血管痉挛，通透性增加，引起脑组织缺血、缺氧、水肿，脑血管自身调节功能丧失，引起点状或局限性斑状出血。

（二）肾

肾脏血管痉挛，肾血流量减少及肾小球滤过量下降，血尿酸、肌酐浓度升高。严重者出现尿少，甚至肾功能衰竭。

（三）肝

病情严重时，肝内小动脉痉挛后随即扩张松弛，血管内突然充血，使静脉窦内压力骤然升高，门静脉周围可能发生局限性出血，继而纤维素性血栓形成，严重者肝实质缺血坏死、肝包膜下出血、肝破裂危及母儿生命。

（四）心

心脏血管痉挛，血压升高，外周阻力增加，心肌收缩力和射血阻力增加，低排高阻；心室功能处于高动力状态，可导致心肌缺血、间质水肿、点状出血及坏死。加之血液黏稠度增加，外周阻力增加，心脏负担加重，可导致左心衰竭，继而发生肺水肿。

（五）胎盘

正常妊娠时，子宫血管的生理性改变，表现在蜕膜与子宫肌层的螺旋小动脉粗大、卷曲，以利增加子宫—胎盘的血液供应。妊娠期高血压疾病时绒毛的浅着床和胎盘血管痉挛，子宫胎盘血流灌注下降，子宫肌层与蜕膜其他部分血管则发生急性动脉粥样硬化，表现为内膜细胞脂肪变和血管壁坏死，血管管腔狭窄，胎盘供血不足，绒毛退行性变、出血、坏死、梗塞等，影响母体血流对胎儿的供应，胎盘功能下降，导致胎儿宫内发育迟缓。严重时发生螺旋动脉栓塞，蜕膜坏死，胎盘后小血管破裂出血，导致胎盘早剥。

（六）血液

妊娠期高血压疾病患者伴有一定程度凝血功能损害，发生血小板减少最多见，尤其HELLP综合征患者，可表现血小板减少、转氨酶升高及溶血，反映凝血功能的严重程度和疾病的严重程度。

第四节 妊娠期高血压疾病分类及临床表现

目前国外参照Williams产科学"妊娠期高血压疾病分类"，我国从2004年第6版《妇产科学》教材书中也采用这种分类新的方法（表14-1）。

表14-1　　　　　　　　　　　　妊娠期高血压疾病分类

分　类	临床表现
妊娠期高血压 （gestational hypertension）	血压≥140/90 mmHg，妊娠期首次出现，并于产后12周恢复正常 尿蛋白（-） 患者可伴有上腹部不适或血小板减少，产后方可确诊
子痫前期（pre-eclampsia）	

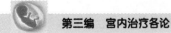
续表

分　类	临 床 表 现
轻度	血压≥140/90 mmHg，孕20以后出现 尿蛋白≥300 mg/24 h或（＋） 可伴有上腹部不适、头痛等症状
重度	血压≥160/110 mmHg 尿蛋白≥2.0 g/24 h或（＋＋） 血肌酐＞106 μmol/L 血小板100×10^9/L 微血管病性溶血（血LDH升高） 血清ALT或AST升高 持续性头痛或其他脑神经或视觉障碍 持续性上腹不适 胎儿生长受限或羊水过少
子痫（eclampsia）	子痫前期孕妇抽搐不能用其他原因解释
慢性高血压并发 子痫前期（pre-eclampsia Superimposed upon chronic hypertension）	高血压孕妇妊娠20周以前无尿蛋白，若出现尿蛋白≥300 mg/ 24 h 高血压孕妇妊娠20周前突然尿蛋白增加，血压进一步升高或血 小板100×10^9/L
妊娠合并慢性高血压 （chronic hypertension）	血压≥140/90 mmHg，孕前或孕20周以前或孕20周以后 首次诊断高血压并持续到产后12周后

第五节　诊　　断

　　根据病史、临床表现、体征及辅助检查诊断妊娠期高血压疾病并不困难，但应注意并发症的发生及凝血功能障碍，尤其对重度患者病情严重程度的估计较为复杂。

一、病史

　　详细询问患者既往有无慢性高血压、慢性肾炎和糖尿病史，有无异常家族史，本次妊娠前及妊娠20周前、后有无高血压、蛋白尿等征象，出现异常症状的时间、病情发展过程等。

二、临床表现

1. 高血压

高血压的定义是持续血压升高收缩压≥140 mmHg或舒张压≥90 mmHg，血压升高至少应出现2次以上，间隔≥6 h。

2. 蛋白尿

蛋白尿的定义是在24 h内尿液中蛋白含量≥300 mg，或者至少间隔≥6 h的2次随机尿液检查中尿蛋白浓度为0.1 g/L（定性+）。

3. 水肿

体重异常增加是许多孕妇的首发症状。

三、辅助检查

1. 血液检查

包括全血细胞计数、血红蛋白含量、血小板计数、血细胞比容、血浆及全血黏度等，了解血液浓缩情况。

2. 凝血功能检查

重症患者动态观察血小板、凝血酶时间、纤维蛋白原、凝血酶原时间、3P，了解凝血与纤溶的功能变化。

3. 肝功能检查

肝细胞功能受损时，ALT，AST均有不同程度的升高，乳酸脱酶（LDH）为敏感指标，能较早预示溶血和肝功能异常。

4. 肾功能检查

肾功能受损时，BUN，Cr，UA升高，肌酐升高与病情严重程度相平行。尿酸在慢性高血压患者中升高不明显，因此可用于本病与慢性高血压的鉴别诊断。

5. 尿常规检查

重点检查尿蛋白，以24 h尿蛋白检测为准确。当尿相对密度≥1.020时说明尿液浓缩。重度子痫前期患者每2天查一次。

6. 眼底检查

视网膜小动脉的痉挛程度反映全身小血管痉挛的程度，是反映本病的严重程度的一项重要参考指标。视网膜小动静脉的比例由正常的2∶3变为1∶2或1∶3，可有视网膜水肿、渗出、出血，严重者可发生视网膜剥离，视力模糊或失明。

7. 心功能检查

心电图、超声心动图检查了解有无心肌损害或传导异常。

8. 其他

胎盘功能检查、胎动计数、E/C、胎监、胎儿成熟度检查等。

四、鉴别诊断

妊娠期高血压疾病应与慢性肾炎合并妊娠相鉴别，子痫应与癫痫、癔病、脑动脉瘤破裂和脑血管畸形破裂脑出血、糖尿病所致的酮症酸中毒、高渗性或低血糖昏迷等鉴别。

五、妊娠期高血压疾病对母儿影响

1. 对孕产妇的影响

特别是重度子痫前期，可发生妊娠期高血压疾病心脏病、胎盘早剥、肺水肿、凝血功能障碍、脑出血、急性肾功能衰竭、HELLP综合征（溶血、肝酶升高、血小板减少）、产后出血及产后血液循环衰竭等并发症。这些并发症多可导致患者死亡。

2. 对胎儿的影响

由于子宫血管痉挛所引起的胎盘供血不足、胎盘功能减退，可致胎儿窘迫、胎儿宫内发育迟缓、死胎、死产或新生儿死亡。

第六节　妊娠期高血压疾病治疗

一、妊娠期高血压

妊娠期高血压疾病的治疗原则和目的是防止子痫等并发症的发生，争取母体可完全恢复健康，胎儿出生后可存活，尽可能减少并发症的出现；预防新生儿呼吸窘迫综合征的发生；以对母儿影响最小的方式终止妊娠。

1. 休息

左侧卧位休息，保证足够的睡眠，休息≥10 h。

2. 间断吸氧

可增加血氧含量，改善全身主要脏器和胎盘的氧供。

3. 饮食

包括足够蛋白质、维生素等，补充钙和铁，过去主张低盐饮食，现不限盐和液体。

4. 适当镇静

一般不需要镇静药物及降压药物治疗，对精神紧张、焦虑或睡眠不良者可给予镇静剂。

5. 胎儿宫内状况评估

包括胎动计数、胎儿电子监护、羊水量、羊水指数及胎儿体重等。

6. 母体状况评估

包括血小板计数、血细胞比容、血浆及全血黏度，肝功能检查，肾功能检查，24 h尿蛋白检测，眼底检查。一旦出现病情发展，及时入院治疗。

二、子痫前期

子痫前期的治疗原则是解痉、降压、镇静、合理扩容、必要时利尿，适时终止妊娠。

（一）降压药物治疗

选用降压药时，除注意药物的禁忌证外，还要注意药物对胎儿的影响。一般舒张压降低到90～100 mmHg，血压维持在140～150 mmHg/90～100 mmHg即可。使用降压药应从小剂量开始，直至出现满意效果。

（二）镇静治疗

适当镇静可消除患者的精神紧张，达到降低血压，缓解症状及预防子痫发作的作用。

（三）扩容治疗

一般不主张应用扩容剂，大量补充液体会加重细胞外液体分布不良，增加了心及肾脏负担，肺水肿、脑水肿的危险，因此应严格掌握扩容治疗的指征。扩容治疗的原则是在解痉基础上扩容，扩容后利尿，提高胶体渗透压。

1. 扩容治疗的优点

1）增加血容量，改善组织灌注。

2）改善微循环淤滞，增加脑血流量，改善脑组织缺氧状况。由于微循环灌注好转，则有助于防止弥散性血管内凝血的发生。

3）子宫胎盘血流灌注增加，胎儿-胎盘功能好转，胎儿宫内缺氧情况改善，围生儿死亡率降低。

2. 扩容治疗的指征

1）单纯采用扩容疗法的指征

HCT≥0.35；全血黏度比值≥3.6；血浆黏度比值≥1.6；尿相对密度＞1.020；严重的低蛋白血症、贫血，均应予扩容治疗。

2）扩容后给予脱水剂

即有脑水肿表现者，如剧烈头痛、恶心、呕吐等，有视网膜水肿或伴渗出物者，扩容治疗后，每小时尿量＜25～30 mL，需鉴别肾功能情况，一般采用25%甘露醇250 mL快速静脉滴注，如尿量增加，提示血容量不足，而非肾功能不全或肾功能衰竭，可继续给予扩容治疗，补足血容量。如尿量仍不增加，提示肾功能不全，则应严格限制入水量，需按肾功能衰竭治疗。

3. 扩容治疗的禁忌证

有肺水肿或心功能衰竭先兆者或严重水肿表现，肾功能不全，有心血管负担过重者均属禁忌。另外，在未了解红细胞比容及尿比重之前，亦忌快速扩容治疗。

4. 扩容剂的选择

由于妊高征严重程度不同，血液浓缩情况也各有差异，而贫血程度及尿蛋白的丢失等都需选择不同的扩容制剂，目前仍为胶体溶液和晶体溶液两大类。

（1）白蛋白及血浆

为最理想的扩容剂，可提高胶体渗透压，但价格高，货源少，适用低蛋白血症、间质性水肿。

（2）全血

纠正贫血，提高血浆蛋白及胶体渗透压，缺点血源较紧张，适应贫血伴低蛋白血症患者。

（四）利尿药物

以往对妊娠期高血压疾病合并水肿，常使用利尿药物。近年来的观点不主张应用，以下几种情况可以酌情利尿：①妊高征并发心衰、肺水肿、脑水肿；②全身水肿或伴有腹水；③严重贫血、血容量过多者。

应用利尿剂的缺点：①可致电解质平衡失调，并可导致胎儿发生急性胰腺炎而死亡；②可使胎儿血小板减少而易致出血；③孕妇体重减轻但蛋白尿并无好转；④使孕妇血液浓度增加，加重微循环障碍，造成临床表现有体重减轻，似乎病情好转的假象；⑤应用利尿剂者，新生儿体重明显较对照组为轻；⑥噻嗪类药物可使子宫收缩受抑制，而致产程延长。

（五）适时终止妊娠

妊娠期高血压疾病重症患者，经治疗后病情不缓解，适时终止妊娠是治疗妊娠高血压疾病的有效措施。

1. 终止妊娠指征

1）孕龄不足34周经积极治疗24～48 h病情控制不满意或病情恶化者，应考虑终止妊娠。

2）孕周已超过34周经积极治疗好转者，胎儿已成熟应考虑终止妊娠。

3）孕龄不足34周，胎盘功能减退，胎儿未成熟者，可用地塞米松促胎肺成熟后终止妊娠。

4）子痫控制后2 h可考虑终止妊娠。

2. 终止妊娠方式

引产，剖宫产。

（1）引产

先进行宫颈评分，如Bishop评分≥6分则宫颈条件已成熟，一般人工破膜引产，羊水清亮者，可给予缩宫素静脉滴注引产，或单用缩宫素静脉滴注引产。宫颈评分<5分，先宫颈成熟，等宫颈软化后再引产。静滴缩宫素时或临产后，应对产妇及胎儿进行严密监护，予以胎心监护仪持续监护。如有贫血或胎儿宫内生长迟缓或肝功能异常者，应争取行生物物理指标监测，以便及早发现胎儿是否有宫内缺氧，适当改变分娩方式。

第一产程：密切观察产程进展情况，保持产妇安静和充分休息。第二产程：以会阴后—侧切开术、胎头吸引或低位产钳助产缩短产程。第三产程：预防产后出血。产程中应加强母儿安危及血压监测，一旦出现头痛、眼花、恶心、呕吐等症状，病情加重，立即以剖宫产结束分娩。

（2）剖宫产

过去妊高征除非有产科指征，一般不作剖宫产，近年来国内外一致认为重度妊高征患者可行剖宫手术。有的学者把剖宫产作为重度妊高征的急救措施。

剖宫产指征如下：

1）有产科指征者如胎盘早剥、前置胎盘等。

2）病情严重，出现并发症者如妊娠期高血压疾病性心脏病、HELLP综合征。

3）宫颈条件不成熟，不能在短时间内经阴道分娩。

4）引产失败。

5）胎盘功能明显减退，或已有胎儿窘迫征象者。

剖宫产注意事项：

1）以持续硬膜外麻醉为安全，但需左侧卧位15°以防子宫胎盘流量降低。

2）术后24 h内可继续用硫酸镁静脉滴注，对防止产后子痫有利。在应用硫酸镁情况下，既达到减弱术后伤口疼痛，又可加强子宫收缩及防止子痫。

3）在术后24 h内予以哌替啶（杜冷丁）50 mg，每6 h 一次，防止伤口疼痛，并用缩宫素或小剂量麦角新碱肌肉注射。

4）最重要的是此类患者处在血液高凝状态，而选择性剖宫产子宫颈口未开，所以极易发生宫腔积血。因而术后医生和护理人员要定时观察，注意脉搏、宫底高度和子宫质地。如未能警惕，只定时予以镇痛剂，可能会延误病情，甚至失去抢救时机，危及产妇生命。

（六）期待治疗——超声介导下羊膜腔给药治疗

子痫前期是妊娠期特发而且威胁母儿健康的严重疾病，无论是在发展中国家或发达国家都伴发较高的孕产妇和围产儿病死率。对于已接近预产期的晚发型者，由于胎儿已接近或达到成熟，立即终止妊娠对孕妇和胎儿皆有益无害。妊娠中晚期比子痫前期虽然积极解痉、降压、镇静等治疗对控制病情有一定作用，但由于全身小血管痉挛，子宫胎盘血流灌注不足，宫内的环境不利于胎儿生长发育，尤其是胎龄小，合并羊水过少，FGR等产科严重并发症、合并症时，过早终止妊娠围生儿死亡率极高，国内有些文献报道围生儿死亡率达51%～88.9%。对于孕34周以前需终止妊娠，胎龄越小，围生儿死亡率与发病率亦越高。在重度子痫前期，如果母儿情况稳定，是否需立即终止妊娠存在争议。有人主张终止妊娠，但是更多的学者建议延长孕周。提倡保守治疗或称"期待治疗"，直到胎儿肺成熟或者到34孕周以后再终止妊娠，从而减少围生儿及新生儿的死亡率。而期待治疗中母体生命随时受到威胁，终止妊娠是惟一治愈方法，两者兼顾是产科医师面临的棘手问题，也是近年来妇产科学国际会议上的热点话题之一。

虽然早发型重度子痫前期已经引起围产医学界的重视和研究兴趣，但到目前为止，对于早发型重度子痫前期尚无统一限定范围。有学者将起病在孕32周前的重度子痫前期计为早发之列，更多的学者将起病于孕34周前的重度子痫前期称为早发型，在此后发病者称为晚发型。

对于轻度早发型子痫前期的处理，继续监护和维持妊娠基本无争议。而对于重度早发型子痫前期，既往的处理是不考虑孕龄大小均提倡立即终止妊娠，结果导致了因胎儿不成熟所致的围产儿死亡率大大增加。近年来，对于已经出现严重并发症者终止妊娠仍然不容置疑，对无并发症的早发型重度重症提出了延迟分娩的保守治疗谓"期待疗法"，在延长孕龄、减少因胎儿不成熟而致的围产儿死亡。随着围产医学与超声技术的发展，胎儿监护手段的进步，给重度子痫前期的期待疗法又拓展一项新的治疗手段——介入超声羊膜腔内灌注术。该治疗可通过在羊膜腔内灌注不同的"人工羊水"来改善胎儿宫内的生存环境；通过宫内直接进入胎儿血液循环，促进胎儿发育；通过宫内使用肾上腺皮质激素及抗生素，促进胎儿肺成熟，预防感染。这些都比经母体给药过胎盘屏障达胎儿体内更直接、作用更好。广州市第一人民医院妇产科自1999年5月～2004年5月对95例妊娠期高血压疾病的研究，显示58例羊膜腔内灌注药物治疗组新生儿评分明显高于37例对照组，ARDS发病率低于对照组，围生儿存活率达98.3%，明显高于对照组。其中1例高龄孕妇，孕29周重度子痫前期，合并完全性前置胎盘，巨大宫颈肌瘤（术中测肌瘤30 cm×27 cm×25 cm，肌瘤重3.5 kg），疤痕子宫，经宫内治疗2次后，于孕龄30+3周结束分娩，新生儿体重1.9 kg存活，未出现ARDS。因此羊膜腔内灌注治疗后，一旦胎肺成熟，无论孕周多少，及时终止妊娠，对改善围产儿预后有重要意义。

1. 介入超声羊膜腔灌注术

（1）方法

在B超监测下，采用B超穿刺探头等附件，7—9G穿刺针长18 cm，经腹穿刺进入羊膜腔后抽出内芯，留置软塑料管。根据羊膜腔内压力，决定注药的速度及数量，一般输入总量100～300 mL。宫内治疗羊膜腔内压力维持在1.47～1.7 kPa范围内。

（2）步骤

穿刺前半小时口服宫缩抑制药物硫酸舒喘灵4.8 mg，排空膀胱，取仰卧位，常规术前B超检查胎儿有无畸形，选择穿刺部位，测进针深度。对于后壁胎盘、侧壁胎盘取胎儿肢体侧。消毒铺巾，换消毒穿刺探头，在B超监测下，沿穿刺引导线经皮肤直入羊膜腔内，取出针芯，置入塑料导管。取羊水5～10 mL进行泡沫试验了解胎儿肺成熟度，后注入药物。术后拔出塑料管，复查B超检查及胎监。羊膜腔内注药治疗可重复2～3次，间隔5～7天。

（3）药物

根据孕妇合并病症不同，输入不同的液体。如合并FGR者，输入胎儿营养液小儿氨基酸100 mL；合并羊水过少者，输入羊水替代液0.9%生理盐水100 mL+小儿氨基酸100 mL；合并糖尿病者，输入生理盐水100 mL。所有宫内治疗均注入地塞米松10 mg及抗生素，促肺成熟及预防感染。

（4）适应证

胎膜未破的妊娠妇女。

（5）禁忌证

1）胎儿畸形，子宫敏感，先兆早产。

2）妊娠合并症：心力衰竭、肺水肿、HELLP综合征、肾功能衰竭、DIC等并发症，有明显的出血倾向，有脑出血等神经系统症状，胎盘早剥等禁忌。

3）母婴传播性疾病。

（6）灌注时的注意事项及并发症的预防

1）灌注速度不能太快，以防子宫破裂，胎盘早剥、羊水栓塞等严重并发症的出现。

2）医源性羊水过多。一般灌注羊水替代液100～300 mL，Miyaeaki等报道羊膜腔灌注

250 mL，羊水指数增加4 cm。应在灌注同时测宫内压力及羊水指数，避免羊水过多。

3）胎儿低温寒战。输注的羊水替代液应在37°，避免温度太低，导致胎儿低温寒战。有报道，低温可诱发胎儿胎心变异减速。

4）胎儿急性呼吸衰竭。输液的速度太快、量太多导致宫内压急骤升高而引起胎儿急性呼吸衰竭。所以灌注过程避免快速大量补液。

2. 并发胎儿生长受限的宫内治疗

妊娠期高血压疾病是胎儿生长受限的主要原因之一，一般妊娠时FGR的发生率为2.75%～4.9%，而妊娠期高血压疾病时可高达10.5%～30%。妊娠高血压疾病时子宫胎盘循环障碍，血流量减少，灌注不足，胎盘绒毛退行性变，胎盘功能不全，物质交换减少，影响胎儿羊水和营养物质供应，发生FGR。病情越重影响胎儿的程度越大，并且非均匀影响每一个器官。对新生儿的近期影响有：①易发生胎粪吸入综合征；②易发生低氧血症和呼吸窘迫综合征；③易发生酸中毒和低钙血症；④因肝脏发育受损，糖原减小，新生儿易发生低血糖，对新生儿还可造成发育不良甚至影响智力发育。传统的治疗予静脉滴注氨基酸、能量等营养药，但需经过胎盘屏障，胎盘功能减退时，效果不良。孕4月胎儿具有吞咽功能，小儿氨基酸注入羊膜腔后，通过胎儿的吞咽，直接进入消化道吸收入胎儿血循环，促进生长发育。羊膜腔灌注的方法参考第9章，灌注时应注意孕妇血压及一般情况，同时行羊水泡沫试验，了解胎肺成熟度，胎肺不成熟，羊膜腔内注入地塞米松10 mg等药物。合并羊水过少羊膜腔内同时注入羊水替代液：生理盐水、人工羊水、平衡液等，注意输入的速度和量。术后观察胎心、宫缩、血压及孕妇的自觉症状。

因此防治中应早期发现并及时治疗，积极治疗妊娠期高血压疾病，改善子宫胎盘循环，加强氧和营养物质的供给，及时了解胎儿宫内安危，当宫内环境不适应胎儿生长发育，及时终止妊娠。

孕妇应住在三级医疗保健机构的高危产科病房进行严密监护，依据病情进行：①每日严密的医疗护理和临床观察、系列的血压监测；②每周1～2次进行的24 h尿蛋白总量测定；③每周1～2次进行的包括肝肾功能的生物化学检测（包括ALT，AST，LDH）；④包括血色素、血小板和血球压积在内的血象检查；⑤凝血功能检测；⑥每日的胎动和胎心率；⑦每周甚至每日的无负荷试验（NST）；⑧每周或每隔1周1次的超声检查胎儿生长情况和多普勒脐带血流变化。

下列情况下不利于保守处理需要终止妊娠：出现不能控制的严重高血压，尤其是舒张期血压持续＞110 mmHg；出现肺水肿；子痫反复发作；HELLP伴有消化系统症状和右上腹压痛；胎盘早剥；出现持续性头疼和视觉障碍；胎心监护显示反复晚期减速和重度变异减速；B超评估胎儿体重小于第5百分位数或现实1～2周无增长，舒张末期脐带血流反向，则应及时终止妊娠。

三、子痫的处理

这是妊娠期高血压疾病最严重的阶段，是妊娠期高血压疾病所致母儿死亡的最主要原因，应积极处理。产后子痫多发生于产后24 h至10天内，故产后不应放松子痫的预防。

处理原则：控制抽搐，纠正缺氧和酸中毒，控制血压，抽搐控制后终止妊娠。

（1）控制抽搐

一旦发生抽搐，立即给以安定10 mg缓慢静脉推注，然后用25%硫酸镁20 mL＋25% GS20 mL缓慢静脉推注（＞5 min），继之用以2 g/h硫酸镁静脉滴注，维持血药浓度，控制抽搐。

（2）控制血压

血压过高时给予降压药。

（3）有脑水肿者用20%甘露醇250 mL快速静脉滴注降低颅压

（4）纠正缺氧和酸中毒

间断面罩吸氧，根据二氧化碳结合力及尿素氮值给予适量的4%碳酸氢钠纠正酸中毒。

（5）出现肺水肿时则用速尿20～40 mg静脉注射

四、预防

妊娠期高血压疾病预防必须从早孕期抓起，做到早发现、早诊断、早治疗。建立健全三级妇幼保健网，做好卫生宣传教育工作，使孕妇懂得产前检查的重要性，按时到医院进行产前检查，这是早发现、早治疗妊娠期高血压疾病的重要手段。在妊娠早期因人而异，需测基础血压。

对易发生妊娠期高血压疾病的初孕妇、孕妇年龄＜18周岁或＞40岁、多胎妊娠、妊娠期高血压病史及家族史、慢性高血压、糖尿病、营养不良，有心肾及严重贫血等疾病的孕妇，更需加强产前医疗保健。

指导孕妇合理饮食与休息。孕妇应该进食富含蛋白质、维生素、钙、铁、镁、碘、锌等微量元素的食物及新鲜蔬菜水果，减少动物脂肪及过量盐的摄入。保持足够的休息和愉快的心情，坚持左侧卧位增加胎盘绒毛的血供。

补钙可预防妊娠期高血压疾病。每日补钙1～2 g可有效降低妊娠期高血压疾病的发生。

一旦出现症状，除适当休息外，应接受镇静、解痉、降压等药物治疗。重症者及时住院。如产后血压仍高，需继续治疗，防止引起高血压等疾病后遗症。

病例：患者李某，38岁，住院号D686724。孕2产0孕30+2周入院。LMP：2005年11月21日，EDC：2006年8月28日。平素月经规则，周期35～40天左右，停经50+天出现早孕反应，反应中等。晨起恶心、呕吐明显，伴少许阴道出血，来我院住院，安胎治疗1周。B超检查：早孕，孕囊如孕6周大小，见胎心搏动。停经21+周胎动至今。孕20+周因夫妇皆属高龄，而行羊膜腔穿刺抽羊水20 mL，行胎儿染色体分析，结果示胎儿染色体正常的G显带。孕24+周后定期来我院产前检查：优生四项无异常发现。糖筛查：50 g葡萄糖1 h 6.9 mmol/L。尿常规：尿蛋白阴性。孕28+周彩色B超示：双顶径70 mm，股骨长54 mm，头围263 mm，羊水平段56 mm。胎方位LOA，胎心音152次/min，胎盘位于子宫后壁分级1级。孕29+周双下肢水肿明显，休息后不能缓解。检查发现血压升高达140/90 mmHg，尿蛋白：＋。给予休息、镇静等处理。1周后症状加重，诊断为轻度子痫前期，入院治疗。查血压150/100 mmHg，给予硫酸镁解痉，心痛定10 mg tid，安定5 mg qn治疗。经解痉、镇静、降压等治疗病情稳定。眼底检查：动脉/静脉比例为2/3，24 h尿蛋白定量1 833 mg。孕31+周B超检查示：双顶径72 mm，股骨长58 mm，头围276 mm，羊水平段42 mm。胎儿大小较孕月小2周。与其夫妇双方谈话，建议羊膜腔穿刺术，了解胎儿肺成熟度，同时给予羊膜腔灌注小儿氨基酸，签知情同意书，责任护士给予心理宣教。在介入B超下行羊膜腔穿刺术，于右侧中腹部进针，抽出羊水10 mL，行羊水泡沫试验，结果1∶1（＋），1∶1.3（－），1∶2（－）表示胎儿肺未成熟。同时羊膜腔内注入小儿氨基酸100 mL，地塞米松10 mg。孕32+周孕妇的病情渐加重，血压高达160/100 mmHg，24 h尿蛋白定量2 367 mg，再次行羊膜腔穿刺，行羊水泡沫试验，1∶1（＋），1∶1.3（＋），1∶2（－），胎儿已成熟。羊膜腔内输注小儿氨基酸100 mL。第3日行子宫下段剖宫产，娩出一活婴，出生体重1 700 g，Apgar评分1'-9分，5'-10分，10'-10分。未出现新生儿呼吸窘迫综合征。母婴平安出院。

（广州市第一人民医院　邓玲红　张玉洁）

参 考 文 献

郎景和译. 威廉姆斯产科学. 北京：世界图书出版社，2001

乐杰. 妇产科学. 第6版. 北京：人民卫生出版社，2004

张静. 重度妊娠高征合并胎儿生长受限围生儿结局分析. 实用妇产科，2005，21（9）：560～562

Cunningham FG，Fernandez CO，Hernandez C. Blindness associated with preeclampsia and eclamopia. Am J Obstet Gynecol，1995，172：1291

Dizon-Townson D，Nelson，Moline L，et al. Sewere preeclampsia is associated with the factor V Leiden mutaition. A m J O bstet Gynecol，1996，174：343

Friedman SA，Schiff E，Emeis JJ，et al. Biochemical corroboration of endothelial in volvement in severe preeclampsia. Am J Obstet Gynecol，1995，172：202

Hall DR. Early，Severe Preelaampsia and delivery at 34 weeks gestation or earlier［J］. Obstet Gynecol，2005，88（1）：57～58

MIJ Withagen，a H C S Wallenburg，a E AP steegers，et al. Morbidity and development in childhood of infants born after temorising treatment of early，onset pre-eclampsia［J］BJOG，2005，112（8）：910～914

Patricia chan，a Mark Brown，b Judy M. Simpson，et al. Proteinuria in re-eclampsia：how much matters［J］BJOG，2005，112（2）：280～285

Sibai BM. Diagnosis，prevention and management of Eclampsia［J］Obstet Gynecol，2005，105（2）：402～410

Tolaymat A，Sanchez-Ramos L，Yergey AL，et al. Pathophysiology of hypoclciuria in preeclampsia：Measurement of intestinal calcium absorption. Obstet Gynecol，1994，83：239

Vigil-De GP，Lasso M，Ruiz E，et al. Severe hypertension in pregnancy Hydralazine or labetalol. A randomized clinical trail［J］Obstet Gynecol surv，2006，61（8）：501～502

Wieeke PM, Wessel G, John MK, et al. Increased sympathe activity present in early hypertensive pregnancy is not lowered by plasma volume expansion ［J］. Hypertens Pregnancy, 2006, 25（3）：143~157

Withagen M, wallenburg H, steegers E, et al. Morbidity and development in childhood of infants born after tenporizing treatment of early onset pre-clampsia ［J］ BJOG, 2005, 112（7）：910~914

第十五章　妊娠期糖尿病

第一节　妊娠期糖尿病的概述

糖尿病是一种伴有遗传倾向的代谢障碍性内分泌疾病。它是因对碳水化合物耐受性降低而引起的糖、蛋白质及脂肪等代谢紊乱，以高血糖、糖尿、三多（多饮、多食、多尿）及乏力等为主要临床特征的综合征。自胰岛素问世以来，糖尿病得到了有效控制，使很多糖尿病育龄妇女恢复了生殖功能。但糖尿病合并妊娠者日益增多。由于妊娠本身是一个致糖尿病因子，随着妊娠进展，易造成胰岛素分泌相对不足才出现或发现糖尿病，称之为妊娠期糖尿病（gestational diabetes mellitus，GDM）。它与妊娠前已患糖尿病（显性糖尿病）合并妊娠在概念上有所区别，WHO将其列为糖尿病的一个独立类型，但对妊娠、胎儿和新生儿的负性影响，两者是一致的。因而提高对妊娠期糖尿病的认识，早期诊断和治疗显得更为重要。

妊娠期糖尿病的定义是妊娠期间发生或首次发现的不同严重程度的糖耐量改变。这一定义适用于无论是否需要用胰岛素治疗的糖尿病。毫无疑问，某些妊娠期糖尿病的妇女过去即存在未意识到的显性糖尿病，如果在妊娠开始3个月即有高血糖，那么就意味着是显性糖尿病（美国糖尿病协会，1995）。

一、糖尿病的分类和分级

（一）糖尿病分类

糖尿病分为Ⅰ型（胰岛素依赖型）和Ⅱ型（非胰岛依赖型），根据病人是否需要外源性胰岛素以防止酮症酸中毒来分型。Ⅰ型和Ⅱ型之间某些区分特点见表15-1。

Ⅰ型糖尿病是免疫介导的，多发生在遗传易感型患者。这是一种倾向而不是病因，推测疾病发生是由病毒感染触发的，多有炎性胰岛炎和淋巴细胞灶性浸润。继之，有针对β-细胞的抗体免疫刺激，对抗β-细胞。β-细胞膜对自身免疫细胞毒性抗体易感，导致细胞最后被破坏，结果发生糖尿病。Ⅰ型糖尿病遗传性是复杂的，一般认为第6号染色体有一种与HLA-D组织相关复合物。Ⅰ型糖尿病垂直遗传率低，而且，如果糖尿病仅仅是基因控制的话，在同卵双生子中，其一致性应为100%，但实际上不足50%。

非胰岛素依赖型糖尿病没有发生与HLA有关。本病有家族性，且单合子双胎中发生比例一致性是100%，在同胞间发生几乎有40%，在后代子女中约有1/3发生糖耐量异常或显性的糖尿病（Foster，1994）。病理生理学表现是胰岛素分泌不正常和靶组织对胰岛素抵抗，绝大多数病人过度肥胖，推测外周性胰岛素抵抗菌是由于肥胖引起β-细胞的衰竭导致。

表15-1　　　　　　　　　胰岛素依赖和非胰岛素依赖糖尿病患者某些特点

特　点	Ⅰ型（胰岛素依赖型）	Ⅱ型（非胰岛素依赖型）
遗传位点	第6号染色体	第11号染色体（？）
发病年龄	年轻（<40岁）	年长（>40岁）
体形	正常到消瘦	肥胖
血浆胰岛素	低到不存在	正常到高
血浆高血糖素	高，可抑制	高，有抵抗力
急性并发症	酮症酸中毒	高渗性昏迷
胰岛素治疗	有反应	有反应到抵抗
磺脲类药治疗	无反应	有反应

注：自Fosteet（1994），经允许。

糖尿病是妊娠最常见的内科合并症。病人可分为妊娠前已经诊断的糖尿病（显性的）和妊娠期诊断的糖尿病（妊娠期糖尿病）。在1993年美国总共有102 234名妇女是妊娠合并糖尿病患者，占活产中2.6%（Ventura等，1995），这样，在1993年活产中，有10 000名妇女是显性糖尿病患者，90 000名妇女是妊娠期糖尿病患者。

（二）妊娠期糖尿病的分类

表15-2为根据美国妇产科医师协会1986年推荐的分类标准和1994年的补充意见，对其进行分类。在1986年的分类中，诊断为妊娠期糖尿病的妇女，根据血糖的程度再细分类，特别是空腹高血糖（105 mg/dL或更高）属A_2级，大约有5%的妊娠期糖尿病妇女空腹血糖表现属于此类（Magge等，1993）。在White的分类（1978）中，符合B级到H级的妇女，她们妊娠前有显性糖尿病，White的分类系统强调终末器官受累，特别是眼、肾和心脏对妊娠后果具有明显的影响（表15-2）。

表15-2　　　　　　　　　　　　糖尿病合并妊娠的分类

类别	发生	空腹血糖	餐后2 h血糖	治疗
A_1	妊娠期	<105 mg/dL	<120 mg/dL	饮食控制
A_2	妊娠期	>105 mg/dL	>120 mg/dL	胰岛素

类别	发病年龄	病期（年）	血管疾病	治疗
B	超过20岁	<10岁	无	胰岛素
C	10～19岁	10～19岁	无	胰岛素
D	10岁之前	>20岁	良性视网膜病变	胰岛素
F	任何年龄	任何年龄	肾病变	胰岛素
R	任何年龄	任何年龄	增生性视网膜病变	胰岛素
H	任何年龄	任何年龄	心脏	胰岛素

注：妊娠期诊断，妊娠20周前测定24 h尿蛋白（500 mg）。本表引自美国妇产科医师协会（1986），经许可。

（三）妊娠期糖尿病的分级

White发现糖尿病患发病年龄、时间以及是否有血管病变显著影响围产期的结局。并将妊娠前糖尿病分为A_1，A_2，B，C，D，F，R，H 8种类型（表15-3）。B型DM发病年龄在20岁以后，病史不足10年；C型DM发病年龄在20岁以前，病史为10～19年；B及以C型均无血管病变；D型DM病史超过20年，发病年龄不足10年，有良性视网膜病变；F，R，H型DM包括有明显血管病变患者，F型包括5%～10%有肾脏病患者，肌酐清除率下降，24 h尿蛋白至少为40 mg；R型患者有恶性视网膜病变；H型包括有冠心病患者。

表15-3　　　　　　　　　　　　　妊娠糖尿病White分型

分型	发病年龄	病程	血管病变	治　　疗
A_1	任何年龄	任何时限	无	饮食控制
A_2	任何年龄	任何时限	无	饮食控制、胰岛素治疗
B	>20岁	<10岁	无	胰岛素治疗
C	10～19岁	10～19岁	无	胰岛素治疗
D	<10岁	>20年	良性视网膜病	胰岛素治疗
F	任何年龄	任何时限	肾病	胰岛素治疗
R	任何年龄	任何时限	增生性视网膜病	胰岛素治疗
H	任何年龄	任何时限	冠状动脉病	胰岛素治疗

存在以下的情况者预后不良：①24 h尿蛋白>3.0 g；②血清肌酐>1.5 mg/dL；③血色素低于正常25%；④高血压［平均动脉压>107 mmHg］。

二、妊娠期糖代谢特点及妊娠期糖尿病发病机制

胎儿的主要能量来源是通过胎盘从母体获取葡萄糖。随着胎儿的长大，胎盘逐渐增大，物质交换面积逐渐增大，足月胎儿每日约需要摄取葡萄糖26 g，约6 mg/（kg·min）。母体与胎儿之间不存在胰岛素及胰高血糖素的交换，因此，胎儿葡萄糖的利用与母体胰岛素水平无关，仅取决于胎儿产生的胰岛素水平。

妊娠前半期，母体葡萄糖内环境受雌激素和孕激素水平增加的影响。随妊娠进展血浆葡萄糖水平下降，一方面，由于雌激素和孕激素导致胰腺B细胞增生，增加了对葡萄糖的利用；另一方面，胎儿通过胎盘摄取葡萄糖增加，导致母体葡萄糖水平下降。由于孕妇空腹血糖常低于非孕期，故很多Ⅰ型糖尿病孕妇在妊娠前20周常有低血糖发生。

妊娠后半期，常有血葡萄糖水平增加，这是由于多种胰岛素对抗激素的存在，如人胎盘泌乳素（human placental lactogen，HPL）、雌激素、孕激素、人生长激素、皮质醇、泌乳素的分泌增加。HPL分子量约21 500，有人生长激素样作用。HPL通过促进脂肪酸代谢而影响糖代谢，随孕期进展，HPL分泌量逐渐增加，促进脂肪分解，导致游离脂肪酸增加，有抑制胰岛素的周围作用，抑制外周组织对葡萄糖摄取，导致血糖升高。妊

娠末期HPL血浆水平可达人生长激素的1 000倍，这些激素均可降低糖原贮备，增加血糖浓度，常需要增加胰岛素剂量，有的需要增加妊娠前剂量3倍以上。

孕酮有直接对抗胰岛素的作用；皮质醇具有抵抗胰岛素、促进糖异生、加速肝脏释放葡萄糖以及减少外围组织摄取和利用葡萄糖的作用；泌乳素有较弱的抗胰岛素作用，但随孕期进展，其分泌量可增加5~10倍，其刺激胰腺B细胞的增殖的能力也随着妊娠进展逐渐增加，并且不依赖葡萄糖刺激也可导致高胰岛素血症；雌激素具有糖原异生作用，其对抗胰岛素的作用较弱，但它可刺激肝脏产生皮质醇结合蛋白（cortisol binding globulin，CBG），当CBG增加时，孕妇肾上腺分泌更多的皮质醇以补充增多的CBG所需。这些激素对抗胰岛素的作用，由强到弱依次为皮质醇、孕酮、胎盘泌乳素、泌乳素和雌二醇。此外对正常妇女胰岛素分泌量和敏感性进行研究，发现妊娠期母体血胰岛素分泌量明显增加，而外周组织对胰岛素的敏感性下降。上述种种原因导致了GDM的发生。

三、妊娠对糖尿病的影响

（一）低血糖

糖尿病者妊娠期间发生低血糖者达6%~41%。妊娠早期最易发生低血糖，由于妊娠反应进食减少、胰岛素使用过量或活动过多所致。低血糖症状包括多汗、心动过速、手颤、躁动不安，严重者意识丧失。

（二）Somogyi反应

夜间发生低血糖后，凌晨发生反应性高血糖，处理方法为减少睡前的中效胰岛素（NPH）。

（三）黎明现象

夜间血糖升高伴随清晨空腹高血糖，治疗方法为增加睡前NPH。

（四）糖尿病酮症酸中毒（diabetic ketoacidosis，DKA）

由于近年来严格控制血糖，DKA发生率已大大下降，现在DKA一般多见于新诊断的糖尿病患者，且多见应用胰岛素、激素等均可诱发酮症酸中毒。虽然孕妇死亡率很低，但胎儿死亡率高达30%~90%。

妊娠期间糖尿病酮症酸中毒的处理：

1. 实验室检查

包括动脉血血气分析、血糖监测、酮体、血钾、钠、氯、碳酸氢根，每2 h测一次。

（1）纠正低血钾

如血钾<3.00 mmol/L，补钾30~40 mmol/h，使血钾维持在4.5~5.0 mmol/L。

（2）纠正酸中毒

如pH<7.1或HCO_3^-<5 mmol/L应补$NaHCO_3$。

2. 补液

估计脱水程度，在24 h内纠正脱水量的75%。

采取先快后慢原则，补充生理盐水。第1 h补500～1 000 mL，第2 h补500 mL，第3 h补500 mL，以后每小时可补250 mL。

3. 监测血糖、补糖

当血糖下降至13.88 mmol/L（250 mg/dL）时，开始补5%葡萄糖溶液。

4. 胰岛素应用

①开始注入正规胰岛素0.1U（kg·h）；②每1～2 h监测一次血糖，如在2 h内血糖下降幅度未达20%，胰岛素剂量加倍；③血糖应以每小时3.33～4.16 mmol/L（60～75 mg/dL）速度下降，血糖达13.88 mmol/L（250 mg/dL）时，换用5%葡萄糖液，胰岛素量减半。

5. 寻找DKA的原因

6. 估计胎儿情况

（五）妊娠对糖尿病患者肾脏的影响

25%～30% I 型DM妇女肾脏病变，通常发生在糖尿病16年之后。妊娠期间，肾小球滤过率增加，对肾脏造成威胁。肾功能损害程度与妊娠前肾功能状态密切相关，如妊娠开始时，肾功能正常，整个妊娠期肾功可能无明显恶化，或仅有轻度蛋白尿，产后可恢复正常。如妊娠前轻度蛋白尿，1/3患者妊娠晚期可进展至肾病状态。如妊娠前24 h蛋白尿超过190 mg，约30%患者可发生先兆子痫，多数妇女发展成肾病，增殖性视网膜病变较常见，同时婴儿呼吸窘迫综合征发生率很高，且出生体重与肌酐清除率成反比。如肌酐清除率下降至<80 mL/min或尿蛋白量>每日2 g，则产后约50%妇女肾功能完全丧失，围产期死亡率很高。Kitzmillon等报告35例妊娠并发糖尿病肾病患者，69%尿蛋白增加，73%发生高血压，产后65%患者尿蛋白下降。

（六）妊娠对DM患者视网膜病变的影响

妊娠期间视网膜病有加重倾向。轻度或无视网膜病变者，约10%可能发展为眼底病变。增殖生视网膜病变或严重的增殖期前视网膜病变，有5%可能一步加重眼病。血糖控制后，视网膜病变是否能改善尚不清楚，已证实妊娠期间，视网膜血流量增加，糖尿病患者尤其显著。伴随妊娠增加的生长因子对加重视网膜病变起重要作用，故妊娠本身加重了视网膜病。妊娠前应进行仔细的眼底检查，如有视网膜病变，最好在妊娠前处理，如已进行激光治疗，妊娠期间眼底病变很少再进一步加重。

（七）妊娠对糖尿病神经病变的影响

一般而言，妊娠对糖尿病神经病变无显著影响，但有可能加重神经病变，特别是腕管综合征。妊娠合并糖尿病性胃轻瘫可使血糖控制困难。反复恶心、呕吐不能正常进食使血糖不稳定，且易发生低血糖。

（八）对血管病变的影响

非糖尿病患者妊娠期间发生心肌梗塞的孕妇死亡率高达30%，糖尿病患者妊娠期间发生心肌梗塞者死亡率高达60%，预后主要取决于心肌梗塞后保留的有功能的心肌组织量。妊娠前应对心血管系统进行全面评估，包括心脏大小、心功能状态、血压及血脂等，以预测糖尿病患者能否承受妊娠。

四、糖尿病对妊娠的影响

糖尿病孕妇的妊娠期并发症较非糖尿病孕妇明显增加，常见的有下列几种：

（一）妊娠高血压综合征

糖尿病病人在代谢紊乱的基础上极易发生微血管病变，且多见于眼底、肾小球及肌肉毛细血管管壁。主要病理改变是基底膜增厚，导致管腔狭小，供血不足。子宫肌血管也有同样的改变，造成胎盘供血不足、缺氧。此外，在糖尿病开始阶段即可发生肾脏有形态及功能方面的早期改变：肾脏增大，肾小球体积及毛细血管表面积增加，肾小球及出、入球小动脉进行性基底膜增厚及玻璃样硬化，肾小球滤过率及过滤部分增多，出现蛋白尿等，因而糖尿病孕妇血糖控制不良者先兆子痫发生率增高，可占糖尿病孕妇总数的25%～30%。即使未出现血管或肾脏病变的糖尿病孕妇，其先兆子痫——子痫发病率约为正常孕妇的4倍。

（二）感染

感染发生率普遍增高，病情较严重。未很好控制的糖尿病病人的白细胞吞噬功能减低，细胞易于衰老，并且淋巴细胞异常，影响免疫功能，因而易患肾盂肾炎。其发生率可达6%，为非糖尿病孕妇的3倍，无症状性菌尿症占18%，也较非糖尿病孕妇高3倍。其他感染性疾病，如皮肤疖肿、产褥感染及乳腺炎也较易发生。

（三）羊水增多

羊水增多的原因尚不明确，以往认为是由于胎儿高血糖引起高渗性利尿所致，但近年应用B超观察，胎儿每小时尿液生成量仍在正常范围。后有人认为羊水中含糖量增加，渗透压的增高而导致大量水分向羊膜腔内透入，这种说法也未能证实。

几乎所有糖尿病妊娠的羊水量均较多，真正称得上羊水过多者约占20%。由于羊水过多可降低子宫胎盘血流灌注量而危及胎儿生命，也常导致早期破膜而发生早产。有时羊水量剧增，宫底将横膈向上推移，常使孕妇心肺功能受到影响而不能坚持妊娠。

（四）手术产增多

由于糖尿病妊娠常为巨大儿或由于胎儿发生某些紧急情况需立即结束分娩，因而难产手术及剖宫产率较高，手术所引起并发症及产道损伤也随之增高。

（五）产程延长

糖尿病孕妇由于胰岛素缺乏，葡萄糖利用不足，使产程进展缓慢，在产程过程中能量消耗更易发生酮症酸中毒，并使子宫收缩更为不良。

五、糖尿病对胎儿的影响

糖尿病对胎儿影响极为显著，流产、早产及胎儿宫内死亡率高，如加强病情控制，情况可大大改善。

（一）先天畸形

普遍认为糖尿病孕妇的胎儿畸形发生率是正常妊娠的2～5倍。先天畸形是这类胎婴儿最常见的围生期死亡原因，严重畸形胎儿未出生即死亡，因而其实际发生率还要高得多。畸形部位广泛出现于全身所有器官系统，尤以骨骼、心血管、中枢神经系统畸形为多见。

近年开展糖化血红蛋白（HbA_k）检测以了解人体长期糖代谢情况，发现妊娠早期HbA_k含量增高易发生流产及畸形，并证明高血糖引起的畸形多发生于受精后6周内器官结构形成的关键时期，因此强调必须在妊娠前开始控制血糖，并在此基础上计划妊娠，才能有效降低胎儿畸形的发生率。高血糖致畸的机理尚不清楚。Nelson（1989）通过对人胎盘滋养细胞培养证明，葡萄糖水平过高，可降低细胞快速增殖过程。Reece（1990）则认为高血糖可引起卵黄囊衰竭，导致营养供应及氧合作用障碍，最终发生缺陷。

（二）巨大儿和小样儿

糖尿病孕妇常分娩巨大儿之机制，早在25年前Pedersen就作了如下假说：糖尿病孕妇血糖持续增高，经胎儿分泌大量胰岛素以维持血糖正常，形成巨大儿即与此高血糖及并存的高胰岛素血症有关。糖尿病孕妇之巨大儿脐带血血浆C-肽浓度较正常体重儿要高得多，这一现象支持上述假说。

测定胎儿血中单核细胞的胰岛素受体，发现妊娠期糖尿病及胰岛素依赖型糖尿病患者胎儿之葡萄糖受体变大增多，与胰岛素的亲和力也增高，因此形成真正高胰岛素状态。胰岛素是主要的促进生长因素，即可刺激脂肪形成及增加氮滞留。因此高胰岛素血症可使对胰岛素敏感的组织摄取葡萄糖量增加，这可能就是糖尿病孕妇胎儿躯体生长过度的主要原因。

此外，糖尿病孕妇血中游离脂肪酸浓度增加，输入胎体的脂肪酸亦随之增多，葡萄糖转化为α-磷酸甘油后可与游离脂肪酸酯化，因此高胰岛素血症、高血糖及游离脂肪酸的增多，促使胎儿脂肪加速合成甘油三酯，导致胎体肥胖。

巨大儿初期表现体重增加，继之增加身体脂肪及身长、头围也可增加。有人曾测量80例糖尿病孕妇胎儿之体重及头围，约有30%超过同孕期的正常值。

分娩巨大儿是隐性糖尿病孕妇的一个重要症状，Miickel（1996）报道分娩体重＞4.5 kg婴儿之孕妇经随访12年，有36%发展为糖尿病，21%葡萄糖耐量试验异常。

巨大儿常引起难产，尤其是肩性难产，主要是双肩间径增长所致。除新生儿死亡率增高外，还常发生锁骨、肱骨骨折及臂丛神经损伤所致的上臂Erb's瘫痪。

有的糖尿病孕妇在孕41～43周分娩体重较小的小样儿，这种小样儿比巨大儿死亡危险更大。巨大儿是新陈代谢控制不好所致，而过期产的小样儿则是受孕妇糖尿病性血管病变之影响，更应予以重视。

（三）围生儿死亡明显增加

糖尿病孕妇细胞的2,3-二磷酸甘油酯（2,3-diphosphoglycerate，DPG）含量增加，导致氧的亲和力下降，携氧能力减弱，加之血液中HbAlc增多可减少氧的释放，如有血管病变或合并先兆子痫时，子宫螺旋动脉的病变使子宫血液灌注量受损，降低对胎儿氧量的供给，与此同时，胎儿高血糖及高胰岛素血症引起胎儿脏器增大，又促使胎儿耗氧量增加，加剧胎儿宫内缺氧，胎死宫内。此外，孕妇易发生酮症酸中毒，酮体易穿越胎盘屏障，进入胎体，影响胎儿Hb与氧结合，更易出现胎儿宫内缺氧。

六、糖尿病对新生儿影响

（一）新陈代谢障碍

1. 低血糖

糖尿病控制不良的产妇，其新生儿容易发生自发性低血糖（足月新生儿血糖<1.68 mmol/L，未成熟儿<1.12 mmol/L）。主要是由于：①出生后中断了从母血供应的大量葡萄糖，存在的高胰岛素血症可迅速发生低血糖；②患儿不能迅速增加胰高糖素释出以加速糖原分解及糖原异生作用，来纠正低血糖。实验证明，正常新生儿葡萄糖产生量为4.2 mg/（kg·min），而糖尿病孕妇的婴儿仅为2.5 mg/（kg·min），不利于低血糖的恢复。

患儿低血糖多数无症状，很少发生肌肉震颤和抽搐等脑症状。为防止低血糖状态的进一步恶化，应及时给予适量葡萄糖，输入速度控制在4～6 mg/（kg·min），否则可引起高血糖。绝对不能用高浓度糖溶液输入。

2. 低钙及低镁血症

本病产妇娩出的新生儿有1/2发生低血钙（<1.75 mmol/L，<7 mg/dL）。血钙浓度在出生后24～72 h最低，血清磷浓度则高于对照组，甲状旁腺功能低下是其发生原因之一。糖尿病病人有镁缺乏，因而其婴儿低镁血症的发生直接与孕妇的低镁血症及糖尿病病情的严重程度有关。与其他原因引起的新生儿低血钙治疗相同，给予10%葡萄糖酸钙溶液，7.5 mg/（kg·d），分4～6次口服；第2天如血清钙能维持在>1.75 mmol/（L·kg），剂量可减少；第3天以后，如血钙稳定，剂量可减少到1/4。也可缓慢静注，剂量同口服。

（二）血液系统异常

1. 红细胞增多症

由于胎儿慢性宫内缺氧，过度刺激肝脏造血功能，约有1/3的糖尿病孕妇婴儿在出生后8 h内，静脉血的红细胞压积>7.0，血液黏滞度过高，常并发血管内微血栓形成，累及器官的频度依次为肾、肾上腺及肺。临床表现有明显的手足发绀，呼吸急促，心动过速及右心衰竭。体征：胸透可看到心脏扩大。心电图示右心房、右心室或左心室肥大，主要是由于肺血管阻力明显增大，肺及心内血流自右向左分流的情况持续存在，引起全身性低氧血症及低血压。

肾静脉血栓形成可发生于出生前后2~3天，表现为发热、恶心、腹泻及休克。可触及不规则增大的肾脏，白细胞增多，血小板减少，常有血尿及蛋白尿。

中枢神经系统方面可有神情淡漠、紧张不安或癫痫样发作。

治疗原则：补充适量液体，通过输入血浆以交换部分血液，使细胞压积下降到0.55。但治疗效果不一定好。

2. 高胆红素血症

糖尿病孕妇婴儿出生后出现高胆红素血症可能有多种因素促成。它们是：低血糖损害肝脏胆红素结合能力；红细胞增多，常导致红细胞损伤；巨大儿多有产伤、皮肤瘀斑，红细胞破裂增多；出生后常不予口饲营养，肠蠕动降低，增加未结合胆红素的肝肠循环；早产儿多。

治疗原则：严格控制孕妇血糖，使早产、巨大儿发生率显著下降，即可大大降低高胆红素血症发生率。静注或口服葡萄糖，及时纠正红细胞增多症，均可减少本症的发生。

（三）心脏、呼吸系统疾患

1. 新生儿窒息

糖尿病孕妇婴儿出生时约有25%有宫内窒息表现，造成产时窒息的原因有早产、糖尿病性微血管病变、宫内缺氧等。

2. 呼吸困难综合征（RDS）

Robert（1976）统计805例糖尿病孕妇婴儿中本病的发病率为23%，而对照组仅1.2%。矫正胎龄、分娩方式等差别之后，仍5~6倍于对照组。

维持肺泡稳定性的肺表面活性物质中，具有最显著作用的是卵磷脂。糖尿病合并妊娠时，产生卵磷脂的能力下降，导致羊水卵磷脂与鞘磷脂浓度的比值（L/S）在孕最晚期时仍低于正常。

剖宫产率高亦是糖尿病孕妇婴儿容易发生RDS的另一个主要原因，在孕37周前行剖宫产，虽羊水L/S比值>2，娩出之新生儿仍有11%发生RDS，而相同胎龄和L/S比值者从阴道分娩没有一例发生RDS（Mueller Heubach，1978）。近年认为与肺内水潴留有关，即所谓"湿肺综合征"，是否与剖宫产婴儿由于缺乏子宫和产道压力、肺内液体挤出较少有关，尚待进一步探讨。

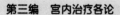

有人发现死于肺透明膜病的糖尿病孕妇的婴儿中，有一些肺卵磷脂含量及肺泡表面活性都正常，说明表面活性特质缺乏不是糖尿病孕妇婴儿发生RDS的惟一原因。

七、糖尿病合并妊娠的筛查与诊断

（一）诊断依据

1. 病史

糖尿病合并妊娠的高危因素有糖尿病家族史、患病史，年龄＞30岁，肥胖，巨大儿分娩史，无原因反复自然流产史，死胎、死产、足月新生儿呼吸窘迫综合征分娩史，胎儿畸形史等。

2. 临床表现

妊娠期有"三多"症状，即多饮、多食、多尿或反复发作的外阴阴道念珠菌感染症状或体征。孕妇体重＞90 kg，本次妊娠伴有羊水过多或巨大胎儿者应警惕糖尿病。

3. 实验室检查

（1）尿糖测定

尿糖阳性应除外妊娠期生理性糖尿，需做空腹血糖及耐量试验确诊。

（2）糖筛查试验

孕妇应在妊娠24～28周左右进行筛查，将50g葡萄糖粉溶于200 mL水中，5 min内服完，从开始服糖水计时间，1 h抽静脉血测血糖值，若＞7.8 mmol/L（140 mg/dL）为50 g，葡萄糖筛查阳性，应进一步做口服糖耐量试验。

（3）口服葡萄糖耐量试验

糖筛查阳性者，行75 g糖耐量试验。禁食12 h后，口服葡萄糖75 g，测空腹血糖及服糖后1 h，2 h，3 h四个时点的血糖浓度，正常值为5.6 mmol/L，10.5 mmol/L，9.2 mmol/L，8.0 mmol/L，即100 mg/dL，190 mg/dL，165 mg/dL，145 mg/dL。

（二）诊断标准

1. GDM的诊断

2次或2次以上空腹血糖达到或超过5.8 mmol/L，或者口服葡萄糖耐量试验4个时点中至少有任何2点超过正常值，可诊断为GDM。仅一点高于正常值，诊断为糖耐量受损。

2. 糖尿病合并妊娠的诊断

大多数学者使用1997WHO颁布的标准来确诊孕糖尿病。对怀疑为孕前漏诊的糖尿病患者，应根据孕妇产后2个月糖代谢异常是否恢复来确诊。

糖化血红蛋白（glycosylated Hb）是糖与Hb发生反应的产物，在120天的红细胞的生命过程中连续缓慢生成，生成量多少与血糖浓度成正比。人体红细胞中含3种正常Hb：HbA_1，HbA_2和HbF，其中以HbA_1为主，占90%，经糖化后生成HbA_{1a}，HbA_{1b}及HbA_{1c}。HbA_1是糖化的主要产物，占糖化Hb的80%。HbA_{1c}的量反映抽血前6～12周血糖的平均水平，不受血糖浓度暂时波动的影响。通过对它的测定，可以了解人体内长期糖代谢情况，是一项诊断糖尿病，尤其是评价糖尿病控制程度的重要客观指标，糖尿病孕妇孕前或孕早期血糖控制不良者，有2/3在孕8周前HbA_{1c}高于正常。这些孕妇除流产、胎儿畸形的危险性明显增高外，也容易发生妊高征（谈海英，1996）。在妊娠中、晚期测定HbA_{1c}也有助于对早产、胎死宫内等并发症进行监护，以便及时治疗，降低其发生率。HbA_{1c}测定已在一些发达国家得到推广应用，国内部分医院也已列为糖尿病人监测的常规项目，也为糖尿病合并妊娠妇女的监护提供了有效手段。在此认识基础上，现强调糖尿病妇女必须在妊娠前开始控制血糖，凡HbA_{1c}在正常值上限或较平均值高3个标准差（＞8.0%）者暂不宜妊娠。

（三）产后结局

1990年专题研讨会推荐，诊断妊娠期糖尿病妇女产后应接受75 g口服葡萄糖耐量试验的评估。本建议是基于大约有50%妊娠期糖尿病妇女，在产后20年内将发展成显性糖尿病（Q'Sullivan，1982）。如果妊娠期空腹高血糖，那么糖尿病在产后极易持续。例如，空腹血糖在105～103 mg/dL（5.8～7.2 mmol/L），发现有43%是显性糖尿病（Metzger等，1985）。当妊娠期空腹血糖超过130 mg/dL（7.2 mmol/L），发现有43%是显性糖尿病。与此类似，Dacus等（1994）及Greenberg等（1995）也得到同样结论，妊娠期特别是在妊娠24周之前用胰岛素治疗的妇女，极有可能成为产后糖尿病。

Philipson和Super报道30例中有20例证实妊娠期糖尿病在再次妊娠时会再现，肥胖妇女在下次妊娠时糖耐量减低的倾向更大。

根据美国糖尿病协会（1995）建议，于分娩后6～8周进行首次产后复查时，或者妇女停止母乳喂养后短期内，所有的妊娠期糖尿病的妇女都应进行75 g口服葡萄糖2 h耐量试验。还建议75 g口服葡萄糖耐量试验正常的妇女，至少每年检查空腹血浆葡萄糖。饮食控制，尤其是肥胖妇女要减轻体重，这样可显著减少后来发生显性糖尿病的危险。

如果过去有妊娠糖尿病史的孕妇，更早一些筛查，可能更为有益。如果早孕时筛查，结果正常，在24～28周应再次进行筛查（美国妇产科医师协会，1994）。

八、妊娠期糖尿病的处理

（一）妊娠期的处理

1. 终止妊娠的条件
孕早期对伴有高血压，心电图显示冠状动脉硬化，肾功能减退或有增殖性视网膜病变者，则应考虑终止妊娠，并落实绝育措施。

2. 孕期监护
对允许继续妊娠的糖尿病患者，必要时与内分泌医师共同处理与随访。

（1）对孕妇的监护措施

1）严密观察血压。妊娠早期应了解基础血压，妊娠中期应根据平均动脉做妊高征的预测，对于可能并发妊高征的高危孕妇应及时给予维生素E、钙剂以及小剂量阿司匹林以预防妊高征或控制其向严重的程度发展。

2）严格观察子宫高度变化：通过动态观察及时发现羊水过多或巨大胎儿，进一步B超专用检查确诊。

3）肾功能监测。每次产前检查都应查尿常规，每个月重检一次24 h尿蛋白定量，每1~2月定期检查血尿素氮、肌酐、尿酸及内生肌酐清除率以便及时发现糖尿病肾病及泌尿系感染。

4）眼底检查。初诊时应做眼底检查，判定是否有视网膜病变，以后每1~2月定期复查。

5）心脏功能检查。糖尿病患者冠心病的患病率是非糖尿病患者的2~3倍，也是主要的死亡原因之一。通过心电图及超声心动图检查有助于早期诊断。

6）血糖水平测定。于孕24~28周进行50 g糖筛查试验，对有高危因素者在妊娠32~34周应重复筛查一次。便于早期发现和诊断，控制血糖水平，减少畸形儿或巨大儿的发生率。

7）糖化血红蛋白测定。该指标反映的是1~2个月内的平均血糖水平，且与胎儿畸形率关系密切。糖化血红蛋白值下降并稳定于正常水平，表示糖尿病控制较好。

（2）孕期胎儿监护

1）胎儿生长发育的监测。糖尿病孕妇胎儿畸形发病率高于正常妊娠的1.5~6倍，又以神经管畸形为多见，故于妊娠18~20周应常规做B型超声检查，了解胎儿有无畸形，是否为巨大儿。以后第4周重复B型超声检查。

2）胎儿成熟度的检测。糖尿病孕妇分娩时间多安排在36~38周，测定胎儿成熟度可预防新生儿呼吸窘迫综合征。以测定羊水中磷脂甘油为首选，也可测定卵磷脂/鞘磷脂的比值。

3）胎儿宫内安危的监测。①12 h胎动计数：自30周起每天早、中、晚3次，由孕妇自我计数每小时胎动，将3次胎动之和乘以4则为12 h胎动计数，如<10次可提示胎儿胎盘功能不佳。②胎儿心率监护：自孕30周起每周1次胎心电子监护。NST无反应型应进一步OCT试验，如OCT为阳性提示胎儿宫内情况不佳。

3. 孕期治疗

（1）饮食控制

孕期饮食控制不宜过严，否则易引起低血糖性酮症。一般约为每公斤标准体重摄入125.6~146.5 kJ，其中碳水化合物每日约250 g，蛋白质每公斤体重摄入1.5~2.0 g，每日进食4~6次，并注意补充维生素、钙剂及铁剂。

（2）药物治疗

妊娠期糖尿病妇女根据她们空腹血糖值，可以分成2种功能级别。如吃标准食后，仍不能维持空腹血糖<105 mg/dL（5.8 mmol/L），或餐后2 h血糖<120 mg/dL（6.7 mmol/L）（ClassA2），通常建议胰岛素治疗（美国妇产科医师协会，1994）。相反，无持续性空腹高血糖（ClassA1）妇女，通常单纯饮食控制处理。一般情况下，应观察1~2周，测定空腹和/或餐后2 h血糖，以便确定在胰岛素治疗前血糖水平。不用磺脲类降糖药，因其能通过胎盘引起胎儿胰岛素分泌过多而使胎儿低血糖导致胎儿畸形或死亡。通常应用胰岛素，剂量应根据测得的血糖值确定。血糖控制标准：0点和三餐前血糖值<5.6 mmol/

L（100 mg/dL），胰岛素制剂方面可考虑用人型胰岛素，因其生物利用率高，所需剂量较动物型胰岛素低20%，且抗原性低，较少诱发胰岛素抗体产生。人型胰岛素类制剂诺和灵有短效型、中效型和预混型，其剂量也应个体化，根据孕妇孕周及体型等计算胰岛素用量。因为早餐后血糖升高，因此通过在中效胰岛素中混入短效制剂，对较为稳定的病人可每日注射2次，按照常规，早餐前用全日总量的2/3，晚餐前用总量的1/3。注射中效和短效胰岛素的混合物，每次注射量的2/3为前者，1/3为后者。在生理情况下，每日胰岛素分泌量约为24 U，胰全切后，每日胰岛素需要量约为40～50 U，故对中型病例〔血糖值>8.4～13.9 mmol/L（150～250 mg/dL）〕首次给药4～10 U，重型病例〔血糖值>13.9 mmol/L（250 mg/dL）〕首次给药10～20U，以后按餐前尿糖反应增减，胰岛素全日量按血糖情况进行调整。病情较重或孕28周后，一般需用短效胰岛素每日正餐前注射3次。

4. 高危孕妇

孕34～36周住院，病情严重者更应提前住院治疗，同时促进肺成熟，每日静注地塞米松10～20 mg，连用2～3天，以促进肺表面活性物质生成，减少新生儿呼吸窘迫综合征的发生。

5. 分娩时间及分娩方式的选择

（1）分娩时间的选择

原则上严格控制孕期血糖的同时加强胎心监护，尽量推迟终止妊娠时间。糖尿病孕妇住院后应根据胎儿大小、胎龄、肺成熟度、胎盘功能等综合因素考虑终止妊娠时间，一般以37周左右为宜。待产过程中，若有胎盘功能不良或出现胎儿处境危险信号应终止妊娠。

（2）分娩方式的选择

巨大儿，胎盘功能不良，糖尿病病情较重，胎位异常或有产科指征者应行剖宫产结束分娩。若胎儿发育正常，且宫颈成熟较好时就应量经阴道分娩，但产程中应加强胎儿监护，产程不宜太长，必要时行剖宫产。

（二）分娩期的处理

1）经阴道分娩者应注意休息、镇静、适当饮食，尽量减少产妇体力的消耗，缩短产程。

2）严密观察血糖、尿糖及酮体的变化，及时调整胰岛素用量。

3）加强胎儿监护，注意产程进展，预防产后出血。

4）胎儿胎盘功能低下。

5）有死胎、死产史。

6）胎位异常。

7）引产失败者。

8）产程过长。

（三）产褥期的处理

1）注意休息和适当饮食和预防产褥感染。

2）继续严密监测血糖、尿糖及酮体直至恢复到孕前水平。

3）由于胎盘排出，抗胰岛素激素迅速下降，胰岛素用量应减少至孕期用量的 1/3 ~ 2/3。

4）新生儿的处理：

①一律按早产儿护理；②新生儿出生时应留脐血检查血糖、胰岛素及C肽等；③注意低血糖。新生儿娩出30 min开始定时滴服25%葡萄糖液，根据美国糖尿病协会规定（1995），足月儿血糖值<35 mg/dL（1.9 mmol/L）为异常，早产婴标准较低。我国足月儿新生儿低血糖标准为<2.22 mmol/L；④常规检查红细胞比容、血钙、镁和胆红素，以及时发现新生儿红细胞增多症及高胆红素血症；⑤密切注意新生儿呼吸窘迫综合征的发生；⑥仔细检查新生儿是否有无先天畸形。

九、产科处理

（一）临产前处理

1. 临产前严密监护

糖尿病孕妇越接近妊娠足月，胎儿宫内死亡率越高；越接越近预产期，胎儿情况突然改变的可能性越大。过去要求提前至妊娠36周住院，在住院期间对胎儿严密监护。胎儿心电监护、无激惹试验（NST）及催产素激惹试验（OCT）的假阳性率较其他高危妊娠要高，可达40% ~ 60%。因此，宜采用生物物理现象评分（Mainning评分）进行监测，每周一次。若孕妇血糖控制良好，无妊娠并发症，胎儿监测无异常，则可近预产期时入院。

2. 分娩时间的选择

一般妊娠合并糖尿病已届孕38周，进行胎儿成熟度测定，包括泡沫试验、L/S比值等，经检查发现胎儿发育已成熟而有下列情况者应考虑终止妊娠：①并发血管病变者；②有酮症酸中毒发作，巨大儿或羊水过多者；③并存妊娠高血压；④胎儿珍贵，以往有死产史，胎儿已成熟；⑤胎儿宫内窘迫；⑥胎儿生长受限；⑦严重感染；⑧孕妇营养不良。假如宫颈不成熟，不适宜引产则应做选择性剖宫产。反之，无上述情况者可等待宫颈进一步成熟，争取从阴道分娩。

孕妇如急需立即分娩，而胎儿肺尚未发育成熟者，可行羊膜腔穿刺，注入地塞米松10 mg，促进胎肺成熟。糖皮质激素有对抗胰岛素作用，不宜从静脉给药。

3. 分娩方式

糖尿病合并妊娠本身不是剖宫产指征，但如有产科指征或有下列情况之一者应考虑剖宫产：①高龄初产；②糖尿病病程较长，尤其伴有血管病变；③有死胎、死产史；④产程进展缓慢或引产失败。

糖尿病孕妇的剖宫产缓慢率约在40%。术时用持续性硬脊膜外阻滞麻醉，对孕妇代谢影响较小。亦可用局部浸润麻醉，但麻醉剂内不宜加肾上腺素。乙醚麻醉有加重产妇高血糖及酸中毒的缺点，必须慎用。

如决定阴道分娩，则宜在晨间开始引产，临床过程中应持续进行宫缩及胎心率的电子监护。如在6~8 h没有满意进展，则应做剖宫产结束分娩。

（二）分娩时孕妇血糖的控制

分娩过程中，如孕妇高血糖，则胎儿及新生儿也有高血糖。如孕妇有酮症酸中毒，可导致胎儿血pH值降低，易发生新生儿呼吸困难综合征。因而近年非常重视分娩期间孕妇的血糖控制。

临床过程中和分娩后孕妇血糖浓度不易维持，其原因是：①临床过程中，产妇基本中止进食，由于饥饿容易引起酮症酸中毒，为防止这一意外，应24 h以上持续静滴葡萄糖（总量100~150 g）；②分娩后，由于HPL的消失，产妇胰岛素需要量急剧下降，为了防止产后低血糖，需降低分娩前胰岛素治疗剂量，最好应用短效胰岛素。

1. 剖宫产过程中的治疗方案

手术日早晨不再进食，停止常规胰岛素治疗，静滴不含葡萄糖液体（生理盐水或含乳酸钠的林格液），术前3 h作血糖测定，胎儿娩出前及娩出时将血糖控制在3.9~5.6 mmol/L（70~100 mg/dL）。如孕妇血糖<3.9 mmol/L，改换5%葡萄糖静滴，根据孕妇血糖值以5%~10% g/h速度输入。如>6.7 mmol/L（120 mg/dL），则给予静滴正规胰岛素，剂量是血糖每增加1.2 mmol/L（20 mg/dL），静滴1 U/h。如血糖浓度7.84 mmol/L（140 mg/dL）则给胰岛素2 U/h，以此类推。这一方案适用于妊娠晚期，每天应用20~80 U胰岛素就可控制孕妇血糖。需要量大者，方案须加以修订。

2. 引产及阴道分娩的处理方案

引产前一天进餐量及胰岛素用量不变，引产当天早晨6天开始测血糖浓度，每1 h 1次，抽取血样后开始静滴5%葡萄糖，速度125 mL/h（葡萄糖6.25 g/h）；如血糖>3.9 mmol/L（70 mg/dL），开始点滴胰岛素，1 U/h（5%葡萄糖液1 000 mL中含胰岛素8 U）；如血糖浓度>6.16 mmol/L，胰岛素剂量改为1.5 U/h（5%葡萄糖液1 000 mL中含胰岛素12 U），≥8.4 mmol/L时则用2 U/h。如血糖浓度<3.9 mmol/L（70 mg/dL），即单纯输葡萄糖直至>3.9 mmol/L。

（三）分娩后胰岛素的应用

剖宫产术后处理原则：一旦胎儿娩出，应立刻停止静滴胰岛素，改输5%葡萄糖液，速度为125 mL/h。手术结束给予一次中效胰岛素，剂量为以往每日需要量的1/4。手术次日晨再输入5%葡萄糖液300 mL（葡萄糖15 g），以防止发生酮症酸中毒。

第二节 介入性超声下羊膜腔穿刺和灌注 在妊娠期糖尿病的应用范围

介入性超声作为现代超声医学的一个分支，是在超声显像基础上为进一步满足临床诊断和治疗的需要而发展起来的一门新技术，其主要特点是实时超声监视或引导下，完成各种穿刺活检、抽吸、注药、宫内治疗和术中超声等各种特殊的诊断和治疗。超声具有实时显像功能，在超声监视下的介入性操作简便、安全，成功率高，是一种微创、安全、疗效确切的技术。在超声引导下进行绒毛活检术、羊膜腔穿刺、胎血取样等进行染色体核型分析、基因、蛋白质、酶和代谢产物检测、胎儿性别鉴定、胎儿宫内药物治疗、减胎术、胎儿输血、胎儿宫内引流及经脐静脉的基因治疗等，极大地提高了产前诊断和治疗的安全性和准确性，对降低遗传性及先天性病儿的出生率、改善妊娠结局、优生优育及提高人口素质都具有重要的意义。

妊娠合并糖尿病属高危妊娠，对母儿均有较大危害。妊娠合并糖尿病有两种情况，即妊娠前已有糖尿病和妊娠后才发生或首次发现的糖尿病。后者又称妊娠期糖尿病（gestational diabetes mellitus，GDM）。近年来，随着电子技术的进步和微型计算机的广泛应用，介入性超声拓宽了其适应证，在妊娠合并糖尿病的检测和治疗得到了进一步的推广。

一、妊娠期糖代谢特点及妊娠合并糖尿病的发病机制

妊娠前半期，母体血浆葡萄糖水平下降。一方面是由于母体雌激素和孕激素水平增加，导致了胰腺B细胞增生，增加了对葡萄糖的利用。另一方面是由于胎儿通过胎盘摄取葡萄糖增加，导致母体葡萄糖水平下降。妊娠后半期，常有葡萄糖水平增加，这是由于多种抗胰岛素激素，如人胎盘泌乳素、雌激素、孕激素、人生长激素、皮质醇及泌乳素等的分泌增加。此外对正常妇女胰岛素分泌量和敏感性进行研究，发现妊娠期胰岛素分泌量明显增加，而外周组织对胰岛素的敏感性下降。各种抗胰岛素激素的分泌增加，使孕妇对胰岛素的需求量增加，而外周组织对胰岛素的抵抗，进一步加重了对胰岛素的需求量，易导致胰岛素不足，血糖升高。

二、介入性超声在妊娠糖尿病中的应用

持续的高血糖对孕妇及胎儿均会产生不良的影响。而介入性超声在妊娠糖尿病中的应用主要是用于羊膜腔穿刺测定胎肺成熟度，进行产前诊断了解有无胎儿畸形或遗传性疾病，监测胎儿代谢状态及胎儿生长受限的宫内治疗。合并羊水过少时予羊膜腔内灌注羊水替代液治疗羊水过少。

三、超声介入羊水穿刺判断胎肺成熟度

妊娠糖尿病时，胎肺表面活性物质产生不足，易发生新生儿呼吸窘迫综合征。而在妊娠晚期，胎盘功能下降，需要提前终止妊娠时，需要评估胎肺成熟度。在超声引导下

进行羊膜腔穿刺，抽取羊水判断胎肺成熟度，提高了穿刺成功率，减少了盲目穿刺引起的并发症，具体有以下几种方法。

（一）卵磷脂/鞘磷脂（L/S）比值

肺表面活性物质的主要成分是磷脂，维持肺泡在呼吸时不会完全塌陷。卵磷脂和鞘磷脂在妊娠34周前含量相似，但于妊娠35周开始卵磷脂迅速合成，至37周达高峰，羊水中的含量随之急剧增多。当羊水中L/S比值≥2时提示胎儿肺已成熟；L/S比值<1.49时提示胎儿肺尚未成熟，新生儿呼吸窘迫综合征的发生率大约是73%；当L/S比值在1.5～1.9时为临界值，新生儿约50%可能发生新生儿呼吸窘迫综合征。对高危妊娠需提前终止妊娠者，测定羊水中L/S比值，以了解胎儿肺的成熟程度，对防治新生儿呼吸窘迫综合征，降低围生儿死亡率有重要意义。需要重视的是，在妊娠糖尿病时，L/S按一般标准达到正常，但仍会发生呼吸窘迫。胎肺成熟延迟与血糖控制不佳有关。

（二）磷脂酰甘油

有时L/S达到了2，但表面活性物质仍不足以防止呼吸窘迫的发生，这通常与缺乏磷脂甘油的保护作用有关。磷脂酰甘油是肺泡表面活性物质中磷脂成分之一，代表羊水中总磷脂的10%，妊娠35周后会突然出现，代表胎儿肺已成熟，以后继续增长至分娩。磷脂酰甘油测定在判断胎儿肺成熟度优于L/S比值法，这是因为磷脂酰甘油的测定不受血液或胎粪污染的影响。磷脂酰甘油出现一般不会发生新生儿呼吸窘迫综合征，而磷脂酰甘油阴性，即使L/S比值≥2，仍有发生新生儿呼吸窘迫综合征的可能。

（三）泡沫稳定实验（振荡实验）

本法操作简单，能快速出结果，适合基层医院开展，是一种间接估计羊水中磷脂的方法。振荡实验的原理是取羊水上清液经振荡后，在试管液面上出现的泡沫物为不饱和磷脂酰胆碱族物质，可被乙醇除去。本法是用不同稀释度的羊水加入等量乙醇，消耗乙醇越多，表示羊水中的磷脂类物质含量越多。操作方法是取2支试管，每管加入95%乙醇1 mL，第一试管内放入羊水上清液1 mL，第二试管内放入羊水上清液0.75 mL和生理盐水0.25 mL，经垂直强力振荡15～20 s后，静置15 min看结果。若2支试管液面均有完整泡沫环为阳性，表示L/S≥2，提示胎儿肺成熟；若仅第1支试管液面有完整泡沫环为临界值，表示L>1.5/S<2；若2支试管均无泡沫环为阴性，表示L/S<1.49，提示胎儿肺未成熟。关于这个实验有两个问题：第一，羊水、试剂、玻璃器皿的轻微污染即可能影响实验结果；第二，假阴性常见，一般L/S达4～6以上时，振荡实验呈阳性反应。

（四）Lumadex-FSI实验

这一实验是根据泡沫稳定性来判断羊水中表面活性物质的活性，它也同样被证实是可靠的。

（五）荧光激发实验（微黏度实验）

羊水中脂类的微黏度通过将羊水与特殊的荧光染料混合来估计。这种染料可以和脂类表面活性剂的碳水基团结合，激发后可以检测发出的荧光强度。这一技术简单快速，但较昂贵。

（六）650 nm羊水吸光度

羊水的650 nm波长光吸收度与L/S有较好的相关性。这一实验在高吸光度和低吸光度时最有意义，其中间值可有假阴性和假阳性。

（七）表面活性物质与白蛋白的比值

Steindeld等（1992）评估了一个新的实验，即测定不离心羊水中的表面活性物质与白蛋白比值的TDx-FLM实验，这一自动化的检查约30 min出结果。在被评估的连续374例羊水标本中，他们报道在TDx值≥50者100%能代表胎肺已成熟。后来Hargen等（1993）及Herbert等（1993）的研究发现TDx-FLM阳性及阴性的临床意义均等同于或超过L/S比值，泡沫性稳定指标的磷脂甘油检测。Eriksen等对糖尿病孕妇阴性结果的指导意义可与L/S比值并论。

（八）测定羊水中葡萄糖含量

1985年Weiss总共收集孕14～42周、单胎无合并症正常妊娠、采用经腹腔穿刺术取羊水1 655例，羊水中葡萄糖的定量是经Beckman葡萄糖分析仪，采用葡萄糖氧化酶法测定的，所得的结果见表15-4。

表15-4　　　　　　　　　1 655例正常妊娠妇女羊水葡萄糖的含量（mmol/L）

孕周	例数	均值	范围
14～15	26.00	2.49	1.44～4.33
16～17	428.00	2.55	1.72～4.78
18～19	537.00	2.46	1.17～4.39
20～21	117.00	2.29	1.00～5.11
22～27	46.00	2.01	0.83～3.89
28～29	80.00	1.80	0.28～2.94
30～31	44.00	1.67	0.39～3.17
32～33	66.00	1.68	0.17～3.39
34～35	88.00	1.53	0.17～3.33
36～37	76.00	1.45	0.33～2.78
38～39	54.00	1.23	0.39～2.61
40～42	93.00	0.88	0.06～0.20

广州市第一人民医院收集352例妊娠期糖尿病人的不同孕周的羊水，方法均为经腹穿刺取样2 mL，羊水取出后立即送检，采用葡萄糖氧化酶法测定，经生化自动分析比色，所的结果见下表15-5。

表15-5　　　　　　　　妊娠期糖尿病羊水中葡萄糖的含量（mmol/L，$\chi \pm S$）

孕龄（周）	例数	葡萄糖含量
20 ~ 24	10	2.62 ± 0.83
25 ~ 28	6	2.37 ± 0.56
29 ~ 32	8	1.91 ± 0.63
33 ~ 36	12	1.24 ± 0.58
37 ~ 40	18	0.95 ± 0.44

正常妊娠羊水中葡萄糖的含量均随孕周增加而逐渐下降的趋势是肯定的。

羊水的葡萄糖含量是来判断胎儿的成熟度，羊水葡萄糖主要来自胎儿尿液。妊娠14 ~ 17周时羊水葡萄糖浓度较高，可能与胎儿尿分泌量增加有关，而随妊娠周期的延长，胎儿肾脏发育逐步成熟，肾小管重吸收的作用增强，胎儿排出的葡萄糖减少，加之胎盘通透性降低，使羊水葡萄糖浓度逐渐下降。有人统计近临床时羊水葡萄糖下降至0.4 mmol/L，与L/S呈负相关。羊水葡萄糖测定可间接判断胎儿肾成熟度，羊水葡萄糖<0.56 mmol/L提示胎儿肾成熟，>0.8 mmol/L为不成熟。但由于羊水葡萄糖的含量个体差异大，临床上使用受到限制。

（九）其他肺成熟度测定方法

Welsch等（1996）报道了测定羊水中dipalmitoylphosphaline浓度（DPPC实验）预测呼吸窘迫的灵敏度和特异度分别达到了100%和96%。

在超声引导下羊膜腔穿刺抽取羊水检测胎儿肺成熟度的同时，还可以羊膜腔内注入地塞米松10 mg，以促进胎肺成熟，隔3 ~ 7天还可重复一次。

四、超声介入监测糖尿病胎儿酸碱平衡

糖尿病孕妇细胞的2，3-二磷酸甘油酯（2，3-diphosphoglycerate，DPC）含量增加，导致与氧的亲和力下降，携氧能力减弱，加之血液中糖化血红蛋白HbAlc增多，可减少氧的释放，如有血管病变或合并先兆子痫时，子宫螺旋动脉的病变使子宫血液灌注量受损，降低对胎儿氧量的供给。与此同时，胎儿高血糖及高胰岛素血症引起胎儿脏器增大，又促使胎儿耗氧量增加，加剧胎儿宫内缺氧。此外，孕妇易发生酮症酸中毒，酮体易穿越胎盘屏障，进入胎体，影响胎儿血红蛋白与氧的结合，出现胎儿宫内缺氧。

在超声引导下，进行脐血管穿刺，胎血取样，测定胎儿血中pH值，PO_2，PCO_2，乳酸盐和红细胞生成素，监测胎儿氧传递和胎儿代谢的慢性失常。介入性超声下脐血管穿刺已用于评价胎儿酸碱代谢状态，尤其是在生长受限胎儿中。

五、介入性超声用于妊娠糖尿病产前诊断

先天畸形是围生期最常见的死亡原因之一。糖尿病孕妇的胎儿畸形的发生率是6%~8%，是正常妊娠的3倍。畸形可出现于全身所有器官系统，尤以骨骼、心血管、中枢神经系统畸形为多见。糖尿病不增加胎儿染色体异常的危险，畸形发生机制尚不清楚，可能与早孕时的高血糖有关，也可能与治疗糖尿病药物有关。在超声引导下，除了可以直接观察到胎儿畸形外，还可以行羊膜腔穿刺，抽吸羊水或脐血管穿刺取胎儿血进行各种测定，以了解胎儿有无先天性缺陷及评估胎儿在宫内状况。

六、介入性超声用于妊娠糖尿病所致的胎儿生长受限

严重糖尿病常伴有严重的血管病变或产科并发症，如子痫前期影响胎盘的血供，导致胎儿慢性缺氧，生长受限，容易引起死胎和死产。在超声引导下羊膜腔穿刺注入小儿氨基酸等营养液进行宫内治疗，能直接供给胎儿营养，促进胎儿生长，提高其存活率。

氨基酸是胎儿蛋白质合成的主要来源，是胎儿生长发育的物质基础，通过羊膜腔内直接注入氨基酸，避开了胎盘屏障，增加了胎儿营养物质的摄取量。孕中晚期胎儿消化道已具有吸收能力，通过胎儿的吞咽，使氨基酸经胎儿消化道进入胎儿血液循环系统。

灌注液常选择小儿氨基酸，因为这更符合胎儿生长发育的需要。小儿氨基酸含有19种氨基酸，同时增加了牛磺酸，提高了必需氨基酸胱氨酸和酪氨酸的含量，更有利于胎儿生长。常用量100 mL，缓慢滴入羊膜腔内，如合并羊水过少，可同时羊膜腔内灌注生理盐水，亦有人灌注5%葡萄糖或10%葡萄糖100~150 mL。

七、介入性超声下羊膜腔术

（一）介入性超声下羊膜腔穿刺操作方法

1）孕妇取仰卧位，先作常规产科检查，了解胎儿情况、胎盘位置、羊水量等之后，选择穿刺点，原则上应避开胎盘，寻找最大又紧贴腹壁的羊水池。

2）常规消毒铺巾，换用消毒的穿刺探头，调整探头引导穿刺角度，并从监视屏上观察是否置于穿刺引导线上，测量穿刺深度。

3）术者将穿刺针沿探头引导槽插入进行穿刺。穿刺针20~23 G，长15~18 cm。

4）通过监视屏可见穿刺针由皮肤进入，经腹壁各层进入子宫壁、羊膜及羊膜腔，取出针芯，用20 mL注射器抽取羊水10~20 mL。

5）需行羊膜腔给药者，将事先备好的药物注入，监视屏上可见注入药液中微气泡回声，呈喷泉状。

6）术毕插入针芯，取出穿刺针后再观察胎心、胎动等情况。

（二）超声介入下羊膜腔穿刺的并发症

1. 流产或早产

这是羊膜腔穿刺的主要并发症，术后1周内流产者与穿刺有关，发生率为1%，晚期

妊娠穿刺后偶有发生胎膜早破导致早产。

2. 损伤脐带、胎盘或胎儿

穿刺针偶尔可以刺伤脐带或胎盘，导致脐带或胎盘血肿，也可刺伤胎儿引起血肿。

3. 羊水渗漏

羊水自穿孔处渗漏，会因羊水过少影响胎儿生长发育。

4. 母体损伤

刺伤血管，导致腹壁血肿，子宫浆膜下血肿，或刺伤胎盘可导致胎儿血进入母体。对Rh阴性孕妇，应预防性注射抗-D免疫球蛋白，以防止发生过敏反应或羊水自穿孔进入母体血循环发生羊水栓塞。曾合并有肠粘连的孕妇，有刺伤肠管的可能。

5. 宫内感染

术后孕妇发热，胎儿因感染导致发育异常或死亡。晚期妊娠宫内感染可导致胎儿肺炎。

（三）超声介入下羊膜腔穿刺的注意事项

1）诊断性与治疗性羊膜腔穿刺应尽量避免穿刺针头通过胎盘，以免羊水中混有血液而影响检验结果。

2）羊膜腔穿刺术后，须卧床休息30 min以上，并观察血压、脉搏及有无腹痛等情况。为预防流产或早产，在穿刺前后均应进行安胎治疗。

3）操作者必须注意严格无菌操作，并掌握熟练的技术。

4）羊膜腔内注入地塞米松后，注意孕妇血糖的升高，预防酮症酸中毒的发生。

5）羊膜腔穿刺第2日行胎心监护，了解胎儿宫内情况。

6）羊膜腔穿刺前后测母血HPL，E_3的水平。

八、超声引导下脐血管穿刺术

（一）操作方法

1）先做羊膜腔穿刺，尽量避开胎盘。超声检查中，可见脐带为一表面扭曲、亮暗相间、直径为1～2 cm的条带状回声，漂浮在羊水中，其间的血管有节律性地搏动。脐带穿刺可取3个部位：距离胎盘根部1 cm处，距离胎儿脐窝1 cm处和脐带游离段。手术者可根据自己的经验选择。

2）穿刺针垂直于脐带表面，短暂停顿后，快速、用力垂直刺入脐血管后，取出针芯，抽取脐血1～10 mL。

3）插入针芯后取出穿刺针，有时可见脐血管针孔处有滚珠状血液流出，持续约10～70 s。

4）穿刺结束后，对胎儿进行超声监护，观察胎心、胎动等，并观察孕妇一般情况。

（二）脐血管穿刺的并发症

1. 出血

拔出穿刺针后，B超下可见其脐血管穿刺处有出血现象，如同串球自血管溢出，速度由快变慢约10～70 s可自行停止。

2. 胎儿心动过缓

可能由于血管痉挛引起，与穿刺点的出血程度无关。出现胎儿心动过缓时，立即停止操作，让孕妇左侧卧位吸氧可改善。

3. 感染

感染的机会随穿刺次数增加而增多，应严格无菌操作，争取一次穿刺成功。

4. 其他

非常少见的并发症有正常位置的胎盘早期剥离，胎儿血进入母体循环等。

（三）脐血管穿刺的注意事项

超声引导下脐血管穿刺成功率约90%，为提高脐血管穿刺成功率，可采用以下方法：

1）可用局部麻醉使孕妇腹壁松弛。

2）用药物抑制宫缩，如硫酸舒喘灵、达芙通、安宝、硫酸镁等。

3）可用药物减少胎动。

4）遇到脐带变动时，在小范围内可侧转探头，若变动范围较大，则需要更换穿刺点。

病例一：患者陈某某，37岁，住院号653021，孕2产0妊娠35+1周入院。LMP：2005-10-4，EDC：2006-7-11。平素月经规律，周期准，30天左右。停经50天出现早孕反应，反应轻，持续1月自行好转。停经45天来我院妇科门诊检查，尿妊娠试验示阳性。B超检查示：宫内妊娠，妊娠囊如孕6周大小，见胎心搏动。停经19周因高龄初产，抽羊水行染色体分析，染色体正常G显带，停经20周胎动至今。停经22周来我院产检：Torch感染zgm抗体皆阴性。家族史：其母于54岁发现Ⅱ型糖尿病，现予长期内分泌科治疗，病情稳定。于停经25周口服50 g葡萄糖行糖筛查，餐后1 h血糖10.8 mmol/L，予口服75 g葡萄糖行糖耐量试验，空腹血糖5.7 mmol/L，1 h 10.4 mmol/L，2 h 9.2 mmol/L，3 h 6.9 mmol/L。在门诊请营养科会诊，予营养配餐加之适当的运动，观察期间，血糖控制不满意，空腹血糖5.7～5.8 mmol/L，餐后1 h 8.5～8.8 mmol/L，糖化血红蛋白6.8%。于孕35周入院，入院后予胰岛素4u，4u，4u三餐前皮下注射，自测4次尿糖，指尖血糖4次监测，肝肾功能正常，中断尿培养无细菌生长，请眼科会诊了解眼底情况，无异常发现。3～5天测空腹血糖，餐后2 h血糖，根据血糖调整胰岛素用量，胰岛素调整至10：6：8时血糖稳定。每周2次胎心监护，1次B超及生物物理检查。于孕37+1周行介入性超声羊膜腔穿刺术，抽出羊水5 mL，行羊水泡沫试验1：1阳性、1：1：3阳性、1：2可疑、1：4阳性。羊膜腔内注入生理盐水10 mL加地塞米松10 mg，生理盐水10 mL加氨苄青霉素2.0 g。术后第1天胎动稍增多，监测4次血糖，比穿刺前略高，第2天恢复正常。复查胎儿监护NST有反应型。于38+1周，B超示：双顶径9.2 cm，股骨长7.2 cm，羊水平衡3.4，羊水指数12.3 mm，胎盘位于左侧壁分级Ⅱ—Ⅲ$_A$级。因高龄初产，家人及孕妇本人要求剖宫产，娩出一活女婴3 300 g，新生儿Apgavis评分1'-9分，5'-10分，10'-10分。新生儿给予测4次血糖，无异常，早开奶，第3日黄疸稍重，经皮测黄疸指数22，23，予蓝光灯照射及补液连续2天，黄疸渐退。术后第7天产妇腹部伤口拆线，愈合良好，母婴平安出院。

　　病例二：患者范某某，32岁，住院号D503422。因孕2产0妊娠32+1周，妊娠合并糖尿病入院。LMP：2003-10-2，EDC：2004-7-9。平素月经规则，周期28～30天左右。停经40余天出现较轻度早孕反应。停经50余天来我院妇科检查示：早孕如7周大小，其父母皆有糖尿病、高血压病史。孕17周超检查：胎儿生长符合孕周，未见发育异常。行孕中期唐氏筛查示：21三体、18三体、神经管畸形风险低风险，孕20+周胎动至今。孕24周产检，优生四项中Zgm抗体皆阴性，产检空腹血糖6.0 mmol/L，再次复查空腹血糖5.8 mmol/L，餐后2 h血糖12.1 mmol/L，糖化血红蛋白6.9%，给予营养科饮食指导和适当的运动，但饮食控制血糖不满意，空腹血糖5.6～6.2 mmol/L，餐后2 h 9.4～10.6 mmol/L，遂收入院。内分泌科会诊，建议皮下注射短优泌林：4u，4u，4u于三餐前半小时应用。通过自测4段尿糖，三餐前半小时，睡前半小时末梢血糖浓度调整胰岛素的用量。入院后孕妇血压突然升高140/90 mmHg，尿蛋白微量，双下肢浮肿，症状渐加重，于孕周血压高达160/110 mmHg，左右波动，24 h尿蛋白定量增加3 520 mg。B超示双顶径8.2 cm，股骨长6.2 cm，羊水平段2.5 cm，羊水指数7.2 cm，胎盘位于子宫后壁分级Ⅱ级，示羊水过少，胎儿生长受限。给予解痉，镇静，降压等对症处理，和孕妇及家人谈话建议行羊膜腔穿刺，了解胎儿肺成熟度。签手术同意书，术前予心理指导，在介入性超声下给予羊膜腔穿刺术，抽出清羊水10 mL，行泡沫试验结果提示：1∶1（+），1∶1.3（-），1∶2（-），示胎肺未成熟。羊膜腔内注入生理盐水10 mL加地塞米松10 mg，生理盐水10 mL加氨苄青霉素2.0 g，同时灌注小儿氨基酸100 mL，温热生理盐水150 mL，术毕测羊水平段3.8 cm，羊水指数11.3 cm，术后继续应用硫酸镁，第2天复查胎监NST有反应型。一周后再次在介入性下B超行羊膜腔穿刺术，抽出清羊水10 mL，羊水泡沫试验1∶1（+），1∶1.3（+），1∶2（±），胎肺成熟可疑，再次羊膜腔内注入生理盐水10 mL加地塞米松10 mg，生理盐水10 mL加氨苄青霉素2.0 g，因B超示羊水平段，羊水指数正常，给予羊膜腔内灌注小儿氨基酸100 mL，术后48 h因血压控制不理想，胎监评分可疑，于孕34+2周行子宫下段剖宫术。娩出一活男婴2 000 g，新生儿评分Apgavis评分1'-9分，5'-9分，10'-10分，转新生儿科观察，无特殊。术后孕妇应用胰岛素静滴2天，第3天正常饮食后，监测血糖正常，未使用胰岛素。第7天拆线，伤口愈合良好，血压渐恢复正常，母婴出院。产后42天门诊复查糖耐量试验，OGTTT正常范围。

（广州市第一人民医院　夏　薇　康佳丽）

参 考 文 献

陈正宜，张金栋. 实用人类遗传学. 北京：科学技术文献出版社，1992

乐杰. 妇产科学. 第6版. 北京：人民卫生出版社，137～139

李峰. 先天愚型的产前诊断［J］. 国外医学妇产科学分册，1999，26（1）：25～29

刘宝瑛，钟梅. 羊水过少的诊治现状. 医学综述，2003，9（6）：373～374

卢国辉，陈天健，黄尚志，等. 产前诊断及其在国内应用的分析［J］. 中国优生与遗传杂志，2003，11：2

卢丽娜，张玉洁，康佳丽，等. 羊膜腔内输注氨基酸治疗胎儿宫内发育迟缓. 中华妇产科杂志，2001，35：297~298

石东红，张珂，等. 临床常见染色体病诊疗手册. 北京：人民卫生出版社，2001

苏应宽，徐增祥，江森. 实用产科学. 第2版. 济南：山东科学技术出版社，1045~1050

吴振兰，李燕萍，李荆，等. 羊膜腔内输液治疗妊娠中晚期羊水过少的临床观察. 中华妇产科杂志，2002，37（5）：302

夏家辉，李麓云. 染色体病. 北京：科学出版社，1989

杨慧霞，张眉花，孙伟杰，等. 妊娠期糖代谢异常孕妇并发子痫前期的相关因素讨论. 中华妇产科杂志，2005，40：577~580

游泽山，何勉. 胎儿宫内治疗的现状. 新医学，2000，31（2）：69~70

Brambati B，Terian E，Tognonic G. Randomized clinical trial of transabominal versus transcervical chorionic villus samling merhods. Prenat Diag，1991，11：285

Connor JM，Ferguson-Smith MA. Essential Medical genetics. 4thed lonton：Blackwell Scientific

Copel JA，cullen m T，Grawnum PA，et al. Invasive fetal assessment in the anteparttum period. obstet Gynecol clin North Am，1990，17：201~206

Crowther CA，Hiller JE，Moss JR，et al. Effect of treatment of diabetes mellitus on pregnancy outcomes. N Engl J Med，2005，352：2477~2486

Di Cianni G，Miccoli R，Volpe L，et al. Maternal triglyceride levels and newborn weight in pregnant women with normal glucose tolerance，Diabet Med，2005，22：21~25

Ererra JE，Khoury MJ，Cordero JF，et al. Diabetes mellitus during pregnancy and risks for specific birth defects：a population based case-control study. Pediatrics，1990，85：1

F·Gary Cunningham等，威廉姆斯产科学. 第20版. 郎景和主译. 北京：世界图书出版公司，1077~1094

Lee MH，Park SY，kim YM. Prenatal diagnosis of a familial complex chromosomal rearrangement involing chromosomes，5.10.16［J］. prenat Dign，2002，22（2）：102~104

Nordin NM，Wei JW，Ning NN，et al. Comparison of maternal fatal outcomes in gestational diabetes and lesser degress of glucose intolerance. J Obstet Gynaecol，2006，32：107~114

Omarini D，PistottiV，Bonati M. Placental perfusion，An overview of the literature. J Pharmacol Toxicol methcds，1992，28：61~66

Pitt C，Sanchez RI，Kaunitz AM，et al. Prophy lactic amnioinfusion for intrapartum oligohydramnios：a meta-amalysis of randomized controlled trials. Obstet Gynecal，2000，96（5）：861~866

Rathor AM，Singh R，Ramjis，et al. randomisec trial of amnioinfusion during labour with meconium stained amniotic fluid. BJOG，2002，109（1）：17~20

Toth A Tardy EP，Hajdu K，et al. Fluorescence in situ hibridization of chorionio interphase cells for prenatal screening of Down sydrome ［J］. Eur J Obstet Gynecol Reprod boil，2001，94（1）：46~50

Turhan No，Htacan N. Antepartum prophulactic tramsabdominal amnioinfusion in pteterm preganacies complicateal by oligohydramnios. Int. J Gynecol Obstet, 2002, 76（1）: 15~21

Wallace DC, lott MT, Torroni A, et al. Report of thecommittee on human mitochondrial DNA. Cytogenetic cell Cenet, 1991, 1103

Wasaki Y, Oiso Y, Kondo K, et al. Aggravation of subclinical diabetes insipdus during pregnancy. N Engi J Med, 1991, 324: 522

第十六章 产时羊水粪染的羊水置换术

第一节 概 述

一、羊水胎粪污染

羊水胎粪污染（meconium-stained amniotic fluid，MSAF）与胎儿窘迫及新生儿窒息有关。它可引起新生儿胎粪吸入综合征（meconium aspiration syndrome，MAS），影响围产儿预后。

羊水胎粪污染的发生率占妊娠总数的1.5%～1.8%，Ⅱ度粪染新生儿窒息率为30.4%，Ⅲ度粪染为35.9%。WisWell研究表明，羊水粪染新生儿呼吸道吸入胎粪者达56%，新生儿可发生MAS，Meydanli等对妊娠37周以上70例Ⅲ度MSAF的妊娠妇女的队列研究中，发现声门下胎粪吸入率与MAS相对危险度呈正相关（RR=7.3，95%CI2.6%～20.3%；OR=33.4%，95%CI3.6%～30.7%），表明出生后可在喉镜直视下观察声门下胎粪情况，了解胎粪的吸入并预测MAS的发生。还有学者认为羊水粪染可致脐带血管溃疡和坏死，亦可引起血管收缩、血流量减少。另有研究表明，胎粪对肺表面活性物质具有抑制作用，故可增加呼吸窘迫综合征的发生率。MSAF的胎儿宫内缺氧可导致胎儿酸中毒（酸血症），可以通过胎儿头皮血气分析及分娩后胎儿的脐动脉血气分析来了解酸中毒的程度及代偿情况。

二、经阴道AI

产时羊水粪染行羊水置换术是经阴道AI主要适应证，它用于Ⅱ～Ⅲ度羊水混浊，可使粪染的羊水得以部分或完全稀释，减轻胎儿呼吸道及食道胎粪吸入综合征，从而降低剖宫产率及改善母儿预后。Rathor等以单胎头先露的200例Ⅱ～Ⅲ度MSAF的足月临产妊娠妇女为研究对象，其中100例进行AI，试验结果表明，AI组较对照组剖宫产率显著降低（RR=0.47，95%CI0.24，0.93）。新生儿声门下胎粪吸入率P=0.001及MAS发生率P=0.002。Pierce等用Metat统计学分析的方法，回顾1980～1998年公开发表的论文及摘要，研究对象Ⅱ～Ⅲ度MSAF患者，其中950例接受AI治疗，对照组947例，结果进行比值比（OR）的合并，表明AI对减少声门下胎粪作用，合并后的OR=0.30，95%CI0.11，0.27；对减少MAS作用：OR=0.30，95%CI0.19，0.46；对改善新生儿酸中毒的OR=0.42，95%CI0.28，0.62；对降低剖宫产率的OR=0.74，95%CI0.5%，0.93。结果表明，AI可以起治疗性作用。

三、羊水置换术的意义

对于羊水粪染，传统治疗方法是吸氧，控制宫缩强度，以预防胎儿窘迫，最后是剖宫产尽快结束分娩，使粪染的羊水对胎儿及新生儿的危害减轻。但是，这些方法对已存在的MSAF均不是有效的对策，如果采用经阴道AI对孕妇进行羊水置换，研究报道对新生儿窒息率、MAS发生率及胸片异常率、脐血和股动脉血气分析等，均与对照组有统计学差异。因为羊水置换，可以补充羊膜腔内的羊水量，以改善每次宫缩时，对脐带及胎盘过性受压所引起胎儿血循环障碍，使胎儿宫内缺氧缓解，避免因缺氧导致的强烈呼吸运动，也减少分娩后瞬间对未彻底清理呼吸道前的喘息样吸气，将污染的羊水吸入气管、支气管致吸入性肺炎。同时，通过羊膜腔输液及将污染的羊水稀释并置换出来，改善了宫内环境。确实达到有效改善新生儿预后，同时也降低了剖宫产率。广州市第一人民医院产科1997—1998年，对62例MSAF单胎头先露足月临产妊娠妇女行阴道AI，研究结果表明，新生儿窒息率、胎粪吸入综合征发生率、脐血及股动脉血血气分析等，研究组与对照组比有统计学差异（$P<0.01$），产褥病率两组无明显差异（$P>0.05$），两组各自脐静脉和股动脉血血气分析对比无统计学差异（$P>0.05$）。

第二节　羊水置换术

一、MSAF经阴道AI

1. 适应证

适用于已临产的单胎、羊水粪染。

2. 禁忌证

1）非头先露。

2）阴道出血。

3）子宫阴道畸形。

4）母婴传播性疾病。

5）前置胎盘。

6）胎盘早剥。

7）骨盆异常。

8）脐带脱垂。

9）疤痕子宫。

二、羊水置换术的操作规程

1）在灌注前先做B超，了解胎盘位置及胎方位等。

2）安上胎心监测探头与子宫腔探头，即胎儿监测仪，并上胎儿头皮电极，持续内监护。

3）使用监测宫腔内压导管，将羊膜腔导管远端与带开关三通接头连接，并与置换液装置相连。

4）置于胎儿肢体侧，避免从胎盘附着处置入。其中一个管道输注预热（约37 ℃）生理盐水500 mL，另一个管道放出粪染羊水，如此循环，直至放出的宫腔液接近清亮为止。

三、阴道AI的方式

（一）阴道灌注生理盐水的方式

1. 间断式

生理盐水500 mL，30 min内灌完，重复进行直至胎心变异减速（VD）波消失或从阴道流出的羊水变清亮为止。一般在宫缩间隙时放出已输入的羊水300～400 mL。

2. 持续式

开始灌注生理盐水500 mL，30 min内灌完，然后3 mL/min持续灌注，直到VD波消失或流出的羊水清亮为止。

（二）注意事项

1）灌注时必须严格遵守无菌操作并应严密观察，注意防止并发症如宫内感染、医源性羊水过多及宫内压增加、脐带脱垂等。

2）当破膜时间较长，疑有羊膜腔感染者，可在灌注液中加入抗生素。在灌注时，控制宫内基础压达20 mmHg，AFI至15 cm时，停止灌注。

3）当胎儿头皮电极显示酸中毒（pH＜7.2）及胎心监护出现较频发的VD或晚期减速（LD）时，立即停止灌注，进行剖宫产。

病例一：患者李某，28岁，孕1产0，宫内妊娠38+6周，先兆临产入院。住院号：663621。末次月经（LMP）：2003-3-12，预产期（EDC）：2003-12-19。早孕期间无上感及发热史，孕4+月感到胎动，孕期定期产前检查无异常发现。入院时产检：宫高33 cm，腹围96 cm，胎方位LOA，胎先露为头，已入盆，胎心音146次/min。B超：双顶径94 mm，股骨长72 mm，头围318 mm，腹围320 mm，胎盘位于前壁宫底部，分级Ⅱ-Ⅲ_A级，羊水平段34 mm，羊水指数112 mm。骨盆外测量25 cm-28 cm-20 cm-8.6 cm，耻骨弓角度约90°。入院胎监示NST：有反应。入院第2天正式临产，临产后产程进展顺利，宫口扩张3 cm转入产房行阴道检查及人工破膜，羊水清，胎方位LOT，胎先露头，S-1，未扪及产瘤。内骨盆无内聚感。3 h后宫口近开全，持续胎心监护发现有变异减速，立即吸氧左侧卧位，再次阴道检查，宫口近开全，胎先露头，S+2.5，胎方位LOA，未扪及产瘤，发现羊水Ⅱ～Ⅲ度混浊，征得孕妇李某及家属同意后行经阴道羊膜腔灌注术。用温热（37 ℃）的生理盐水500 mL，以三通管经阴道插至胎头与羊膜之间，取胎儿的肢体侧。灌注时间约30 min，灌注完毕后羊水变清，变异减速好转，此时宫口开全，胎头下降S+3.5，40 min在会阴侧切下自然分娩一活男婴，出生后Apgar评分1'-9分、5'-10分、10'-10分，未发现新生儿胎粪吸入综合征。产后出血约280 mL，会阴侧切愈合好，术后未发生感染等征象，第5天会阴伤口拆线，母婴平安出院。

病例二：患者许某，31岁，住院号：657024，孕1产0，宫内妊娠39+2周，因先兆临产入院。LMP：2002-10-16，EDC：2003-7-23。早孕期间无特殊，孕4+月感到胎动，孕期定期产前检查无异常发现。近一周双下肢浮肿，休息后可好转，无头昏、眼花、视物不清。入院后产检：宫高34 cm，腹围106 cm，胎方位LOA，胎心音148次/min，胎先露为头，已入盆，胎儿估计3 700 g左右，骨盆外测量25 cm-29 cm-21 cm-9 cm，耻骨弓角度＞90°。肛查：宫口未开，先露头，S-2，宫颈管消70%，软，位中，进行B超及胎监，未发现异常。B超：双顶径9.5 cm，股骨长7.4 cm，头围32.4 cm，腹围32.6 cm，胎盘位于后壁Ⅲ_A，羊水平段3.1 cm，指数8.6 cm。胎监示NST：有反应。给予灌肠，当晚临产，肛查：宫口扩张2.5 cm，送产房人工破膜，发现羊水Ⅲ度混浊，胎粪状，宫口扩张2 cm，胎先露头，胎方位ROT，内骨盆无异常发现，建议行羊膜腔灌注术。经阴道置三通管于胎头与羊膜之间，开始灌注温热（37 ℃）的生理盐水，一边灌入一边流出污染的羊水，羊水由Ⅲ度慢慢变为清亮为止，历时约40 min。阴道检查宫口开张2+ cm，因家人要求剖宫产而行子宫下段剖宫产术，娩出一活女婴，Apgar评分1′-8分，5′-9分，10′-10分，声带下无胎粪，脐动脉血气分析pH为7.23，新生儿出生后无肺炎等表现，产后出血320 mL，腹部伤口愈合好，无产褥感染，母婴平安出院。

（广州市第一人民医院　康佳丽）

参 考 文 献

苟文丽，吴连方．分娩学．北京：人民卫生出版社，2003

卢丽娜，康佳丽，张玉洁．羊水粪染的羊水置换与新生儿预后．中国实用妇科与产科杂志，2002，16：471～473

彭峰，杨春荣，姜海红，等．羊水置换术的临床应用．黑龙江医学，2002，12：25

赵孟陶．胎粪吸入综合征43例临床与病理分析．中华妇产科杂志，1990，25（5）：302

Dye T，Aubry R，Gross S，et al．Amnioinfusion and the intrauterine prevention of meconium aspiration．Am J Obstet Gynecol，1994，171：1601

Edwaods RK．Meconium-stained amniotic fluid and its association with obstetric infections．Prim care Update for Obstet Gynecol，1998，5（6）：315～317

Eriksen NL，Hostetter M，Parisi VM：Prophylactic amnioinfusion in pregnancies complicated by thick meconium．Am J Obstet Gynecol，1994，171：1026

Maher JE，Wenstrom kD，Hauth JC，et al．Amniotic fluid embolism after saline amnioinfusion：Two cases and review of the literature．Obstet Gynecol，1994，83：851

Meydanli MM，Pilbaz B，Caliskan E，et al．Kisk factors for meconium e-spirotion gyndrome in infants born through thick meconium．Int J Gynaecol Obstet，2001，72（1）：9～15

Posner MD，Ballagh SA，Paul RH：The effect of atnnioinfusion on uterine pressure and activity：A preliminary report．Am J Obstet Gynecol，1990，163：813

Shields LE，Moore TR，Brace RA：Fetal electrolyte and acid-base response to amnioinfusion：Lactated Ringer's solution versus normal saline in the ovine fetus．J Soc Gynecol Invest，1995，2：602

第十七章　胎儿宫内外科手术治疗

第一节　概　　述

一、胎儿外科技术

随着围生医学的飞速发展及各种医学检测技术在临床上的广泛应用，特别是超声检查、超高速磁共振成像技术、羊膜穿刺等产前诊断技术的发展给胎儿畸形和代谢异常等先天性疾病的诊断带来了飞跃性的进展，为胎儿宫内外科手术的开展提供可能。随之而来的是能否通过胎儿治疗来改善一些严重疾病的预后，由此产生了胎儿外科的概念。目前胎儿外科治疗包括宫内输血、宫内移植、胎儿体内积液引流、胎儿镜手术、开放性胎儿手术以及子宫外产时处理。

胎儿外科治疗远远滞后于胎儿内科治疗，主要因为外科疗法多用于矫治先天畸形，治疗的目的在于控制其病理改变继续发展，暂时改善其功能，为胎儿发育成熟赢得时间，创造了条件，以便在出生后行根治性手术。然而急需此种治疗的病种为数甚少，另外为胎儿手术不仅涉及胎儿，而且对母亲的安全也构成威胁，需要持慎重态度。

二、宫内外科治疗的发展

胎儿外科具有不可抗拒的吸引力。产科、儿外科医师，尤其是生殖遗传学家预想胎儿外科治疗可以作为产前遗传诊断的扩充。外科手术用于宫内治疗至今已有30多年的历史，虽然历尽挫折，但并未阻止倡导者不懈的探索，国外学者对此进行了开创性的工作。20世纪60年代Liley首次成功地对溶血性贫血的胎儿进行胎儿腹腔内输血治疗，开创了胎儿治疗的先河。1981年Harrison首次报告1例后尿道瓣膜进行宫内膀胱造口术，1982年他又对1例双侧肾盂积水作宫内肾盂造口术。目前对胎儿尿路梗阻畸形进行胎儿手术者共约30例。1982年Clewell对2个脑积水胎儿进行了脑室—羊膜囊分流术，出生后效果良好，当今认为脑积水进行胎儿手术是可行的和有益的。一些心脏畸形干扰了心室和血管的发育也需要产前治疗，经皮扩张狭窄的瓣膜和修补先天性缺损都已获成功。1990年英国医生进行了首例宫内心脏手术治疗主动脉瓣狭窄。Harrison经过多年的奋斗，1990年成功进行了第1例胎儿膈疝修补术。在治疗脊髓脊膜突出方面，1998年Bruner和Tulipan报道了3例，Bruner等在1999年1月的母亲胎儿医学协会会议上报告了10例。同年，他们描述了用内镜在宫内覆盖胎儿脊髓脊膜突出的方法。1998年，宾州儿童医院（CHOP）的研究者也报告1例成功应用胎儿外科治疗脊柱裂的经验。这2个研究机构对1997年以来治疗的病例进行了总结，包括：29例妊娠24～30周的患者在Vanderbilt以胎儿外科手术行脊髓脊膜突出的修复，10例患者在CHOP于妊娠22～25周时进行了手术。这些研究结果既鼓舞人心，也引起了人们极大的兴趣，当然也存在争议，主要难点在于对结果的评估。理想的随机研究在胎儿外科是不可能的，人们可以从不同角度评价一项研究的成败，但是继续进行研究才是有益的。

三、宫内外科治疗的可行性、必要性

众所周知，胎儿患有膈疝时，由于腹腔内脏突入胸腔，使胎肺受压影响发育。膈疝在出生后24 h内因呼吸窘迫而手术者，死亡率达50％以上。即使产前做出诊断，如果母亲羊水过多，手术的死亡率仍有50％，所以开展胎儿手术很有必要。但是目前缝合膈肌裂孔的手术尚处于动物实验阶段，在人类由于对手术后防止早产、子宫切开本身的安全性，都缺少绝对安全保证，尚不能普遍开展。对单纯患有交通性脑积水胎儿，无脑发育或染色体异常，脑室处于进行性扩张状态，此时出生后又不能存活，可考虑为胎儿作脑室羊膜腔分流术。通常在超声指引下，从胎儿后颅部穿刺，向脑室内置入用硅胶制作并带有活瓣的分流管，既能根据脑压调节侧脑室液向羊膜腔流出，又可避免羊水向反方向流进侧脑室，从而防止脑实质受压萎缩，待胎儿成熟后适时终止妊娠，再行根治性手术。与此相同，对泌尿道梗阻所致肾盂积液，为避免肾实质受压萎缩，防止因排尿障碍导致羊水过少而影响胎肺发育，也可在尿路潴留液体部位与羊膜腔之间，置一管式分流器，使其与羊膜腔交通起分流作用。

四、宫内外科治疗的前景

虽然目前胎儿外科所能治疗的疾病并不多，但它广阔的前景吸引了众多的研究者。胎儿外科的研究成果给儿科、妇产科、新生儿科及小儿外科医生提供了许多全新的知识，胎儿外科所取得的研究进展的意义已远远超过了胎儿外科本身。胎儿的全程监护为了解一些先天性疾病的自然病程提供了资料，一些分子生物学研究成果已应用于畸形的产前诊断，而后者又反作用于分子生物学的基础研究，促进了分子生物学的发展。应用于胎儿外科的一些外科技术也被其他学科所借用，为提高这些学科所属疾病的临床治疗效果起到了重要的作用，如胎儿的无瘢痕愈合为减轻创伤后组织愈合的瘢痕形成提供了新的思路，胎儿组织又特别适合于器官移植和基因治疗的研究，另外，胎儿干细胞移植为治疗遗传性疾病开辟了广阔的空间。随着科学科技的进一步发展，胎儿宫内外科医学定能创造新的辉煌。与此同时，胎儿外科的建立和发展也需要多学科医护人员的相互协作，家属、医护人员、全社会的大力支持是胎儿外科进一步发展的必要条件。

第二节　胎儿宫内外科手术治疗

一、胎儿外科手术术前评估

对胎儿先天结构畸形的外科治疗，取决于诊断时妊娠周数、诊断准确性、严重程度、胎儿有无伴有其他异常、妊娠母亲及家属意愿、医疗和经济条件等。有关胎儿疾病的诊断及程度判断包括：多普勒超声是产前诊断主要手段，80％以上的胎儿畸形都可

以通过超声检查而明确，与多普勒超声比较，核磁共振（MRI）具有视野较大、软组织对比度好、体积测量准确、颅内异常诊断准确等优点。超声测定较困难时应采用MRI检查。

确诊胎儿结构畸形后，应了解疾病严重程度，判断有无治疗价值，因此详尽检查甚为重要，包括：①染色体核型分析；②有无伴发畸形或宫内感染，多发性多无治疗价值，而宫内感染后出现先天结构异常，往往提示预后不良；③器官功能检查：如胎儿超声心动图检查排除严重复合性先天性心脏病，同时了解心脏功能，如发现胎儿严重肾盂积水需评估其肾功能。

二、胎儿外科的手术适应证

影响胎儿器官发育的解剖学缺损是胎儿外科的手术适应证，随着微创外科技术的进展和手术安全性的提高，一些轻型的先天性畸形也可考虑胎儿外科手术。

1. 尿道梗阻

胎儿泌尿道梗阻可产生肺发育不良和肾发育障碍，约90%伴有部分尿道梗阻的胎儿通过出生后减压治疗可以恢复，但如果出现肾积水及进行性羊水减少，则宫内治疗是非常必要的。产前泌尿道减压（超声引导下经皮导管转流，开放性胎儿膀胱切开，内镜下胎儿膀胱切开或安置金属支架管）可减轻这些并发症。数百例的手术结果表明，术后胎儿肺发育可以得到改善。治疗前，应仔细评估以保证胎儿手术后具有正常的肾、肺功能。经皮膀胱穿刺发现尿中Na^+，Cl^-，Ca^{2+}，β_2微球蛋白浓度升高或超声下肾皮质囊性改变及肾回声增强，则提示胎儿肾功能衰竭，是宫内治疗的禁忌证。尿道减压可以改善肾脏损害，如胎肺成熟，尽早分娩，待胎儿出生后治疗。相反，可考虑胎儿镜下或开放性膀胱羊膜腔引流术。

2. 先天性囊腺瘤

是一种良性占位性病变，巨大的囊腺瘤在胎儿时期可导致胎儿水肿及肺发育不良，继而导致胎儿死亡。一旦出现胎盘水肿和母体子痫前期，胎儿干预治疗就太晚了。手术治疗主要包括：①单纯胎儿胸腔穿刺术，因术后囊内液重新快速积聚，并不能改善远期疗效，现很少采用。②胸腔羊膜腔分流术，主要用于较大囊肿，但长期减压效果并不理想。③肺叶切除术，是目前较为成功的治疗手段，适用于多发、伴有实性成分的囊肿。由于胎儿具有较强的代偿生长能力，术中对于同侧发育不良的肺组织，应尽量保留。有研究报道，175例通过超声产前诊断先天性囊腺瘤患者中，25例伴有水肿未行手术的胎儿均在出生前及出生后短时间内死亡，而13例伴有水肿，在孕龄为21～29周时行肺叶切除术，其中8例宫内存活，水肿消失，受压的肺组织继续发育，新生儿存活率为62%。研究表明胎儿肺切除和胸腔——羊膜腔分流都是有效的治疗方法。

3. 先天性膈疝

疝入胸腔的内脏使肺发育受限是宫内干预的指征。Lipshutz等发现，孕26周以前，超声四腔心切面上测量右肺两条垂直距离，计算右肺面积与胎儿头围之比（right lung to head circumference ratio，LHR）。当LHR>1.6时，存活率为89%；当LHR介于1～1.6，存活率为56%；当LHR为1时，存活率仅为11%；当LHR<0.6时，存活率几乎0%。LHR

是第一个较为理想预测左侧膈疝患者胎肺发育不良的指标，是否同样也适合右侧膈疝及妊娠26周以后，还有待于进一步研究。在一些严重病例，想要改善这种危险的状况，惟一的方法只有胎儿外科干预。暂时性气管结扎术，是目前治疗先天性横膈疝的一种新方法。胎肺内液体动力学改变可影响肺发育，肺内液体流出过多将导致肺发育不良，而胎儿气管结扎可促使肺组织生长增殖，改善肺的顺应性，并且通过保留肺液刺激生长预防肺塌陷，并将疝出的内脏推回腹腔。Harrison等报道，8例接受内窥镜下气管夹闭术存活的胎儿，其中7例出生后不需要人工肺辅助治疗，提示扩张的肺在出生后具有正常功能。但此技术在操作的可逆性及可控制性方面尚存在一些问题。同时，Ⅱ型肺表面活性物质缺乏、肺泡增多性肺气肿以及对手术个体反应的差异性等，均可影响胎儿出生后的生存率。先天性膈疝的产前药物和手术治疗为改善该病的生存率提供了可能。术后病率包括胃食道反流、气管损伤、疝复发等。但当肝脏形成了疝的时候，胸廓切开修补缺陷是不安全的，因为可能导致脐静脉的扭结。

4. 骶尾部畸胎瘤

许多患有骶尾部畸胎瘤的新生儿可以存活且极少发生恶变，但仍有近50%的死亡率。主要因为肿瘤生长迅速，大量血液分流造成"肿瘤盗血"而使胎儿发生高排性心功能衰竭，同时肿瘤生长使胎盘及胎儿的血流减少而造成贫血，引起胎儿、胎盘水肿。另外，肿瘤巨大，分娩时意外破裂，也是胎儿致死原因。在胎肺成熟之前，出现胎儿水肿及巨大胎盘是肿瘤需要宫内切除的指征，超声引导下或胎儿镜下阻断肿瘤血供和切除肿瘤都是可行的。

5. 双胎输血综合征

宫内治疗主要是切断胎盘表面可见的血管交通支，阻断异常的胎盘血液循环。可以通过胎儿镜下激光直接凝固异常血管。而无心、无脑双胎妊娠，则通过结扎异常胎儿脐带阻断其血循环使正常的胎儿获救。

6. 心脏完全性传导阻滞

心率<50次/min的胎儿，可发生水肿以致胎死宫内。如果通过交感神经兴奋剂不能使心率加快而改善低排性心功能衰竭，则考虑通过开放式或经皮穿刺放置心脏起搏器，目前这种治疗尚处于实验阶段。

7. 神经管狭窄

由于脑脊液流动受阻而使脑室扩张，脑积水压迫影响脑组织发育，最终使神经系统功能受到损害。尽早施行脑室减压将有助于大脑发育，手术主要通过经皮穿刺脑室羊膜腔引流，但是远期效果不够理想。

8. 胎儿主动脉瓣狭窄

极少数简单的心脏结构异常也可通过出生前矫正。当主动脉瓣狭窄时，常导致左心不可逆性损害，同时还可影响体循环血管发育。经皮插管球囊扩张术可使狭窄的主动脉瓣得到扩张而改善其预后。

9. 气道闭锁或狭窄

主要指喉部闭锁或狭窄。由于肺远端充满液体而过度膨胀，使心脏受压，导致水肿，宫内胎儿气管切开也是必要的，通过胎儿气管切开术可使胎儿存活。如病变轻，可在严密监测下近足月剖宫产结束分娩，断脐前先行气管切开以保证气道的通畅，分娩时在脐带未断之前修补气道，这是宫外分娩治疗（ex-utero in-partum treatment，EXIT）方法中的一种。EXIT也被用于颈部肿瘤、先天性高气道阻塞时建立气道。

10. 脊髓脊膜膨出

此种缺陷较为常见。母体血浆甲胎蛋白可在妊娠14～20周时检出80%～90%的病例，结合超声扫描的广泛应用，大多数神经管缺陷可在妊娠中期前后检出。脊髓神经暴露是神经系统受损的主要原因。由于神经管的暴露可引起神经的损伤，故在胎儿期处理脊髓脊膜膨出也是必要的。宫内修补的目的在于阻断长期机械性及羊水的化学性损伤作用，使受损神经组织再生，防止脑积水发生并促使其吸收。但是否可以降低其发病率及死亡率，是否可以改善其日后生活质量，与出生后手术相比是否有更多的益处，尚有争议。20世纪80年代的动物实验提示，宫内治疗有可能改善胎儿脊髓脊膜突出的预后。Michejda在对猴子进行的实验证明，手术造成的神经管缺陷是可以修复的，该动物模型与人的神经管缺陷是否相似还不确定。此外，与肺膨胀治疗膈疝以及膀胱减压治疗阻塞性尿道疾病效果明显相反，人体宫内修复脊髓脊膜膨出似乎还缺乏病理生理基础。仅仅在最近才有人提出，脊髓脊膜突出的神经损伤可能并非完全由原发性神经管闭合缺陷所致，而是开放的神经管暴露于羊膜腔内不良环境的结果，其机制尚不清楚。此外，经常伴随脊髓脊膜突出的脑疝有可能通过治疗而改善或消除。

11. 胎儿造血干细胞移植治疗遗传性缺陷

出生后骨髓移植由于可利用的供体少、移植排斥、移植物抗宿主病及移植前胎儿病情恶化等诸多因素影响而受到限制。免疫前期胎儿（孕周<15周）具有免疫耐受，从而避免了免疫排斥问题，更为重要的是，胎儿在疾病造成损害之前就可以得到治疗。存在的问题是，确切的诊断需要获取胎儿组织进行分析，而将微量细胞（<1 mL）注入胎儿体内需要熟练操作并有一定的风险，同时移植程度的不足或过度将影响治疗效果。目前胎儿造血干细胞移植已经在动物实验中获得成功，并开始应用于临床。

12. 唇腭裂

因为胎儿伤口是无瘢痕性愈合，宫内矫正可以避免瘢痕形成及裂侧上腭骨发育受限，为美容起见亦可选择在胎儿时期修补唇裂和腭裂。但目前认为，现阶段胎儿手术治疗应先考虑那些对胎儿危害较大的先天性畸形，单独进行胎儿唇腭裂修复尚不是胎儿外科治疗的指征。

13. 宫内输血

宫内输血可以挽救由于各种原因引起的严重胎儿贫血，改善围产儿预后。

14. 其他

诸如中脑导水管狭窄、腹裂和食道闭锁都可在胎儿时期进行矫治。

三、术前准备与手术过程

不是所有三级医院均需要或能够开展宫内外科手术。有手术适应证的患者须仔细咨询手术的益处、风险和是否有其他替代方法。手术有两种方法：开放性子宫切开术及微创胎儿内窥镜技术。开放式外科手术是对胎儿做必要的手术后，让其重新回到母体内继续生长发育，以致出现一名胎儿"两次出生"的医学奇迹。这里先介绍开放式外科手术。

1.　术前应进行详细检查及评估

1）超声检查明确胎儿解剖上的异常。

2）胎儿磁共振成像排除多种畸形。

3）胎儿超声心动图排除先天性心脏病及了解心脏功能情况。

4）羊膜腔及脐血穿刺进行染色体核型分析，排除染色体异常。

5）询问病史以了解孕妇有无吸烟史及妊娠高血压疾病等高危因素存在。

2.　胎儿外科治疗的基本过程

1）术前予抑制宫缩及抗菌素预防感染。

2）孕妇吸入麻醉，监测孕妇术中情况。

3）取下腹部横切口暴露子宫，左侧卧位避免下腔静脉受压。

4）术中超声定位胎盘并确定胎方位，给胎儿注射镇静催眠剂及肌松剂。

5）近胎儿病变部位切开子宫，切开子宫的前壁或后壁取决于胎盘的位置，切开时子宫需完全放松。为了避免增加羊水渗漏、绒毛膜羊膜炎、早产的风险，一般不在下段切开。

6）微型脉搏血氧仪放置于胎儿手内，通过无线电遥测技术监测术中及术后胎儿心电图、血氧饱和度、体温及宫腔内压力。

7）仅仅将施行手术的胎儿部分取出，其余部分仍然在羊水中，持续灌注温盐水。

8）手术结束后，子宫分两层关闭。连续缝合子宫全层，包括胎膜。缝合时切口之间可使用纤维蛋白胶，以促进胎膜的封闭，防止羊水漏出。

四、术后监测

1）术后消炎痛50 mg置入肛门，4～6 h重复一次，直至术后48 h。

2）每日胎儿超声心动图检查，了解消炎痛对胎儿的不利影响。

3）在缝合子宫切口同时，给予6 g硫酸镁持续滴入，根据子宫的敏感性维持在2～4 g/h，并用至术后48～72 h。监测血镁离子浓度，注意镁中毒。

4）停用消炎痛及硫酸镁后，皮下泵入支气管扩张药抑制宫缩。

5）每日监测胎心及子宫收缩情况。

6）超声检查至术后5～7天，了解胎动及羊水情况。

7）由于妊娠中期的子宫切口不在子宫下段，为了避免子宫破裂，应行剖宫产结束分娩。

五、术后并发症及其防治

1.　母体并发症

（1）肺水肿

与接受大剂量的缩宫剂有关。几乎所有孕妇均需术前预防性及术后治疗性使用宫缩抑制剂，特别是子宫肌层及胎膜破损以后，可以激发血管内血管活性因子释放，造成孕

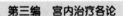

妇肺毛细血管通透性增加，引起肺水肿。

（2）羊水过少

羊水过少可能反映了液体透过羊膜丢失或液体循环障碍。

（3）未足月胎膜早破

与绒毛膜羊膜炎及绒毛膜羊膜分离有关，发生率约63%。

（4）流产或早产

胎儿手术后易发生流产或早产是目前困扰胎儿外科发展的一个难题，需要进一步研究以找到更为有效的防治措施。有报道27例行胎儿手术的孕妇，术后至分娩平均时间为8周，分娩时平均孕龄为32.5周，早产发生率约57%，与绒毛膜羊膜炎、胎膜早破等有关。有时为防治母体水肿而限制液体输入，也可影响母体—胎儿—胎盘循环，诱发早产。

（5）胎盘早剥

与绒毛膜羊膜分离（发生率约47%）及宫腔内羊水压力的改变有关。

（6）心肌受损

不管是穿刺还是切开子宫都有可能引起子宫收缩，有效的子宫松弛措施（术前应用消炎痛，术中应用卤素吸入剂麻醉，术后应用消炎痛、硫酸镁和β_2拟交感神经剂等）在对人施行较大的胎儿外科手术时却效果欠佳。虽然卤素吸入剂可给母亲和胎儿提供满意的麻醉，但达到术中子宫松弛时的药物浓度将造成母亲心肌受损并可影响胎盘灌注。

（7）绒毛膜羊膜炎

发生率约29%。

（8）肠梗阻

少见。

（9）子宫破裂

少见。

2. 胎儿并发症

（1）胎儿宫内生长受限

与胎儿自身因素及胎盘功能有关。

（2）胎死宫内

消炎痛可引起胎儿动脉导管收缩致动脉导管早闭、三尖瓣返流及右心功能衰竭，严重者致胎儿或新生儿死亡。

（3）脑损害

远期观察研究显示约21%的胎婴儿出现中枢神经系统损害，这可能是由于母体缺氧或使用宫缩抑制药物之后胎儿脑血流量突然增多引起。

（4）栓塞

血栓栓塞事件可引起胎儿脏器损害包括肠管闭锁和肾发育不全等。

关于孕妇安全问题，美国加州胎儿治疗中心统计结果表明，47例手术者中尚无孕妇死亡的报道，其中4例发生肺水肿，5例发生羊水外漏，2例因静脉抗生素治疗而引起假膜性肠炎，5例需要输血治疗。在Bruner的研究中，进行宫内手术的妇女发生羊水过少者为48%，相比之下对照组仅为4%；未足月早产破膜宫内手术妇女为28%，对照组为9%；未足月发生子宫收缩则分别为50%和9%。手术并不影响孕妇再生育功能，但所有以后的妊娠都需要剖宫产分娩，因为行胎儿外科手术时子宫的切开均位于上段。总的来说，产科并发症的增加使人们进一步意识到权衡胎儿益处与母体并发症的重要性。

最近的研究结果表明，外源性一氧化氮可减少子宫切开引起的早产，术中及术后静脉应用硝酸甘油对防治胎儿外科术后早产有一定的效果，但需仔细监测以防并发症的发生。子宫肌肉的局部阻滞麻醉对减少胎儿外科手术后早产的发生也有一定的作用，但最为重要的防治措施还是加强术中、术后对母亲和胎儿的监护，保持母亲和胎儿血流动力学的稳定，尽量减少对胎儿的创伤，及时发现和处理可能发生的早产或流产。

胎儿宫内外科治疗由于多种原因在我国开展得较晚，目前主要集中在双胎输血综合征的宫内治疗及胎儿贫血的宫内治疗方面。下面分别简单介绍。

第三节　双胎输血综合征的宫内治疗

双胎输血综合征（twin-twin transfusion syndrome，TTTs）是双胎妊娠中一种严重并发症，其发病机理与2个胎儿胎盘间血管吻合方式密切有关，围产儿死亡率极高。以美国为例，估计每年约有2 200个胎儿死于TTTs。未经处理的TTTs的预后不佳，TTTs出现愈早，预后愈差。较早出现者，如不治疗，围产儿死亡率几乎是100%。在孕28周前诊断并进行处理，其围产儿死亡率仍在20%~45%。

TTTs的供血儿处于低血容量、贫血，类似宫内生长迟缓胎儿，有时可有轻度水肿。因尿少而发生羊水过少，受血儿则呈高血容量，个体大，其心、肝、肾、胰及肾上腺增大，胎儿尿量增多发生羊水过多。

TTTs产前宫内外科处理主要有以下几种方法：

一、羊水过多的羊水减量

在TTTs中，出现羊水过多及羊水过少是必然的，为减少羊水而进行羊膜腔穿刺是必要的切实可行的办法。孕20周前发生TTTs，胎儿存活率极低，反复羊水减量至少能使其中1个胎儿的存活率达60%，但是手术并发症较多。早在1944年，Erskin即用此法处理双胎合并羊水过多者。Blickstein总结了1990年以前21例以羊膜腔穿刺放液治疗TTTs，围产儿死亡率为54.7%（23/42），虽然如此，Blickstein认为此法仍不能摒弃。Elliott等用多次穿刺放液，围产儿存活率达79%，5例有胎儿水肿者3例恢复正常。Dickinson对10例严重的TTTs作多次羊膜腔穿刺放液，放液次数1~9次，孕期平均延长46天，围产儿存活率为65%（13/20），效果良好。目前总的倾向认为羊膜腔穿刺放液有利于受血儿及供血儿。

二、选择性灭胎

1967年Bewirschke曾建议以结扎脐带灭活一胎以保证另一胎存活。Wittmann等曾报道1例严重的TTTs孕妇于孕25周时灭活供血儿，使受血儿于孕37周时成功分娩。对灭胎方法的选择，Chitkara认为用心脏穿刺或填塞法较注射空气或药物的方法安全，以免影响另一胎儿。

三、胎儿镜下激光凝固胎盘血管吻合支（FLOC）

Delia等于1985年报道用胎儿镜以钕-钇铝石榴石（Nd-YAG）激光对4例胎盘血管吻合支照射证实可以阻塞胎儿间的血管血流，在1990年Delia用胎儿镜对3例各为孕18.5周、22周及25周的TTTs用Nd-YAG激光直接照射两胎盘交界处的吻合支，结果6例胎儿中4例存活。根据临床、超声及胎盘病理检查均证实激光凝固法可阻断血管的交通支，该法直接针对病因进行处理，简便可行。Delia1995年再次报告对胎盘种植于后壁的26例严重的TTTs作Nd-YAG激光治疗，孕龄平均20.5周，宫高平均36.1 cm，其中3胎妊娠1例，胎儿均存活，有8例双胎均存活，有9例双胎仅存活1例，有8例双胎无一存活（均在处理后3周内流产），存活者平均孕龄32.2周，53例胎儿存活28例。目前该治疗方法尚在发展之中。激光凝固法适合Ⅱ～Ⅳ级TTTs，效果显著，可使1个胎儿存活率超过70%，两胎存活率超过50%，存活儿严重并发症特别是脑损害的发生率<5%，手术最佳时机为孕16～26周。由于需要特殊的设备和技术，目前只在欧美部分医疗中心及香港地区个别医院开展。Ⅴ级TTTs发生1个胎儿死亡，另一个胎儿血液可流向死胎血管而造成低血压和脑缺血，引起脑损害。

第四节　胎儿宫内输血治疗

胎儿溶血病是孕妇和胎儿之间血型不合产生的同种血型免疫性疾病。胎儿随着母体内免疫抗体的增高，导致红细胞破坏的加剧，产生贫血、黄疸、水肿、器官发育不全，造成死胎、死产、早产及母亲习惯性流产。美国每年有大约2万Rh溶血病的婴儿出生。宫内治疗是近年从国外引进的围产学科前沿技术，国内极少医院开展，特别是胎儿脐静脉宫内输血治疗。1963年Liley利用X线羊膜腔造影法，首次成功施行胎儿腹腔内输血。近日，复旦大学附属妇产科医院为1例妊娠32周胎儿严重贫血患者进行B超引导下宫内胎儿脐静脉输血治疗，成功输入Rh阴性"O"型浓缩红细胞100 mL，胎儿血红蛋白由输血前44g/L上升至80g/L。输血后随访B超胎儿心衰有所好转，胎心监护反应良好，孕周延长至34+3周。

宫内输血可逆转90.9%的胎儿轻度水肿及57.1%的严重水肿，可以挽救大部分严重溶血且胎龄过小的胎儿，借以延长胎龄，直到胎肺成熟，再进行引产。宫内输血第一次输血时水肿胎的生存率为78%，非水肿胎为92%，羊膜穿刺必要时每2周重复一次。对过去新生儿溶血发病早或死胎发生早者，可酌情提前作羊膜腔穿刺，一般可在前次终止妊娠孕周的前4周进行。

（一）贫血定义

轻度为Hb<同孕龄0.84MoM或<2SD或Hb10%～12 g%；中度为<0.65MoM或Hb8%～10 g%；重度为<0.55MoM或Hb≤7 g%（正常为Hb>12 g%）。

（二）宫内输血适应证

1）免疫性因素和非免疫性因素导致胎儿重度贫血甚至水肿。

2）严重的母—胎间输血。

3）胎儿免疫性血小板减少症。

4）脐血HCT<0.3，羊水胆红素OD450值在Ⅲ区，胎儿未成熟。

5）母体血清抗体效价异常高，过去有新生儿溶血症分娩史。

6）超声MCA-PSV≥1.5mom。

7）妊娠18~34周。

（三）方法

1. 胎儿腹腔内输血

浓缩红细胞输入胎儿腹腔以便通过腹膜淋巴系统进入胎儿血循环以供给足量的红细胞，改善胎儿宫内生活条件。输血量较脐静脉输血量大，且出现腹水时效果欠佳，现已较少使用。

2. 脐静脉输血

为目前较常采用的方法，较小的胎儿实施较困难。穿刺最佳部位为脐带根部，此处相对位置较固定。波恩大学附属医院妇产科产前诊疗中心大胆创新，不采用通常的通过母体间接麻醉后换血的方法，而是采用直接将麻醉剂和药剂注射进脐带中，然后通过脐带给胎儿换新鲜、正常的血浆。这种做法有两大优点：一是药物直接注入胎儿体内，药效显著；二是避免了给母亲注射过多的麻醉剂，以防损害大脑神经。

（四）宫内输血前准备及术中注意事项

1）交代病情预后并签字。

2）新生儿科及麻醉科会诊。

3）高分辨率实时超声诊断仪，腹部穿刺探头或穿刺导向装置，穿刺针。

4）肌松剂维库溴铵1支。

5）洗涤浓缩红细胞CMV及HIV检测阴性，与母血清交叉配型无凝集，最好经射线外照射防移植物抗宿主反应。

6）输入Rh阴性、O型的80 mL/dL红细胞比容的血，HCT在0.7~0.8以预防超负荷增加心脏负担，亦可用Rh阴性与母血无交叉反应的新鲜全血。

7）输血同时用胎儿监护仪监护，输血过程中超声连续监护以确保针尖位置固定及血液流入通畅。

8）输血量按（胎龄周数~20）×10 mL公式计算，非水肿胎为30~60 mL/kg。

9）术前48 h进行地塞米松促胎肺成熟。

10）地西泮3天，术前半小时预防性静脉用抗生素，肌注苯巴比妥0.2。

11）术前排空膀胱。

12）输血多在孕18~34周进行，可1~4周进行一次。

（五）宫内输血并发症

非水肿胎出现并发症为1%～3%，水肿胎则高达20%。

（1）感染、损伤。

（2）严重并发症需要紧急分娩、早产。

（3）胎儿心动过缓或胎心不规则，与穿刺有关，需立即停止操作。

（4）胎膜早破。

（5）母胎输血。

（6）脐带血肿及胎盘血肿。

（7）围产儿死亡。

（六）术后监护

1）由于术中及术后发生胎心减速很常见，故术后至少连续胎儿监护4 h。

2）术后预防性使用抗生素4天。

3）术后预防性使用安宝抑制宫缩。

4）监护母体生命体征，每周进行彩色多普勒检查。

（七）宫内输血后的相关问题

1．脑损害

包括颅内出血、脑水肿、脑室周白质囊状软化，有时在产前就发生。第一次输血时Hb≤20 g/L则发生风险特别高。

2．红细胞变形能力下降

成人RBC的变形能力（伸展指数0.518±0.039）下降到胎儿水平（伸展指数0.494±0.027）。

3．产生自身抗体

输血后自身抗体的产生非常常见。Watson WJ2006研究了31例孕妇的84次宫内输血，其中23%产生了自身抗体。

4．何时再次输血

宫内输血后胎儿Hb大约每3天下降10 g/L，故为了达到HCT≥0.35及Hb＞90 g/L的目的，再次输血很有必要。①最初的HCT值非常低时则在1周内重复，否则2～4周重复1次。②彩色多普勒每周1次连续监测MCA-PSV，根据PSV-MoM值决定再次输血的时间及数量。③达到或超过34周原则上不再考虑输血，此时手术操作的风险大于益处。

第五节 微创技术及内窥镜运用

随着微创外科技术的进步，胎儿镜和子宫镜的临床应用有效地减少了手术对母亲和胎儿的打击，减少了术后流产或早产的发生率。同开放性宫内手术相比，胎儿镜手术创伤小，子宫损伤小，敏感性降低且羊水漏出较少。通过胎儿内镜进行气管结扎治疗膈疝，有可能重振胎儿外科。Feitz等对18例恒河猴胎仔进行了胎儿镜宫内操作，无一例母体死亡，此方法只造成极小的羊膜破裂，术后B超未发现胎儿生长过程的改变，14例到期生产，没有术后并发症。Calvano等对95～100天孕期的胎羊分别应用两种进入子宫的方式：一种是经皮超声介导的微羊膜镜法，另一种是在超声辅助下，腹腔镜介导的羊膜镜法。两种方法均能提供胎儿的良好视野，并可进行较长时间的宫内操作。Reece指出，胎儿镜还可应用于胎儿的基因和细胞治疗，如通过胎儿镜作宫内外源性细胞、造血干细胞的移植等治疗概念上的革新。

第六节　胎儿外科手术的利弊与安全性

对胎儿而言，进行宫内外科手术的好处大于手术带来的危险，但对母亲而言，利弊得失就难以评估了。虽然多数胎儿的畸形并不影响母体健康，而母亲还必须承担手术的风险与痛苦。经过30多年的发展，胎儿外科技术已逐渐成熟，母亲的手术安全性可以得到较好的保障。

另外，实施胎儿宫内外科治疗仍然存在着伦理道德方面的争议。母儿的高风险、早产等严重并发症的处理在实施胎儿外科之前都必须考虑在内。目前有两个趋势，一个趋势是从开放式手术转向微创技术，另一个趋势是从完全性宫内修补转为仅仅改善胎儿的病理生理情况来逆转一些危及生命的事件，缩短手术时间，减少术后病率。在资源有限的情况下，应该重点关注确切的产前诊断，这将有助于尽可能延长孕周的情况下预先决定分娩的时机及地点，给这些未来的"病人"——胎儿提供最大的生存希望。

总的来说，胎儿外科目前还处于起步阶段，一些技术难度较大、费用昂贵的手术，一时难以普及。但是随着现代科技的发展，相信上述行之有效的方法会得以推广，并且还将会有更新更好的方法问世。新兴的胎儿外科学，必将会更多地造福于人类，极大地提高人类自身的质量。

（广州市妇女儿童保健中心　何　平，广州市第一人民医院　张玉洁）

参 考 文 献

Angel F. Remacha, Isabel Badell, et al. Hydrops fetalis-associated congenital dyserythropoietic anemia treated with intrauterine transfusions and bone marrow transplantation. Blood, 2002, 100（1）：356～358

Chu GM, Yue V, Ex-utero intrapartum treatment：a controlled approach to the management of anticipated airway problems in the newborn. Hong Kong Med J, 2006, 12（5）：381～384

Crisera CA, Marosky JK, Longaker MT, et al. Organogenesis particularly relevant to fetal surgery. World J Surg, 2003, 27（1）：38～44

Harrison MR, Sydorak RM, Farrell JA, et al. Fetoscopic temporary tracheal occlusion for congenital diaphragmatic hernia：prelude to a randomized, controlled trial. J Pediatr Surg, 2003, 38（7）：1012～1020

Hirose S, Farmer DL. Fetal surgery for sacrococcygeal teratoma. Clin Perinatol, 2003, 30（3）：493～506

Hofmann R, Becker T, Meyer-Wittkopf M, Tekesin I, Sierra F, Schmidt S. Fetoscopic placement of a transurethral stent for intrauterine obstructive uropathy. J Urol, 2004 Jan, 171（1）: 384 ~ 386

Lorenz HP, Longaker MT. In utero surgery for cleft lip/palate: minimizing the "Ripple Effect" of scarring.J Craniofac Surg, 2003, 14（4）: 504 ~ 511

MacKenzie TC, Crombleholme TM, Flake AW. The ex-utero intrapartum treatment. Curr Opin Pediatr, 2002, 14（4）: 453 ~ 458

Menon Prema, N. Rao KL. Current Status of Fetal Surgery. Indian J Pediatr, 2005, 72（5）: 433 ~ 6

Sydorak RM, Feldstein V, Machin G, et al. Fetoscopic treatment for discordant twins. J Pediatr Surg, 2002, 37（12）: 1736 ~ 1739

Sydorak RM, Harrison MR. Congenital diaphragmatic hernia: advances in prenatal therapy. Clin Perinatol, 2003, 30（3）: 465 ~ 479

Tworetzky W, Marshall AC. Fetal interventions for cardiac defects. Pediatr Clin North Am, 2004, 51（6）: 1503 ~ 1513

Von Koch CS, Gupta N, Sutton LN, Sun PP. In utero surgery for hydrocephalus. Childs Nerv Syst, 2003, 19（7-8）: 574 ~ 586

Walsh DS, Adzick NS. Foetal surgery for spina bifida. Semin Neonatol, 2003, 8（3）: 197 ~ 205

第十八章　超声介入宫内治疗对胎盘功能的影响

第一节　概　　述

一、胎盘

胎盘由羊膜、叶状绒毛膜和底蜕膜构成。

1. 羊膜

构成胎盘的胎儿部分，是胎盘最内层。羊膜是附着在绒毛膜板表面的半透明薄膜，光滑，无血管、神经及淋巴，具有一定的弹性。

2. 叶状绒毛膜

是构成胎盘的胎儿部分，占胎盘主要部分。晚期囊胚着床后，滋养层细胞迅速分裂增殖，内层为细胞滋养细胞，是分裂生长的细胞；外层为合体滋养细胞，是执行功能的细胞，由细胞滋养细胞分化而来。滋养层里面有一层细胞称胚外中胚层，与滋养层共同组成绒毛膜。胚胎发育于13～21天时，是绒毛膜发育分化最旺盛的时期，一级绒毛形成，然后形成二级绒毛。约在受精的3周末，绒毛内血管形成时，胎盘循环建立，胎儿胎盘循环在胚胎血管与绒毛血管连接之后完成。

每个胎盘有60～80个胎儿叶，200个胎儿子叶组成，每个绒毛干中均有脐动脉和脐静脉，胎儿血液以每分钟500 mL流量流经胎盘。妊娠足月胎盘的绒毛表面积达12～14 m^2，相当于成人肠道总表积。

3. 底蜕膜

构成胎盘的母体部分，占胎盘很小面积。底蜕膜表面覆盖来自固定绒毛的滋养层细胞与底蜕膜共同形成的绒毛间隙的底称为蜕膜板。蜕膜板向绒毛膜伸出蜕膜间隔，不超过胎盘厚度的2/3，将胎盘母体面分成肉眼可见的20个左右母体叶。

二、胎盘功能

胎盘功能极复杂，具有物质交换、代谢、分泌激素、防御以及合成功能，是维持胎儿在子宫内营养发育的重要器官。

1. 气体交换

维持胎儿生命重要物质是O_2，在母儿间O_2和CO_2在胎盘中以简单扩散方式交换。母体子宫动脉血PO_2为95～100 mmHg。

绒毛间隙内血PO_2为40～50 mmHg，而胎儿脐动脉血PO_2于交换前为200 mmHg，经绒毛及绒毛间隙的用血进行交换后，胎儿脐静脉血PO_2为30 mmHg，氧饱和度达

$70\% \sim 80\%$。

2. 营养物质供应

葡萄糖是胎儿代谢的主要能源，均来自母体，以易化扩散方式通过胎盘。氨基酸以主动运输方式通过胎盘，其浓度胎血高于母血。脂肪酸能较快地以简单扩散方式通过胎盘。电解质及维生素多以主动运输方式通过胎盘。胎盘中含有多种酶，将复杂化合物分解成简单物质。

3. 排除胎儿代谢产物

胎儿代谢产物如尿素、尿酸、肌酸、肌酐等经胎盘送入母血，由母体排除体外。

4. 防御功能

胎盘能阻止母血中某些有害物质进入胎儿血中，但其屏障作用极有限。各种病毒、分子量小对胎儿的有害药物，均可通过胎盘影响胎儿致畸甚至死亡。

5. 合成功能

胎盘具有合成物质的能力，主要合成激素和酶。激素有蛋白激素和甾体激素两大类，蛋白类激素有人绒毛膜促性腺激素、胎盘生乳激素等；甾体激素有雌激素、孕激素等。酶有缩宫素酶、耐热性碱性磷酸酶等，还能合成前列腺素、多种神经递质和多种细胞因子、生长因子。

（1）人绒毛膜促性脉激素（HCG）

由各体滋养细胞分泌的糖蛋白激素，受精后第6日受精卵滋养层形成时，开始分泌微量的HCG，着床后用特异HCG-B抗血清能在母血中检测出HCG。妊娠早期分泌量增加很快，约2天即增长一倍，于妊娠8～10周血清浓度达到高峰，持续10天左右迅速下降，至妊娠中晚期血清浓度仅为峰值的10%，持续至分娩，分娩后若无胎盘残留于产后2周消失。HCG分子量为37 000～38 000，其中糖分子量占30%，由 α，β 亚基组成。

（2）人胎盘生乳素（HPL）

由合体滋养细胞分泌不含糖分子的单链多肽激素，有191个氨基酸残基，分子量为22 279。于妊娠5～6周用放免法可在母血浆中测出HPL，若妊娠进展，胎盘逐渐增大，其分泌量持续增加，至妊娠34～36周达高峰，并维持至分娩。HPL在体内半衰期为22 min，产后迅速下降。产后7 h即测不出。

（3）雌激素

妊娠间明显增多，主要来自胎盘及卵巢。妊娠早期由黄体产生雌二醇和雌酮，妊娠10周后胎盘接替卵巢产生雌激素更多，妊娠末期，雌三醇为非孕妇女的1 000倍，雌二醇及雌酮值为非孕妇女的100倍。

（4）孕激素

妊娠早期由卵巢妊娠黄体产生，妊娠8～10周后胎盘合成滋养细胞是产生孕激素的主要来源。母血中孕酮值随妊娠进展逐渐增高，至妊娠期达312～624 nmoL/L，其代谢物为孕二醇，24 h尿排出值为35～45 mg。

（5）缩宫素酶

由合体滋养细胞产生的糖蛋白，分子量为30万。因能使缩宫素在胱氨酸分子上发生裂解，故又称15—胱氨酸氨基肽酶。随妊娠进展逐渐增多，到妊娠末期达高值，其生物学意义不十分明了，主要使缩宫素分子灭活，起到维持妊娠的作用。胎盘功能不良时，血中缩宫素酶呈低值。

（6）耐热碱性磷酸酶（HSAP）

由合体滋养细胞分泌，于妊娠16～20周母血清可测出。随妊娠进展而增多，直至胎盘娩出后其值下降，产后3～6天内消失。动态观察可作为胎盘功能检查的一项指标。

三、胎盘激素的临床应用

（一）临床检测胎盘激素的生理意义

妊娠期胎盘取代卵巢的内分泌功能，并在大部分妊娠期行胎儿内分泌器官的功能。胎盘分泌的激素不仅与正常妊娠的维持、胎儿的发育和分娩启动有关，而且胎盘激素的分泌异常还会导致异常妊娠。临床上经常检查羊水、脐带血或母体血液、尿液中胎盘激素和因子的水平，以诊断妊娠，判断胎儿或胎盘功能状态。

（二）胎儿—胎盘单位E_3，生物合成及代谢途径

1. E_3的生物合成（图18-1）

（1）胎儿肾上腺的作用

90%的E_3来自胎儿肾上腺胎儿带所产生的脱氢表雄酮（DHEA），在胎肝内经16羟化酶的作用产生16aoH-DHAS，进入胎盘。

（2）胎盘的作用

胎盘中特别富有合成雌激素所需的酶。

1）硫酸酯酶。将16aoH-DHAS脱去S根，转变成16-aoH-DHA。

2）3B一羟甾体脱氢酶与△5-4异构转化酶将16-aoH-DHA转化成雄烯二酮。

3）芳香化酶。将雄烯二酮转变成E_3，以游离型存在于胎盘内，大部分被送入母体，少量进入胎儿，经胎肝代谢后排入羊水中。

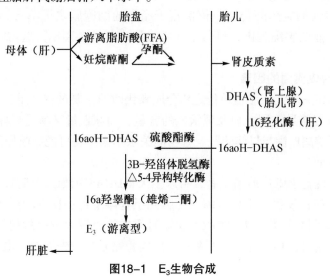

图18-1　E_3生物合成

2. E₃的代谢

胎儿—胎盘单位所产生的大量雌激素主要经孕母肝脏代谢，其次为肾脏及肠道，主要经肾脏排泄（图18-2）。

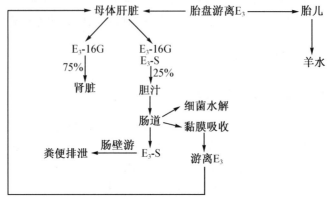

图18-2 E₃代谢

（1）肝脏代谢

游离E₃在肝脏主要与16-醛糖酸酶结合成结合型E₃，约75%立即经肾脏从尿中排出，部分与硫酸盐结合约占25%，因与血浆蛋白结合，不易由肾小球滤过，因而进入肝—肠循环。

（2）肝胆循环

结合型E₃经胆汁分泌进入肠道后，又经肠道正常菌群的水解合成游离型E₃，被重吸收至血液循环中，再次在肠壁或肝胆进行结合。

（3）肾脏排泄

80%的结合型E₃经近端肾小管由尿排泄，部分由远端肾小管再吸收。

血游离E₃不能经肾排出，产自胎盘后即进入母体血循环中，其含量与母体肝、肾功能变化关系不大，而决定于胎儿—胎盘的产量。唾液游离E₃，这来源于血中游离E₃。E₃是一类高度脂溶性的类固醇物质，依借富于脂类的细胞膜之可溶性，可扩散入唾液腺末端具有分泌功能的腺细胞内，再分泌入唾液形成唾液游离E₃，这占唾液中E₃的90%以上。

3. 影响E₃合成代谢的因素

由于上述母体—胎儿—胎盘单位之E₃合成和代谢的主要过程提示：胎儿-胎盘单位的异常或受累均可直接导致尿、血及唾液E₃的含量，而尿E₃量又易受母体的肝、肾功能影响，但血与唾液游离E₃量与母体的肝、肾功能关系不大。将可能影响原因分述于下。

（1）胎儿方面

胎儿患先天性肾上腺皮质增生者，可产生大量DHAS而致E₃量增高。反之当胎儿的肾上腺先天缺乏，如：发育不全、萎缩，无脑儿至垂体发育不良等均可导致E₃量下降。母体精神严重抑郁或接受肾上腺皮质激素及短时间内给予较大量镇静剂等，E₃量就会显著减少。胎儿生长受限、心血管、中枢系统、肌肉骨骼系统的先天畸形也会导致E₃减少。

（2）胎盘方面

先天性胎盘硫酸酯酶缺乏者，E_3量下降而16a–OH–DHAS量上升。胎盘梗死面积＞1/3，胎盘生长迟缓，胎盘功能不全等均可导致E_3量降低。

（3）母体方面

严重腹泻、贫血、营养不良、高原生活，切除大段结肠后，肝肾功能受损时，可导致E_3量的降低。

4. 测定方法

应以各实验室所惯用的方法为最妥，减少人为误差，不应随意更改方法。

（1）尿E_3测定

改良的Brown生化比色法（1968）最为实用、方便、稳定与可靠。

1）尿标本留取。测定24 h尿E_3，需保证24 h尿液收集之完整性，由于收集繁琐不完整而影响测定结果，近年来被不受尿量影响E/C法所取代。

2）E/C比值测定法。为了免除孕妇留24 h尿液的不便，采用可缩短留尿时间的E/C比值测定。E/C比值为每排泄1.0 g胎酐时所排出的雌激素量，其优点纠正尿不准确或受肾廓清的影响。妊娠晚期E/C比值＜10作为异常值。

（2）血游离E_3的测定

血清或血浆游离E_3测定结果差别不大，为方便多用血清测游离E_3，需较贵重及复杂的仪器及昂贵的药物，还需标本的收集积累，但往往不能即时获得结果（表18–1）。

表18–1　　　　　　　　　　正常妊娠晚期各孕周血清游离E_3浓度

孕周	例数	平均值±标准差（μg/L）	范围（μg/L）
26	5	4.5±0.5	3.9～5.0
27～28	6	6.0±1.4	3.0～7.8
29～30	6	6.1±1.1	4.6～7.5
31～32	6	6.1±1.7	4.3～9.3
33～34	8	7.6±1.4	5.1～9.5
35～36	10	10.2±2.3	6.1～13.5
37～38	13	13.1±2.6	8.8～18.8
39～40	16	15.5±3.3	10.0～20.0
41～42	16	16.3±3.2	10.1～21.2

上海交通大学附属瑞金医院，1982年。

（三）羊水

妊娠期羊水E_3值随孕周的增加而升高，可用以辅助了解胎儿成熟度，与羊水量、胎儿性别及体重无关。当胎儿畸形，宫内缺氧时，羊水E_3值下降，可作为估计胎儿预后的一种指标（表18–2）。

表18-2 正常妊娠期羊水E₃值

孕周	例数	平均值（$\mu g/L$）	标准差
≤24	52	75	84
25~28	5	158	74
29~32	8	122	117
33~36	6	348	125
37~40	68	745	371
≥40	40	847	330

（四）胎盘生乳素

HPL随着胎龄的增加而上升，约在正常妊娠5周起，通过放射免疫法可测出母血HPL量，随孕周进展含量渐增，孕35~37周可达高峰，以后维持该水平直至分娩。妊娠34周后的正常下限值为4 mg/L，产后迅速下降，分娩后7 h即不能测知。

HPL产生并贮于胎盘合体滋养细胞，母血HPL水平与胎盘体积呈正相关关系，可反映出胎盘功能。血HPL的稳定性较高，正常值幅度较窄，半衰期很短（12~30 min），它可反映出即刻的胎盘状态，从而对产前监护具有一定的价值。持续降低或渐趋下降并低于正常下限值时，往往提示胎儿预后欠佳。只有连续测定动态观察，判断胎儿预后的意义才较大（表18-3）。

表18-3 不同孕周HPL的值对照（mg/L）

孕周	$\bar{x} \pm ZSD$	范围
27	5.40 ± 1.18	4.21 ± 6.59
28	6.44 ± 2.40	4.04 ± 8.84
29	6.68 ± 2.32	4.36 ± 9.00
30	7.20 ± 2.06	5.14 ± 9.26
31	7.36 ± 1.15	5.05 ± 9.67
32	7.53 ± 1.86	5.67 ± 9.39
33	7.65 ± 1.45	6.20 ± 9.10
34	8.01 ± 1.71	6.30 ± 9.72
35	8.28 ± 1.88	6.40 ± 10.16
36	8.03 ± 1.84	6.21 ± 9.89
37	8.01 ± 1.70	6.33 ± 9.73
38	8.00 ± 2.22	5.78 ± 10.22
39	8.01 ± 1.46	6.54 ± 9.47
40	7.97 ± 2.13	5.81 ± 10.07

第二节　羊膜腔穿刺或灌注术后胎盘功能的情况

一、胎动

　　孕妇每天定时测胎动次数是一种很好的自身监护，胎动过频和胎动过少均可为胎儿宫内缺氧的征兆，是监护胎儿宫内状态的最简便经济最常用的指标。正常胎动为3~5次/h，最低胎动数为30次/12 h，胎动减少时，常提示胎儿窘迫。羊膜腔穿刺或灌注术后，胎动次数可能增多，但增加的次数不超过原胎动前2天均数的1/3，广州市第一人民医院于近年来的研究显示，羊膜腔穿刺后第1天胎动常增多，第2天的胎动恢复正常，见下表18-4。

表18-4	羊膜腔穿刺或灌注术前后胎动的变化	
例数	穿刺前胎动数（12 h）	穿刺后胎动数（12 h）
120	5.20 ± 20.4	61.3 ± 28.6
P值		>0.05

注：此胎动数为羊膜腔穿刺前2天、后2天的胎动数（均数）。

二、E_3、HPL羊膜腔穿刺或灌注前后的变化

　　羊膜腔穿刺或灌注术，在侧壁及后壁胎盘，因不穿过胎盘，胎盘功能不受影响。而在前壁胎盘，经羊膜腔穿刺或灌注术后，广州第一人民医院曾报道共收集112例，有4例于术后72 h内分娩时发现羊水为血性（陈旧性血液）胎盘未见早剥，送病理检查未发现明显异常，有一例病理报告示有少许白细胞浸润。见表18-5至表18-7。

表18-5	羊膜腔穿刺前后血清E_3的变化（μg/L）		
孕周	例数	穿刺前	穿刺后
28~30	12	6.8 ± 1.7	6.7 ± 1.9
31~32	18	6.7 ± 1.5	6.9 ± 1.8
33~34	20	8.4 ± 2.1	8.5 ± 2.4
35~36	16	10.7 ± 2.9	11.2 ± 3.0
37~38	12	14.2 ± 3.2	13.9 ± 2.7
39~40	10	15.6 ± 3.6	14.9 ± 3.2

表18-6 羊膜腔穿刺前后HPL的值（mg/L）

孕周	例数	穿刺前	穿刺后
28	6	6.51 ± 2.43	6.56 ± 2.40
30	8	7.18 ± 2.16	7.20 ± 2.24
32	12	7.52 ± 2.03	7.55 ± 2.14
34	8	8.14 ± 2.24	8.16 ± 2.18
35	10	8.31 ± 2.36	8.29 ± 2.25
36	6	8.12 ± 2.17	8.17 ± 2.06
37	8	8.09 ± 2.10	8.13 ± 2.07
38	6	8.10 ± 1.86	8.12 ± 1.94
39	9	8.08 ± 2.03	8.05 ± 1.96

表18-7 羊膜腔穿刺或灌注前后E_3，HPL的变化

组别	例数	E_3（mg/L）	HPL（mg/L）
治疗前	112	7.12 ± 5.28	6.24 ± 4.15
治疗后	112	8.06 ± 7.34	7.11 ± 5.92
P值		>0.05	>0.05

经多方面的研究显示：羊膜腔穿刺、羊膜腔灌注术对胎盘功能无影响。

（广州市第一人民医院 张玉洁）

参 考 文 献

曹泽毅. 中华妇产科学. 第2版，北京：人民卫生出版社

黄艳仪，杜红姿，黄青. 羊膜腔穿刺的临床应用. 中国实用妇科与产科杂志，2001，16：458～459

孙刚. 胎盘内分泌的基础与临床. 上海：第二军医大学出版社

张玉洁，康佳丽，邓现红，等. 超有引导下前壁胚盘羊膜腔灌注的安全性研究. 中华超声影像学杂志，2005，395～396

周郐隆. 高危妊娠的监护与处理. 上海：上海科技教育出版社，1998

Bole-Feysot C, Goffin V, Edery M, et al. Prolactin（PRL）and its receptor: actions, signal transduction pathways and phenotypes observed in PRL receptor knockout mice. Endocrine Rev, 1998, 19：225～268

Harada N, Ogawa H, Shzu M, er al. Biochemical and molecular genetic analyses on placental aromatase. J Biol Chem, 1992, 267：4781

Nishula BC, Wehmann R：Distribution, metabolism, and excretion of human chorionic gonadotropin and its subunits in man in Segal S（ed）：ChorionicGonadotropin. New York, Plenum, 1980, 199

Ogren L, Talamantes F. The placenta as an endocrine organ: polypeptides. In: The Physiology of Reproduction. Eds, Knobil E and Neill JD, New York: Raven Press, Ltd, 1994, 875～945

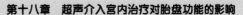

Petraglia F Florio P，Nappi C，et al. Peptide signaling in human placenta and membranes：autocrine，para-crine，and endocrine mechanisms. Endocrine Reviews. 1996，17：156～186

Revelli A，Massobrio M，Tesarik J. Nongenomic action of steroid hormones in reproductive tissues. Endocrine Rev，1998，19：3～17

Tomer y，Huber GK，Davies TF. Human chorionic gonadotropin interacts directly with recombinant human TSH receptors. J Clin Endocrinol Metab，1992，74：1477

第十九章 超声生物物理评分在产科中的应用

胎儿生物物理评分是综合胎心电子监护及B型超声所示某些生理活动，以判断胎儿有无急、慢性缺氧的一种产前监测方法。最早在1980年由加拿大的Man-ning提出，目前已广泛应用于临床，主要目的是及早发现导致围生儿死亡的因素——缺氧和胎儿酸中毒，并取得了满意的效果。

Manning评分包括五项胎儿生物物理指标：NST，胎儿呼吸运动（fetal breath move-ment，FBM），胎动（FM），胎儿张力（fetal tone，FT）及羊水量（amniotic fluid vol-ume，AFV）。其中FBM、FM、FT、AFV为B超检查结果。

Manning评分法（表19-1）：满分为10分，根据得分估计胎儿缺氧表现。

10分：提示胎儿无急慢性缺氧依据。

8分：可能有急性或慢性缺氧。

6分：可疑有急慢性缺氧。

4分：有急性或者慢性缺氧。

2分：有急性缺氧伴慢性缺氧。

0分：有急慢性缺氧。

表19-1　　　　　　　　　　　　Manning评分法

项目	2分	0分
无应激试验 （20 min）	≥2次胎动伴胎心加速≥15 bpm，持续≥15 s	<2次胎动；胎心加速<15 bpm，持续<15 s
胎儿呼吸运动 （30 min）	≥1次，持续≥30 s	无，或持续<30 s
胎动 （30 min）	≥3次躯干和肢体活动（连续出现计1次）	≤2次躯干和肢体活动无活动肢体完全伸展
肌张力 （30 min）	≥1次躯干和肢体伸展复屈，手指摊开合拢	无活动；肢体完全伸展伸展缓慢，部分复屈
羊水量	羊水暗区最大垂直直径≥2 cm	无；或最大暗区垂直直径<2 cm

Manning提出BPS评分，8分时其处理方式取决于AFV；<6分，期待；评5分，2 h后复查；<5分应结束分娩。

胎儿生物物理现象综合评分法（BPS）是结合NST及B超下监测提示的某些生物物理活动来判断胎儿有无急慢性缺氧的一种有效的产前监护方法，是应用多项生物物理现象进行综合评定，被誉为胎儿Apagar评分法。在BPS评分中，NST，FBM，FM及FT各项都受胎儿中枢神经系统的调节。由于神经组织的生物物理功能对缺氧高度敏感，因此综合评分较为合理。有时对单项检查结果难以解释，而使用多项指标检查，可排除其中的假阳性、假阴性。Vintzilcos于1987年提出了"渐进性缺氧概念"，即控制胎儿不同活动的中枢对缺氧的敏感性不同。

控制胎儿各项生物物理活动的神经冲动来自脑的不同部位，这些部位对缺氧的敏感性存在差异。在胎儿神经发育过程中，一个新的神经位点的发育需要较大量的氧供应。故在缺氧过程中，越早具备功能活动的部位，失去功能活性越晚。如NST中胎心率的反应性中枢是在孕中期至晚期初才发育成熟，所以它对于缺氧最为敏感。FBM中枢位于第四脑室腹侧，开始出现活动于第13~14周，膈肌收缩及规律的呼吸运动是在20~21周才出现，正常表现为快速规则的呼吸样运动，频率在22~26次/min，通常发生在胎儿安静时。孕妇血糖升高、胎儿酸中毒时，FBM加快；孕妇血糖降低、胎儿宫内窒息、孕妇吸烟、饮酒、服药、氧分压降低及二氧化碳分压升高使FBM减慢或消失；FBM夜间较白天为快；睡眠较清醒时FBM节律不规则。在缺氧的早期，FBM就可能出现异常。FM中枢位于皮质核内，约在9周时开始功能化，因此对缺氧的敏感性稍差。FT中枢，位于皮质—皮质下区，为所有胎儿活动中枢最早具备功能者，约开始于孕7.5~8.5周，其对缺氧的敏感性最差，在缺氧窒息过程中其功能活动最后消失。因此，FT的假阳性最少。当FT减弱或消失时，提示胎儿缺氧已达到相当严重的程度，有报道即使立刻剖宫产围产儿亦难免一死，死亡率为100%。因此，按照渐进性缺氧概念，胎儿缺氧时，调控中枢依次出现的异常反应为NST—FBM—FM—FT，即首先NST无反应型，FBM消失，缺氧进一步加重，FM消失，最后为FT消失。照此顺序，即可了解胎儿缺氧的程度，估计其预后。利用此概念可减少监测中的假阳性率与假阴性率。

至于第5项指标羊水量虽不直接与中枢神经系统功能有关，但与胎儿宫内病情密切相关。羊水混浊是胎儿缺氧的主要表现，对于羊水混浊，目前仍有不同看法。多数学者认为是胎儿急慢性缺氧所致，有的认为是肠管激素的作用；或是脐带受压致迷走神经活动增加，促进食管、小肠、结肠肌肉收缩，提高肠管兴奋功能所致；或是胎儿肠道成熟具有"排便功能"。羊水混浊Ⅲ度并发胎儿宫内窘迫的新生儿窒息率较高，常有胎儿宫内窘迫危急，应尽早结束分娩。但不能单以羊水混浊诊断胎儿宫内窘迫，羊水混浊Ⅰ，Ⅱ度时也可发生新生儿窒息，故不能掉以轻心，应加强监护与观察，综合多项指标全面分析。

B超监测30 min是根据胎儿生物活动的苏醒睡眠周期所提出的，目的是为了区分生物物理活动减少的原因是胎儿处于缺氧状态或是正常睡眠时间。目前胎儿苏醒睡眠周期长短尚有不同看法，影响胎儿生物物理活动的因素主要是子宫胎盘血流减少，以至宫内缺氧，其他因素有胎龄、吸烟、饮食、触诊、声光刺激、药物等，胎儿睡眠是影响FBM，FM的因素之一。其实在B超检查中探头推动压迫腹部刺激胎儿及超声波对胎儿的刺激作用，基本上能保持胎儿在检查过程中处于苏醒活跃状态。

Manning评分法要求胎儿电子监护20 min与B超检查30 min，两项检查才能完成五项评分。由于费用高，测试时间长，测试者与受试者均易疲劳，不易被临床所广泛接受。作者注意到Manning的大量临床资料中，凡胎儿正常者，97%B超检查可于10 min内观察到FBM，FM，FT，AFV正常，因此改用B超监测10 min进行生物物理评分，不仅减少了超声检查时间，而且不影响BPS监测的准确性（表19-2）。

表19-2		10 min B超监测生物物理评分
项目	分数	标 准
胎儿呼吸运动 （FBM）	2分	10 min内至少有一次胎儿呼吸运动持续60 s以上
	1分	10 min内至少有一次胎儿呼吸运动持续时间不到60 s
	0分	10 min内无胎儿呼吸运动
胎动（FM）	2分	10 min内出现3次或3次以上躯干、胎头或大的肢体活动
	1分	10 min内出现1~2次躯干、胎头或四肢的活动
	0分	10 min内无胎动
肌张力（FT）	2分	胎儿肢体或脊柱至少有一次伸展并回复原位或胎儿处于良好的屈曲状态
	1分	胎儿肢体或脊柱至少有一次活动但不回复原位
	0分	胎儿肢体或脊柱无屈伸运动且刺激后无反应
羊水量 （AFV）	2分	羊水最大垂直直径>3.0 cm
	1分	羊水最大垂直直径线2.0~3.0 cm
	0分	羊水最大垂直直径线<2.0 cm

BPS评6分以上胎儿预后良好，<5分是胎儿预后不良的预测值，有较多资料表明，B超监测10 min与监测30 min以及综合胎儿电子胎心监护结果无明显差别。

大量研究资料表明，10 min胎儿生物物理评分如果检查结果正常，其结果与30 min胎儿生物物理评分无明显差异，如出现异常（但AFV异常除外），可于20 min后复查或者行30 min胎儿生物物理评分，同时结合胎儿电子胎心监护综合评估，这样既可以减少占用B超检查的时间，又能排除胎儿睡眠状态等对检查结果的影响，减少假阴性及假阳性率，有利于临床医生更准确评估胎儿宫内情况。

由于胎儿是一种既独立而又复杂的生物体，它既有其自身的生理特征，又在许多情况下受母体因素的影响，为此在产前监护中，选用多种与胎儿生物物理行为密切相关的监护参数，能有效地降低单项指标造成假阳性或假阴性，敏感地发现胎儿缺氧情况，这比使用单一的手段来观察胎儿更可靠、更全面。首先，综合各项生物物理评分有时受胎儿休眠状态的影响，可致超声检查时评分过低，而使临床误为胎儿宫内窘迫缺氧。其次，饥饿或孕妇疲倦时，都可能使评分出现假阳性。生物评分5~6分者，假阳性率较高，这是由于生物物理评分受多种因素影响所致。据国内外多个学者报道，脐动脉血流频谱的改变比胎心率的改变能更早地反映胎儿缺氧，但单独的脐血流频谱检测或胎儿生物物理评分假阳性率都常有出现，而联合应用将大大提高胎儿宫内窘迫的诊断率。

总之，NST联合10 minB超监测生物物理评分和10 min胎儿生物物理评分，如果检查结果正常，则无需进一步检查。如出现异常（但AFV异常除外），可于20 min后复查，或直接行30 min胎儿生物物理评分。BPS评分8分时，其处理方式取决于AFV；评分<6分，期待；评分5分，2 h后复查，同时检测CDFI；评分<5分或CDFI阻力指数增高者应尽快终止妊娠。NST无反应型，合并羊水III度浑浊，或者羊水进行性浑浊，也应尽快终止妊娠，以期减少围生病率及病死率。

（中山大学附属第三医院　李小毛）

参 考 文 献

李胜利，谢红宁. 妇产科超声检查指南及报告书写示范. 中国超声医学杂志，2007，23（4）：314～319

谢红宁. 妇产科超声诊断学. 北京：人民卫生出版社，2005

袁充华，张武，简文豪，等. 超声检查基础与临床规范［M］. 北京：科学技术文献出版社，2004. 445～446

Chitty ls，Hunl GH，moore J，et al. Effectiveness of routine Ultrasonography in detecting fetal abnormalities in a low risk population ［J］. BMJ，1991，303：165～169

Maul H，scharf A，Baier P，et al. Ultrasound simulators：experience with the sonotrainer and comparative review of other training systems ［J］. Ultrasound obstct Gynecol，2004，24：581～585

第二十章 超声介入宫内治疗的展望

产前诊断技术和分子生物学诊断技术的发展，使许多遗传性疾病和先天性疾病可在胎儿出生前得到诊断，同时许多胎儿疾病的发病机理和病理状态也逐渐得到阐明，宫内治疗便随之孕育而生，这为某些发育异常或具有先天缺陷的胎儿带来了生存的希望，也为孕妇和家庭提供了新的选择。目前，进行宫内治疗的主要方法包括经母体给药的宫内治疗、超声介导的宫内治疗和胎儿外科手术治疗。在此，我们主要介绍超声介导的宫内治疗。

早在1882年，德国人Schatz首次进行了羊膜腔穿刺术，抽减羊水量以治疗羊水过多的病例，宫内治疗随之开始了发展。1963年，Liley首次进行胎儿腹腔内输血治疗严重Rh溶血性贫血并获得成功，但当时是用X线羊膜腔造影的辅助手段实现的，X线和造影剂对胎儿健康存在潜在的危险性。1976年，Cooperberg等采用B超介导下进行胎儿腹腔穿刺，克服了上述的不足，并能清晰地显示胎儿内脏和穿刺位置。1983年，Daffos报道了在超声介导下行胎儿脐静脉穿刺获取纯胎血的技术，为产前诊断和宫内治疗开辟了一条新的穿刺途径。1985年，脐静脉输血开始应用于临床。在过去的几十年中，超声介导下的羊膜腔内给药、羊膜腔灌注、羊水减量等经羊膜腔穿刺术进行宫内治疗的方法日趋成熟，已成为宫内治疗的常规技术。近年来，宫内输血、选择性胚胎减灭术、宫内引流术、宫内移植和宫内基因治疗等宫内治疗方法也逐渐发展起来。

一、宫内输血

宫内输血是从1963年Liley首次进行胎儿腹腔内输血治疗而发展起来的，主要用于治疗各种严重的溶血性贫血。常见的宫内输血适应证为：①母胎血型不合所引起的胎儿免疫性溶血性贫血，包括Rh溶血、ABO溶血，以及一些少见的血型如Kell血型不合溶血。②微小病毒感染引起的胎儿溶血性贫血。B19病毒主要侵害人体的造血系统，其靶细胞是红细胞，可造成红细胞生成障碍。妊娠期母亲感染该病毒，有30%几率经胎盘垂直传播给胎儿，可致胎儿发生溶血性贫血、水肿，严重者可导致流产、死胎。

当然，具体的输血指征还需参看以下指标：①母亲血清抗体效价：ABO血型不合抗体效价在1：512以上，Rh血型不合抗体效价在1：32以上，提示病情严重者；②超声检查：胎儿由于严重贫血出现腹水、水肿、心脏扩大，从而使心胸比值增大，胎盘增厚等临床表现；③脐血红细胞压积<0.3。虽然胎儿血象为判断贫血程度最可靠的指标，但是需要脐带穿刺才可获得标本。临床上常常根据病史、抗体效价、超声检查以及羊水检查作出宫内输血决定，在穿刺脐带血管后，先抽取少量胎血查血象，而后输血。

宫内输血途径包括经胎儿腹腔、经脐静脉、经心脏和经肝门静脉，其中以经脐静脉使用最普遍。经胎儿脐静脉穿刺有以下优点：①输血前能够抽取胎儿血检测血型及贫血程度的，并估计需血量；②可将血液直输入胎儿血管，避免了胎儿腹腔穿刺造成的损伤，克服了胎儿腹腔内输血的血液吸收不良的缺点；③输血后可抽取胎儿血检查以判断胎儿贫血纠正的程度，监测疗效。但是，脐血管较细小，脐带易随羊水和胎动飘动而难以固定，且输血量和输血速度要求严格，穿刺的难度较高，需要技能熟练的医师操作较好。因此亦有学者提出脐静脉和腹腔两种输血途径结合，先脐带输血，再行吸收较缓慢、量较多的腹腔内输血，可使胎儿红细胞压积维持稳定更长一段时间，并减少输血的次数。

宫内输血的并发症主要为胎儿心动过缓，胎盘、脐带渗血、宫内感染、流产和早产等。而宫内输血后胎儿的存活率除与手术操作有关外，更重要的是与胎儿输血前的贫血程度有关。经输血处理的胎儿存活率为89.5%，其中血红蛋白＞60 g/L上者存活率为97.8%，而＜60 g/L者则为80.0%。

最近，Radder等对50例同种免疫血小板减少症的胎儿进行母静脉内注射免疫球蛋白结合宫内输注血小板治疗，有效地避免了颅内出血的发生，而仅发生1例流产（2%）和1例新生儿死亡（2%）。亦有学者将宫内输血用于治疗严重的胎儿母体输血综合征（feto-maternal hemorrhage，FMH），也获得较好的疗效。宫内输血的适应证将更加广泛。

二、选择性胚胎减灭术

随着促排卵药和辅助生殖技术的应用，多胎妊娠明显增多。妊娠胎儿数目的增多，使孕妇及胎儿、新生儿的并发症随之增多，尤其是早产造成的各种并发症，可给新生儿带来不可逆的损害。20世纪80年代末起，有学者开始应用选择性减胎术处理3胎以上妊娠以改善妊娠结果。此外，通过产前诊断发现多胎妊娠中的异常胎儿，也可用选择性减胎术使之死亡并改善正常胎儿的预后。

选择性减胎术通常有经腹、经阴道、经宫颈3种途径，目前多采用经腹途径。Dechaud等总结了2 756例多胎妊娠减胎术的资料，显示经宫颈途径的减胎术妊娠丢失率较高（20%），经腹减胎术与经阴道减胎术的妊娠丢失率比较（12%，10%），差异无显著性。

对于双绒毛膜囊双胎，最常用的方法是在超声介导下行胎儿心内或胸腔内注射高浓度氯化钾（15%～10%），此外还有心内空气栓塞、甲醛注射、心脏穿刺、胎儿抽吸术等。对于单绒毛膜囊双胎，注射法有可能带来的弊端和不良后果，即注射的氯化钾可能通过胎盘循环吻合支，影响健康胎儿。而且异常胎儿死亡后可出现急性血液流变学改变，成为低阻力"泵"，造成正常胎儿失血及心力衰竭。因此对单绒毛膜囊双胎一般采用超声介导下的脐带血管阻断术较为安全，包括了脐带血管栓塞及硬化、胎儿镜下脐带血管结扎、激光电凝、单极电凝、双极电凝和双极内凝等。

根据大量对被保留胎儿和孕妇本人的观察证实，选择性减胎术是一种安全、有效、简便的手术，迄今尚未发现选择性减胎术后出生的婴儿有畸形和生长发育障碍，也未发现严重的母儿并发症，而且随着手术者技术熟练程度的提高，可将妊娠丢失率降到最低。此外，有观点认为减胎术后蜕变的胎儿、胎盘组织可能引起凝血功能障碍，但目前尚未见有发生的报道。

三、宫内引流术

宫内引流术是将引流术的原理应用于宫内治疗而发展起来的一项技术。主要用于胎儿脑积水、肾积水、膀胱尿潴留和胎儿胸腹水等疾病的治疗。组织腔内或囊内的大量积水会压迫正常组织器官,导致功能障碍或不可逆的损害,如肾盂积水可导致肾功能衰竭、胸膜腔积液可导致肺不张。在胎儿时期及时抽减上述积液的量,可以解除相关的压迫症状,阻止病理变化的发展。

宫内引流术分为穿刺引流和置管引流两种,对于进行性的组织液渗出或漏出一般需行置管引流。该项操作较复杂,需高度熟练的操作技能。以原发性胸膜腔积液为例,通常在超声介导下用穿刺针经母腹、羊膜腔,穿刺入积水的胸膜腔,拔出针芯,放进一个软的导管,用一根较长的针芯把软管的一头放入胸膜腔内,然后退出穿刺针至羊膜腔内,将软管的另一头放在羊膜腔内,达到引流的目的,将穿刺针拔出,手术完毕。胸膜腔积液通常于术后几天慢慢减少至消失,软管可到胎儿分娩的时候才拔出,但这些后续工作需要新生儿科的支援和帮助。

Bernaschck等总结了34例因各种指征进行宫内引流术的病例,包括了9例胸膜腔积水、4例肺囊性腺瘤样畸形、13例膀胱下狭窄、8例腹水。发现6例置管困难(占6%),15例引流管出现错位或阻塞(29%),4例死胎(8%)。Olivier等也总结54例胸膜羊膜腔引流术的病例,发现有27例(71%)早产,7例(15%)胎膜早破,4例发生绒毛膜羊膜炎,16例(29.6%)死亡。宫内引流术的手术操作困难,风险较高,阻碍了其发展。2003年Sergio等报道了39例因多种原因导致胎儿脑水肿而进行头颅穿刺引流术和脑室羊膜腔引流术的病例,未有流产、死胎的报道。出生后平均随访5年(最长14年),发现26例胎儿智力正常(IQ≥70),6例轻度或中度智力障碍,仅7例智力严重障碍(IQ≤35)。可见,宫内引流术对改善胎儿脑水肿的预后有较大的帮助。随着技术水平和操作经验的提高,以及早期发现早期治疗的结合,宫内引流术仍有较大的应用前景。

四、宫内移植

宫内移植造血干细胞(in utero hematopoietic stem cells transplantation,IUHSCT)是产前宫内治疗和血液移植学相结合的一项新技术,它是在孕期的某一时期将造血干细胞(HSC)输入宫内的胎儿体内,使植入的HSC能在受者的造血器官中建立并繁殖,是具有完全血液学及免疫学功能的后代,它的研究与发展,理论上能替代出生后的造血干细胞移植,其理论依据及优越性如下:①胎儿发育早期免疫系统不成熟,能对外源性抗原产生免疫耐受,所以无须作组织配型且较易植入,移植排斥反应轻,不必用强烈的免疫抑制药物作预处理;②胚胎早期骨髓腔相对比较空旷,造血细胞龛尚有许多处在空虚状态,异体造血干细胞进入后较易定居而增殖分化,受者无须进行移植前骨髓抑制;③建立在早期诊断基础之上,可在疾病症状出现前及时阻断病程发展,减少器官损害,提高患者生活质量;④子宫提供天然无菌环境,减少病原体感染的机会,且费用较低等优点。

1986年,Flake等首次在异体绵羊之间成功进行IUHSCT,胎羊出生后持续检测到造血微嵌合体。1997年,Archer等对NOD/SCID小鼠行IUHSCT,获得更好的移植效果,多系细胞重组持续6个月之久，说明嵌合体具有长期稳定性。国内的刘英也于2001年成功进行经胎鼠腹腔途径人脐血造血干细胞宫内移植的实验。此后黄淑祯、王墨林也建立起类似的山羊和小鼠模型。但是，宫内移植目前多限于动物实验研究，用于临床较少。1989年，Touraine对一名妊娠28周的胎儿进行同种异体胎肝干细胞宫内移植治疗其淋巴细胞稀少综合征（BLS），首次取得人造血干细胞宫内移植成功。此后，陆续有学者将IUHSCT用于治疗免疫缺陷性疾病、血红蛋白病和某些先天性代谢病，其中以重度联合免疫缺陷症（SCID）疗效较好，而其他疾病很少有移植物存活或处于微嵌合状态。由此，考虑正常胎儿体内也存在对移植物的排斥屏障，而有免疫功能缺陷胎儿更易接受移植治疗。

宫内移植途径可以在超声介导下通过胎儿脐静脉或胎儿腹腔内进行。操作方法和手术并发症均与宫内输血类似，但宫内移植的材料以各种来源的干细胞为主（如脐血干细胞、胎肝干细胞，骨髓干细胞等），而且治疗疾病的类型不同，宫内移植有着更广泛的应用前景。但是，宫内移植还有许多技术问题有待解决，如移植物输注的时机、剂量，如何提高移植物存活率及嵌合体率等，还需不断的研究和探索。

五、宫内基因治疗

分子生物学和基因工程的飞速发展，科学家提出了基因治疗的设想，并成为当今世界的热点话题。1997年，Larson等首次在哺乳动物子宫内进行基因治疗并获得成功，将基因治疗引入宫内治疗的领域。宫内基因治疗（in utero gene therapy，IUGT）是指通过一定手段将外源性治疗基因导入子宫内异常胚胎并长期表达，在胎儿疾病出现前或早期校正致病基因或补充缺失基因的治疗方法。目前IUGT主要用于单基因病的治疗，如地中海贫血、假性肥大性肌营养不良、血友病等。IUGT与出生后基因治疗相比，有较多的优越性：①可降低某些遗传病的产前和围产期发病率，避免出生后不可逆的损害；②胎儿期的多能干细胞如造血干细胞（HSC）等可作为IUGT的靶细胞，其HSC分化迅速，增殖能力强，比成人HSC更适合作靶细胞；③基因载体用量相对较少；④胎儿易产生免疫耐受，载体、转基因及其产物不易被排斥。但进行IUGT要注意以下前提：该疾病致病基因明确，病理学原理清楚，可以产前诊断，无替代治疗，转基因不需精细调控，转基因过度表达无毒害作用，转基因及其载体可达到靶器官等。

IUGT分体内（in vivo）基因转移和体外（ex vivo）基因转移两种。其途径包括在超声介导下经羊膜腔、卵黄囊、脐带、胎儿腹腔、胎肝注射等。除了手术风险外，IUGT还存在生物学风险。如错将载体注射入母体血循环可能造成独特而严重的危险，基因插入突变可能影响胎儿的生长发育或形成肿瘤，载体的广泛扩散可引起各种不良后果。

IUGT是宫内治疗的一种新方法，也是遗传病治疗的一种新手段，但其目前仍处于动物实验研究阶段，许多技术性问题尚需要进一步的研究，其安全性和有效性也待进一步验证。

妇产科学、影像学、儿科学、外科学和分子生物学等各学科领域的发展和交汇，不但能使现有的宫内治疗技术得到不断地发展与改善，而且将产生更多类型的新的宫内治疗技术。可以预见，将来更多的人类疾病会在超声介导下于胎儿期进行治疗。但目前胎儿宫内治疗的危险性仍较大，且大部分研究仍在实验阶段，临床经验非常有限。宫内治疗最首要的问题是有效、安全。这主要取决于胎儿疾病的严重程度、预后和治疗措施的效果及危险性。我们在选择胎儿进行宫内治疗前应考虑以下几点：①胎儿所患疾病如不治疗，可导致严重病态或死亡；②该疾病的病因和病理生理变化明确，特别是宫内治疗可以改善其预后；③该病已有有效的治疗方法；④权衡胎儿宫内治疗的利弊与治疗性流产及新生儿期治疗的得失；⑤围产医学家、超声工作者、新生儿学家和小儿外科医生对胎儿疾病的会诊和对治疗措施的评价；⑥通过详细的咨询后，夫妇双方的意见具有决定作用。总之，只有当宫内治疗的益处大于危险性的时候，才宜选择。

（广州市妇女儿童保健中心廖灿　潘　敏　李东至）

参 考 文 献

方群，许玉芳. 胎儿宫内输血及其进展. 中国实用妇科与产科杂志，2001，17（10）：631～633

方群，庄广伦，周灿权，等. 多胎妊娠选择性减胎术的临床应用. 中华医学杂志，1995，75（8）：459～462

侯利萍. 造血干细胞宫内移植. 国外医学妇产科学分册，2003，Vol. 30，No. 6：369～372

黄林环. 胎儿母体输血综合征研究进展. 国外医学妇产科学分册，2004，Vol 31. No 6：347～349

黄淑帧，曾凡一，巩芷娟，等. 人造血干细胞在山羊体内的移植和扩增及分化研究. 中华医学杂志，2002，82（2）：86～89

刘英，庄广伦，游泽山，等. 经胎鼠腹腔途径进行人脐血造血干细胞宫内移植的实验. 中山医科大学学报，2001（01）

刘英. 胎母血型不合的宫内治疗. 国外医学遗传学分册，2000，23（2）：94～97

乔宠. 宫内基因治疗. 国外医学妇产科学分册，2002，Vol. 29，No. 1：8～11

王墨林，颜景斌，肖艳萍，等. 同种异体宫内移植小鼠嵌合模型的建立. 遗传学报，2003（4）

吴福根. 细小病毒B19感染对胎儿的影响. 中国妇幼保健，2005，20：1023～1025

周违，方群，庄广伦. 宫内基因转移/治疗研究进展. 中华围产医学杂志，2002，Vol 5. No. 4：301～303

Archer DR，Turner CW，et al. Sustained multilineage engraftment of allogeneic hematopoietic stem cells in NOD/SCID mice after in utero transplantation. Blood，1997，90（8）：3222～3229

Bernaschek G，Deutinger J，Hansmann M，et al. Feto-amniotic shunting--report of the experience of four European centres. Prenat Diagn，1994，Sep；14（9）：821～33

Billings PR. In utero gene therapy: the case against. Nat Med，1999，5：255～256

Challis D，Gratacos E，Deprest JA，et al. Cord occlusion techniques for selective termination in monochorionic twins. J Perinat Med，1999，27：327～338

Chou MM，Ho YP，Ho ES. Second trimester selective termination in a dizygotic twin pregnancy with discordancy for Down's syndrome: a case report. Chin Med J（Taipei），1998，61：159～163

Cooperberg PL，Carperter CW. Real-time ultrasound as an aid in intrauterine transfusion. Radiology，1978，127：535～538

Daffos F，Capella-Pavlovska M，Forestier F1A new procedure for fetal blood sampling in utero: preliminary results of 53 cases1Am J Obstet Gynecol，1983，146：985～987

Dechaud H，Picot MC，Hedon B，et al. First2trimester multifetal pregnancy reduction：evaluation of technical aspects and risks from 2，756 cases in the literature. Fetal Diagn Ther，1998，13：261～265

Deprest JA，Audibert F，Van Schoubroeck D，et al. Bipolar coagulation of the umbilical cord in complicated monochorionic twin pregnancy. Am J Obstet Gynecol，2000，182：340～345

Evans MI，Goldberg JD，Horenstein J，et al. Selective termination for structural，chromosomal，and mendelian anomalies：international experience. Am J Obstet Gynecol，1999，181：893～897

Flake AW，Harrison MR，et al. Transplantion of fetal hematopoietic stem cells in utero：the creation of hematopoietic chimeras. Science，1986，233：776～778

Follow up of children after antenatal treatment for alloimmune thrombocytopenia. Early Human Development，2004，80：65～76

Goodum LA，Saade GR，Belfort MA，et al. The effect of intrauterine transfusion on fetal bilirubin in red cell alloimmunization. Obstet Gynecol，1997,89（1）：57～60

Harding J E，Owens JA，Robinson J S. Should we try to sup2plement the growth retarded fetus？A cautionary tale. Br J Obstet Gynaeco，1992，99：707

Larson JE，Morrow SL，Happel L，et al. Reversal of cystic fibrosis phenotype in mice by gene therapy in utero. Lancet，1997，5：255～256

Lipitz S，Shalev E，Meizner I，et al. Late selective termination of fetal abnormalities in twin pregnancies：a multicentre report. Br J Obstet Gynecol，1996，103：1212～1216

Lynch L，Berkowitz RL，Chitkara U，et al. First-trimester transabdominal multifetal pregnancy reduction：a report of 85 cases. Obstetrics and Gynecology，1990，75：735

Macones GA，Schemmer G，Pritts E，et al. Multifetal reduction of triples to twin improves perinatal outcome. Am J Obstet Gynecol，1993，169：982

Moise KJ et al. Calculation of fetoplacental volume. Am J Obstet Gynecol，1990,162（2）：596

Olivier P，Alexandra B，Laurent M，et al. Thoracoamniotic shunting for fetal pleural effusions with hydrops. General Obstetrics and Gynecology，2004，December 8

Sebire NJ，Snijders RJ，Santiago C，et al. Management of twin pregnancies with fetal trisomies. Br J Obstet Gynaecol，1997，104：220～222

Sergio C，Antonio FM，Samuel TZ，et al. Fetal hydrocephalus. prenatal treatment. Childs Nerv Syst，2003，19：561～73

Touraine JL. In utero transplantation of stem cells in humans. Nouv Rev Fr Hematol，1990，32（6）：441～444

Wadding SN，Kramer MG，Ruben HA，et al. In utero gene therapy：current challenges and perspective. Molecular Therapy，2005，Vol. 11，No. 5：661～676

Weiner CP，Williamson RA，Wenstrom KD，et al. Management of fetal hemolytic disease by cordocentesis I：pediction of fetal anemia. Am J Obstet Gynecol，1991，165（3）：546

Yaron Y，Johnson KD，Bryant2Greenwood PK，et al. Selective termination and elective reduction in twin pregnancies：10 years experience at a single centre. Hum Reprod，1998，13：2301～2304

第四编
护理篇

第二十一章　超声介入产前诊断与宫内治疗患者的健康教育

胎儿宫内治疗在胎儿医学发展中展示了广阔的前景。在产科方面，可用于诊断的技术如羊膜腔穿刺抽羊水、超声引导下脐静脉穿刺抽脐血、取绒毛等，并作相应的分子生物学检查，成为减少先天性缺陷和遗传病胎儿出生，提高人口素质的重要医学干预手段。而应用于治疗方面有超声介导下胎儿宫内药物治疗、超声引导下减胎术、胎儿输血、胎儿宫内引流及经脐静脉的基因治疗等。通过对有需要的胎儿实施积极有效的宫内治疗，即采取直接或间接的手段治疗胎儿疾病或改善宫内环境，促进胎儿在母体宫内健康地生长发育，对降低围生儿病率及死亡率，改善围生儿预后，提高出生人口素质具有深远的意义。

由于超声介入宫内（诊断）治疗是近20年来快速发展的一门新技术，尚未被人们普遍认识和接受，而其中的侵入性操作所引起的并发症有可能对母儿的健康造成潜在风险。因此，护理该类患者不仅要解决疾病和生理上的不适，还要注意从心理社会方面提供恰当的帮助，解除患者和家属存在的各种心理问题或困惑，加强对患者进行相关疾病宫内治疗的健康教育，提高遵医行为的依从性，同时要重视做好各种并发症的预防和处理，这样才能保障宫内治疗的安全顺利实施。

超声介入产前诊断与宫内治疗是防止畸胎诞生的最后防线之一，是帮助需要进行产前诊断与宫内治疗的夫妇生育一个健康婴儿的重要医疗过程。但由于遗传病的种类繁多，表现又是多方面的，所以目前能真正作出诊断的还是少部分，只限于染色体病、少数代谢病（单基因异常）以及部分先天性异常。因此，开展产前筛查技术与产前诊断技术的医疗保健机构在实施技术前，经治医师应向孕妇及家属告知技术的安全性、有效性、风险性和局限性，使孕妇或家属理解技术可能存在的风险和结果的不确定性。另外，开展产前诊断技术的医疗保健机构不得擅自进行胎儿的性别鉴定，对怀疑胎儿可能为伴性遗传病，需要进行性别鉴定的，由市卫生行政部门制定的医疗保健机构按照有关规定进行鉴定。

第一节　产前诊断患者的健康教育

产前诊断又称出生前诊断或宫内诊断。指在妊娠期的一定阶段，在遗传咨询的基础上，根据孕妇的具体情况，利用新的科技手段对胎儿进行特异性检查，了解胎儿在宫内的生长发育情况，诊断其是否患有某种遗传病或先天畸形，诊断非遗传性疾病和胎儿宫内窘迫，为确定保胎或终止妊娠提供科学依据。因此，做好产前诊断的健康教育，对于帮助孕妇夫妻积极配合完成产前诊断的全部检查活动，实现优生具有十分重要的意义。

一、产前诊断的意义

产前诊断是近代医学遗传学与临床医学相结合而发展起来的一门比较复杂的新学科，仅有20多年历史，但发展迅速，是预防有严重遗传性疾病、智力障碍以及先天性缺陷胎儿出生的一项有效而可靠的措施，是预防性优生学的重要组成部分，也是优生和提高人口质量的重要保障之一。

每年，我国出生缺陷的发生率数以几十万计！出生缺陷的现状已成为影响经济发展和人们正常生活的社会问题。目前，产前诊断已成为世界各国应用最广泛、使用价值最为显著的预防优生措施，产前诊断也是我国《母婴保健法》规定的母婴保健技术服务的重要内容。2003年以来，卫生部制定并实施了《产前诊断技术管理办法》，突出体现了尊重受检者的知情选择权，其中特别强调在产前筛查、产前诊断技术的应用等各个环节，医务人员要本着科学、负责的态度，向孕妇或家属告知诊断技术的目的、必要性、有效性、安全性、风险性和局限性等，是否采用某项诊断技术则由受检者本人或其家属决定，并签署知情同意书。

"产前诊断"是防止畸胎诞生的最后防线。通过检测母体血清中的生化标志物，可以协助及早诊断染色体疾病、脊柱裂、代谢疾病等；超声波检查最适用于检查结构性异常疾病，如无脑儿、脊柱裂、脑积水、心脏病、肠道闭锁、肾病和骨骼病等；羊膜腔穿刺及绒毛取样等检查有助于诊断染色体疾病及生化代谢疾病，若检查发现异常，父母可因个别情况而考虑产前治疗或选择流产，对减少畸形及弱智儿出生有很大帮助。"不怕一万，就怕万一"，为了后代的健康和幸福，行之有效的方法就是大力开展产前诊断。

二、产前诊断的对象

产前诊断在国外已成为对胎儿遗传性疾病或先天性畸形防治的常规检查项目。目前，我国的产前诊断已开始与国际接轨，对有出生遗传病或先天性疾病风险的夫妇，医生将根据不同的情况，给予相应的生育指导和必要的产前诊断，从根本上阻断遗传性疾病的传递，确保胎儿的健康。有以下情况之一者应做产前诊断：

1）高龄孕妇（年龄35岁以上）。相关研究证明，染色体偶然错误的概率越在生殖年龄后期越明显增高，年龄较大时，卵子就相对老化了，生染色体异常患儿的可能性也相应增加。

2）羊水过多或过少、胎儿宫内发育迟缓及可疑有胎儿心血管发育异常等的孕妇。

3）有不良生育史的孕妇。如生育过先天性畸形、无脑儿、先天愚型以及其他染色体异常患儿的孕妇。

4）有习惯性流产史的夫妻。

5）夫妇一方有染色体数目或结构异常，如平衡易位携带者。

6）有家族性遗传病史或夫妻一方患有遗传性疾病的孕妇。

7）孕期有可疑致畸病毒感染的孕妇。

8）孕期使用有致畸药物如抗肿瘤药、孕激素等的孕妇。

9）孕早期有放射线、有害物质接触史的孕妇。

10）患有慢性疾病如糖尿病、癫痫、甲亢、自身免疫性疾病或肾脏病等的孕妇。

11）产前筛查高危孕妇。

凡有上述情况的妇女，生育遗传性疾病和先天性疾病患儿的风险明显增高，故需主动配合医生，进行产前诊断，以防止生出严重患病儿，给家庭和国家带来不幸和负担。

三、产前诊断健康教育程序

（一）评估教育需求

1）评估孕妇及其家属对产前诊断的认知程度、学习的愿望和能力，由于其对产前诊断的相关知识、目的意义及风险性缺乏了解，从而影响对产前诊断的依从性。

2）查阅孕期检查记录，了解孕妇的年龄、本次妊娠的经过、生育史（包括病理产科史）、妊娠史、夫妇双方的家族史及生活习惯等，了解早期妊娠时是否用过对胎儿有害的药物或接受过放射性检查、是否有过病毒性感染，是否患有慢性疾病。

3）了解孕妇的身心状况及其家属的心理反应。孕妇及其家属可因为各种因素如孕妇高龄、曾经有过的病理生育史、妊娠失败史或遗传病家族史等而对本次妊娠及胎儿的健康产生恐惧；由于需要进行产前诊断而感到焦急和无助；也可因为可能难以避免的胎儿畸形等而产生悲哀和失落。要认真评估孕妇及其家属的心理承受能力、应对能力及社会支持系统。

（二）确立教育目标

1）帮助孕妇及其家属了解产前诊断的目的意义及相关知识，正确面对本次妊娠的结局及接受产前诊断。

2）通过教育，提高孕妇夫妇配合检查的能力，减轻或缓解孕妇及家属的恐惧感与忧虑感。

（三）制定教育计划

教育计划由教育目标、教育内容、教育方法及教育效果评价4个部分组成，应根据产前诊断对象的个体情况制定教育计划。

产前诊断健康教育主要包括以下内容：孕前优生咨询、孕期保健与防护指导、产前诊断的目的意义及相关知识、实施产前诊断技术前的指导与心理护理。

1. 宣传孕前优生咨询的重要性

现代医学有可能在孕前提供携带者检出或其他重要的选择，因此，优生应在孕前就开始。当夫妇在计划怀孕前或在生育问题上遇到困难，意识到可能存在面临遗传病的潜在风险，都应到优生咨询门诊进行孕前咨询，以了解夫妇双方有无存在可能影响胎儿发育甚至可能导致胎儿先天性畸形的因素，听取医生的指导或采取必要的措施，做好孕前保健。如对有神经管缺陷家族史或生育史的咨询者，能在从孕前开始给予补充额外的叶酸，将可以降低高达90%的先天性神经管畸形的发生。由此，孕前的优生咨询也是预防先天性神经管畸形的关键。

2. 做好孕期保健指导

一般孕妇只需定时产前检查，让医生及早了解孕妇的健康，评估子宫、胎盘、骨盆及胎儿情况，以便顺利分娩，减少产伤及窒息。同时，注意做好孕期保健，预防先天性畸形。因为先天性畸形并不都与遗传有关，且多半可以通过做好孕前及孕期保健来避免。因此，医务人员应重视指导孕妇做好妊娠"四防"：

（1）防感染

在怀孕期间尤其是孕早期，特别要防止风疹病毒、弓形体、疱疹病毒、流感病毒和梅毒螺旋体的感染。据报道，痴呆儿有20%以上是病毒感染造成的。在感染流行时，应及时隔离，尽量少到公共场所，注意个人卫生和环境卫生，居室保持通风和阳光照射，不养宠物，注意冷暖，加强适当的活动，积极预防感冒。

（2）防药物致畸

1959～1962年，震惊世界的"反应停事件"，引起了人们对药物致畸作用的高度关注。目前已发现许多种常用药物对胎儿都有不同程度的损害，因此，孕期应谨慎用药，因病必须用药时，一定要在医生指导下，切不可盲目滥用。

（3）防烟酒致畸

孕期戒烟戒酒是预防胎儿致畸的一个重要方面。孕妇大量吸烟或被动吸烟，轻者可致胎儿发育迟缓，重者可引起胎儿严重畸形，甚至死亡。孕期酗酒，酒精可通过胎盘迅速进入胎儿体内，导致"胎儿酒精中毒症"，危害很大。

（4）防射线照射

大量研究表明，各种放射线能够引起染色体畸变或基因突变，导致胎儿发生畸形，患白血病、恶性肿瘤和死胎，而且越是早期胚胎，这种危害越严重。因此，孕妇应避免射线照射，对母亲无害的剂量照射就可能危害胎儿。如果因某种原因一旦接触了放射线，应根据射线的剂量、照射的部位及时间，酌情处理。

3. 宣传产前诊断的相关知识及目的意义

通过各种途径如电视、报纸、书籍、宣传册、板报以及医护人员的讲解等形式，大力宣传产前诊断的相关知识及目的意义，推动产前诊断工作的向前发展。尤其对需要进行产前诊断的孕妇及家属更要进行耐心和有针对性的讲解，讲解相关检查的目的、必要性、有效性、操作程序、病人可能出现的感觉及其安全性和局限性，以减轻或消除对产前诊断的不必要的精神负担，取得他们的主动配合。

4. 实施产前诊断技术前的指导

（1）产前筛查

是通过检测母体血清中的生化标志物，以协助及早诊断染色体疾病、脊柱裂、代谢疾病等。此项检查不会对孕妇及胎儿造成不良影响，让孕妇放心，并按时前来抽血检查。

（2）B型超声扫描检查

可诊断胎儿的某些先天畸形，如神经管缺陷、多囊肾、脐疝、唇裂、肢体畸形、消化道闭锁、先天性成骨发育不全等。经临床研究证实，B性超声波对胚胎和胎儿无明显不良影响，是一种简便易行及安全可靠的宫内诊断方法，使孕妇及家属消除顾虑。

（3）创伤性产前诊断

包括羊膜腔穿刺、绒毛取样、脐带血取样、胎儿镜等。这些检查都是产前诊断的重要手段，都需要在B超引导下进行，可用以诊断染色体病、遗传病、先天性代谢性疾病等。因这些检查存在并发症的危险，故实施前应让孕妇及家属了解所实施的技术的必要性、安全性、有效性、风险性及局限性，了解这些创伤性产前诊断检查可能引起流产、宫内感染等及其发生概率，并得到孕妇及家属的充分理解与同意，使其主动配合检查。同时指导孕妇检查后适当卧床休息，避免性生活与劳累，注意观察有无腹痛、阴道流血、胎动异常、发热等，有异常及时就诊。

5. 心理护理

生育一个健康的孩子是每个家庭的愿望，产前诊断是帮助需要进行产前诊断的夫妇生育一个健康婴儿的重要医疗过程。但对于需要进行产前诊断的夫妇来说，忧虑的心情和精神负担的增加是可想而知的，因此，应建议并指导其接受遗传咨询。由于每个孕妇及家属的实际情况、要求和心理状态是各种各样的，护理人员应持亲切、负责、严肃认真、保守秘密的态度，取得孕妇及家属的信任和配合，并对其进行个体化的、恰如其分的心理疏导，解释有关的注意事项及相关检查的意义，以减少或消除其对产前诊断不必要的精神负担，让孕妇及家属明白尽管产前诊断方法有可能对母体或胎儿产生不同程度的副作用，但随着仪器设备质量的提高和操作技术的改善，这种副作用已被控制在最低限度范围内，而且，其可能发生的副作用与生出异常儿的风险相比，也显然是微不足道的。让孕妇和家属正确认识这些检查技术，使有产前诊断指征的孕妇能听从医生的劝告，接受检查，不因为某些过度的疑虑而失去产前诊断的最佳时机。

（四）实施健康教育的方法

由于产前诊断的检查项目大多数是在怀孕的早、中期进行，所以对孕妇及其家属的健康教育基本上是在门诊就诊期间进行。门诊可通过VCD、书籍、宣传册、板报以及医护人员的个别讲解等方式，并可按需开设专门的咨询门诊，大力宣传产前诊断的相关知识及目的意义，让需要接受产前诊断的对象进一步了解产前诊断的必要性与有效性，从而推动产前诊断工作的向前发展。

（五）教育效果评价

1）孕妇及其家属心情放松，配合产前诊断检查。

2）孕妇及家属能与医护人员共同探讨胎儿的健康风险及本次妊娠的可能结局和表达自己的看法。

3）孕妇及家属主动获取相关知识及了解各种可能的选择。

（广州市第一人民医院　姚文英）

第二节　超声介入宫内治疗患者的健康教育

健康教育是通过信息传播和行为干预，帮助教育对象掌握卫生保健知识，树立健康观念，自愿采取有利于健康的行为和生活方式的教育活动过程。对接受超声介入宫内治疗的孕妇进行健康教育，是临床护理工作的重要组成部分，是以孕妇及家属为对象，通过有计划、有目的、有评价的教育过程，使孕妇的行为朝着配合治疗并有利于妊娠和胎儿健康的方向发展，以达到有效减轻心理压力，增强治疗信心，促进胎儿健康发育，并有效预防或减少并发症发生的目的。

在产科临床护理与孕妇的接触过程中，我们观察到许多孕妇对自己所患的妊娠疾病了解不深，尤其是对母体或胎儿可能遭受的危害更是知之甚少，在接受传统的母体给药治疗方法后，有相当一部分的孕妇疗效不明显，需要继续住院进行宫内治疗。但由于孕妇对超声介入宫内治疗的新技术缺乏了解，对治疗效果产生怀疑，所以住院后较多出现焦虑、担忧、紧张无助等心理反应，致使孕妇的饮食、睡眠及正常生活发生改变，并进而影响宫内治疗的效果。因此，对孕妇实施相关的健康教育显得尤为重要，能够帮助孕妇及其家属正确认识宫内治疗的必要性和好处，了解手术方法及可能出现的并发症，进而提高孕妇对宫内治疗的依从性，更主动地配合治疗。

一、健康教育模式

健康教育模式是人们对健康教育的思维方法和行为方式的综合概括。对超声介入宫内治疗孕妇及其家属进行教育，可运用全程分期健康教育的模式。全程是指病人从入院到出院全过程的系统教育，分期是指对病人在住院过程的各个不同阶段，根据治疗护理的特点进行有针对性的阶段教育。

二、健康教育程序

对超声介入宫内治疗住院病人及其家属进行健康教育，必须遵循以下教育程序：评估学习需求—确定教学目标—制定教育计划—实施教育计划—评价效果。这是一个连续、完整、动态的过程，是整体护理的一部分，是解决病人面临健康问题的一种有效手段，该程序注重调动病人维护自身健康的潜能，激励病人积极参与促进康复的护理过程。

（一）评估学习需求

1. 学习态度及学习能力评估

了解孕妇年龄、视力、听力、记忆力、孕期母体、胎儿的相关资料等，评估学习愿望，以确定孕妇能否参加学习、采取何种教育形式。

2. 心理状况评估

通过交谈，让孕妇讲出个人的感受，重点评估病人及家属对本次妊娠合并症或并发症的心理反应和应对能力，是否存在不良心理因素，以便有针对性地开展心理健康教育。

3. 社会文化背景评估

了解孕妇的职业、文化程度、经济收入、居住地、饮食睡眠习惯及家庭支持力度等。

4. 学习需求评估

重点了解病人对自身疾病和宫内治疗的认知程度，当前最关心的问题，需要得到哪些教育和帮助。护士应根据病人对住院不同阶段诊疗护理的特点，适时评估病人的学习需求。根据对收集资料的综合分析显示，孕妇和家属最需要的学习指导内容包括：胎儿生长发育、孕期疾病防治知识；超声介入宫内治疗的原理及方法；该治疗方法的风险及如何配合治疗护理等。说明对宫内治疗孕妇及家属进行教育是非常必要的。

（二）确定健康教育目标

教育目标是实施教育计划的行为导向，护士应从上述学习需求评估获得的资料中，了解病人缺乏哪些知识和技能，学习能力如何，最终确立教育目标。根据分期教育原则，在孕妇住院接受宫内治疗的不同阶段应制定不同的教育目标。例如：住院教育目标为提高病人住院适应能力，减轻心理负担；羊膜腔灌注治疗前的教育目标为提高孕妇配合灌注治疗的能力，减轻术前焦虑，预防并发症等。

（三）制定教育计划

教育计划是护士组织实施病人教学工作的依据。教育计划应包括病人教育目标、教育内容、教育方法及教育效果评价4个部分。教育方法的选择应结合病人的健康问题、健康行为和影响健康行为因素的特点进行，选择病人乐意接受或比较偏爱的教学方法，应重视提高病人的学习兴趣和教育效果。

附 产科超声介入宫内治疗病人标准教育计划

一、入院教育

1. 评估

住院态度，对妊娠疾病的认识，心理适应能力。

2. 教育目标

帮助孕妇尽快适应住院环境，认识并遵守住院制度，建立遵医行为。

3. 教育内容

①病区环境、安全设施，探视陪护制度、作息时间及等级护理要求；②饮食指导；③介绍主管医生和护士；④各种化验标本正确留取方法；⑤所患妊娠疾病的相关知识，包括原因，对母体及胎儿的危害，及时施治的必要性，如何配合治疗；⑥间歇吸氧的重要性和正确方法，自数胎动的重要意义和方法。

4. 教学方法

讲解、介绍、阅读书面资料、示范等。

5. 评价

复述住院制度要点；复述所患妊娠疾病相关知识；观察配合治疗护理的态度及行为。

二、实施宫内治疗前教育

1．评估

对宫内治疗（母体给药/羊膜腔内给药）的认识和心理适应能力、知识缺乏程度。

2．教育目标

帮助病人认识宫内治疗的意义和方法，并理解宫内治疗的配合要点，提高对宫内治疗的适应能力，减轻焦虑，预防并发症。

3．教育内容

①宫内治疗的方法、过程和配合要点；②可能发生的副反应；③羊膜腔穿刺手术的术前准备及注意事项；④减少手术并发症的相关行为训练：术中、术后卧位要求、避免用腹压动作等；⑤腹壁穿刺点的护理；⑥做好自我监测的重要性。

4．教学方法

讲解、阅读、播放录像、演示体位适应训练、病人现身说法。

5．评价

能复述术前准备知识和手术配合要点、正确演示行为训练动作，观察情绪稳定，焦虑减轻。

三、实施宫内治疗后教育

1．评估

行为训练掌握程度、对手术的反应及术后自我监测的掌握程度，配合各种治疗护理的愿望。

2．教育目标

提高孕妇宫内灌注术后配合后续治疗的能力和自我监测能力，减少并发症。

3．教育内容

①卧床休息避免腹压动作的要求及意义；②自我监测的正确方法；③教导减少并发症的相关行为；④讲解腹部穿刺点的护理要点；⑤饮食要求。

4．教学方法

讲解、示范、行为指导、病人现身说法。

5．评价

复述腹部穿刺点的护理要点，掌握术后预防并发症的相关行为和自我监测的正确方法，观察能积极配合医疗护理措施。

四、出院教育

1．评估

康复知识及孕期保健知识掌握程度，自我护理能力。

2．教育目标

提高自我监测和自我护理能力，促进康复。

3．教育内容

①注意休息，左侧卧位、避免劳累的重要性；②自我监测和自我护理知识；③正确

饮食和营养要求；④定期复诊的要求及重要性。

4．教学方法

讲解相关知识，推荐学习资料，建立出院后咨询的联系方法。

5．评价

能够复述与促进胎儿生长发育相关的知识要点和自我护理方法。

（四）实施健康教育计划

实施教育计划是病人教育程序的关键步骤，教育计划能否实施和实施效果的优劣对病人教育质量有直接影响。教育计划的实施形式可依据病人在认知领域、情感领域和技能领域的个性特点来安排，首先确定病人需要学习什么，有针对性指导学习，所教的内容应与病人的需求和教学目标相关，护士应用娴熟的教学技巧提高病人的学习效率。教学的形式可选择以下方式。

1．集体指导与个别辅导相结合

对于有相同教育目标和教育内容的同一病种的孕妇，可安排集体咨询指导，运用提问—解答式教学法，能促进孕妇参与教学并可获得较高的效率和节省教育时间，但缺点是针对性不够强。而一对一个别指导则恰恰相反，其针对性强，可根据个体差异采取灵活多变的方法施教，收效较好，极受病人欢迎，但效率低且需要耗费较多的人力和时间，一般适用于情绪高度紧张或病情较为复杂的病人，有充足的人力资源时可应用。

2．医生、护士咨询服务

每周定期开放咨询门诊，由专科医生坐诊并接受咨询。事实证明，医生参与健康教育能收到更好的效果，门诊护士经培训后也可接受病人电话咨询或候诊时咨询。

3．发放宣传学习资料，观看专题壁报、宣传橱窗等，让病人接受教育

4．多媒体电化教学

通过观看生动、直观的电视录像，使病人加深对超声介入宫内治疗手术原理、手术过程及配合要点的理解，做好充分的心理准备。但对心理承受能力差的病人不宜安排看录像，因为这类病人观看录像后会产生恐惧心理，反而对手术不利，护士应根据病人的需求和心理状态决定是否安排观看电视录像。

5．病人现身说法

是一种以相同情况的病人为主体的实例教学方法。本方法通过护士的举例，或有意识安排已经成功接受宫内治疗的孕妇与其他孕妇主动交流，畅谈宫内治疗给她带来的效果和好处，达到有效信息传递。在某种意义上，病人的现身说法比护士的讲解更具说服力，令其他人更信服，可收到事半功倍的效果。

护士在实施教育计划时还要注意以下事项，才能收到好的教育效果。

1）应根据孕妇个体差异及学习的需求来选择教育形式。

2）应注意将不同的教学方法进行有机组合，努力提高教育对象的学习兴趣，争取最好的教育效果。

3）应创造轻松愉快的学习环境。

尽可能让孕妇及其丈夫参与教学活动，避免教育过程变成被动说教。尽可能使用通俗易懂的语言进行教学，避免使用难懂的医学术语。

4）要注意将促进孕妇和胎儿健康的理念贯穿于教育的全过程。

（五）评价

评价是病人健康教育程序的最后阶段，评价的目的是测定病人达到预期学习目标的程度。评价内容包括：孕妇的学习需求是否得到满足；教学方法恰当与否；教育计划目标是否实现；孕妇对治疗疾病的态度有否转变，是否已经掌握了配合治疗及促进孕期疾病康复的知识与技巧；治疗期间有否发生并发症。

三、病人教育的重点内容

（一）妊娠期疾病宫内治疗的重要意义

妊娠期糖尿病孕妇由于血糖升高，直接影响母体，易并发妊娠高血压疾病，还可引起早产、难产、抵抗力下降及发生感染。对胎儿的危害包括导致巨大儿或胎儿生长受限、严重缺氧时引起胎死宫内，出生后新生儿由于肺泡表面活性物质不足导致新生儿呼吸窘迫综合征。因此，妊娠期糖尿病除了饮食控制和药物治疗外，孕妇在妊娠34周之后行宫内治疗促胎儿肺成熟是十分必要的。

1. 妊娠高血压疾病

该病主要病理改变是孕妇全身小动脉痉挛，导致胎盘血流灌注不良，血栓形成，胎盘小叶梗塞。对胎儿的危害是发生早产、长期慢性缺氧的宫内环境将导致胎儿生长受限、严重缺氧时胎儿死亡。有些孕妇病情加重，医生不得不建议提早结束分娩，这就是常说的医源性"早产"。若对该类孕妇可实施宫内治疗，直接向羊膜腔内注入0.9%生理盐水、小儿氨基酸等，改善宫内环境，得以延长孕周，促进胎儿生长发育。同时注入地塞米松促进胎肺成熟，将能大大降低围产儿的死亡率。

2. 羊水过多

对母体的主要危害是造成子宫过度膨胀，导致胎膜早破或早产，孕妇不能平卧，甚至出现呼吸困难。治疗可通过羊膜腔穿刺缓慢放出羊水，减低子宫内压力，同时抽取羊水检查也可了解胎儿情况，如羊水检测AFP可协助诊断胎儿神经管畸形或羊膜腔注入造影剂，通过胎儿吞咽了解消化道的情况，以便排除畸形。

3. 羊水过少

羊水对于胎儿的生长发育、宫内恒温、恒压，保护胎儿免受外界的损伤有着极其重要的作用。一定量的羊水能使脐带在宫内自由漂浮，胎儿活动及子宫收缩时免于受压。当胎膜早破，羊水过少易导致脐带受压，胎儿窘迫，以及羊水胎粪污染等，均成为剖宫产的指征。羊水过少与胎盘功能低下密切相关，如果此时胎儿已成熟，应立刻结束妊娠尽快娩出胎儿。而宫内治疗就较适合在孕28～34周时期进行，向羊膜腔内注入羊水替代液，该方法补充了羊水之不足，确保了羊膜腔容积，保证胎儿活动并防止脐带受压，为阴道分娩创造条件，降低了剖宫产率，是目前治疗羊水过少或偏少的理想方法。

4. 胎儿生长受限

系指胎儿体重低于同孕龄正常体重的第10百分位数或低于其孕龄平均体重的2个标准差。胎儿生长受限的母亲多合并慢性疾病，如慢性肾炎、高血压、糖尿病等。由于胎盘循环障碍，长期低氧血症，胎儿在缺氧环境下生长发育受限，一旦临产，胎儿对宫缩引起的缺氧耐受性差，易发生胎儿心率异常、羊水改变及胎儿宫内窒息，因此，对诊断明确的孕妇应当指导其积极配合医生进行及早纠正。当经母体药疗效不显著时，可向宫内注入小儿氨基酸，令胎儿吞咽，直接吸收，促进胎儿生长发育。

（二）行为指导

卧床休息，多取左侧卧位为佳。

（三）超声介入宫内治疗的方法和原理

超声介入宫内治疗是在超声介导下，经母体腹壁穿刺进入子宫羊膜腔内抽取羊水或注入药物/营养液，对胎儿进行诊治的一种技术。该技术创伤小、操作简便安全，能够避开胎盘屏障把药物或营养液直接注入子宫的羊膜腔内，改善宫内环境，通过胎儿吞咽直接吸收，促使胎儿在母体宫内健康地生长发育，对减少围产儿死亡，提高新生儿生存质量有着重大意义。

（四）术前指导

皮肤准备按腹腔穿刺术前备皮要求，保持穿刺区域范围皮肤清洁；孕妇在术前30 min口服硫酸舒喘灵4.8 mg，其目的是在宫内治疗期间有效地抑制子宫收缩；术前排空膀胱以利手术操作。

（五）术中指导

宫内治疗手术是否顺利与病人和医生的良好配合密切相关。应由责任护士陪同孕妇手术，指导孕妇采取正确体位并放松情绪，在B超检查定位穿刺时孕妇自觉腹部胀痛不适，此时护士应指导其深呼吸，放松腹部，不可移动身体。当穿刺成功后，护士应及时向孕妇传递信息，给予鼓励，使之增强信心，继续配合手术。同时告知孕妇在术中如感觉身体不适要及时告诉医护人员。

（六）术后指导

孕妇手术结束被送返病房后，指导其1～2天内卧床休息及左侧卧位，避免腹压增高而导致胎膜早破。生活护理尽可能由护理人员帮助完成，告知孕妇间歇吸氧和做好自我监测的重要性，每天早、中、晚自数胎动3次，每次1 h，如有胎动频繁、胎动减少、阴道流血或流水、腹痛等应随时报告医护人员。术后第2天行电子胎心监护，预防并发症发生。

（广州市第一人民医院　陈勉予）

参 考 文 献

爱新觉罗毓星．计划生育超声诊断学．北京：科学技术文献出版社，1997

黄津芳，刘玉莹．护理健康教育学．北京：科学技术文献出版社，2000

廖文华，王子莲，房小玲，等．11例经腹羊膜腔穿刺术放羊水及脐静脉穿刺术的术前后护理．齐齐哈尔
　医学院学报，2003，（24）1：48

陆国辉．产前遗传病诊断．广州：广东科技出版社，2002

马旭，王毅，王琳，等．经母血采集胎儿细胞行产前诊断的最佳时间探讨．中华妇产科杂志，1997
　（32）：425

张惜阴．实用妇产科学．第2版．北京：人民卫生出版社，2003

第二十二章 超声介入宫内治疗患者的心理护理

宫内治疗是产科学近年来比较稳定发展的先进治疗方法，但对孕妇机体有一定的入侵性，孕妇对此会存在各种不同的认识，因此产生各种心理反应、甚至心理障碍，这就需要护士除了完成必要的临床护理任务之外，还要担当起心理护理的重要角色。护士对孕妇的心理干预是一种有目的、有计划的积极活动过程，旨在使孕妇的态度或行为发生可观察到的变化，帮助其建立良好的心理状态，并调动自身主观积极性，促进遵医行为，达到有效治疗、减少并发症发生的目的。

第一节 羊水过少宫内治疗患者的心理护理

羊水过少是胎儿有危险极其重要的信号。近年来应用羊膜腔内灌注羊水替代液的方法防治妊娠中、晚期羊水过少并取得良好的效果，但由于大多数孕妇对这一治疗方法不了解，容易产生疑虑、无助的心理并进而影响到自身健康和治疗效果。因此，护士通过对患者实施心理干预，能够减轻患者心理应激所带来的负性影响并提高其心理承受能力。

一、心理社会状况评估

1. 观察孕妇状态

在建立良好的护患关系并取得孕妇信赖的基础上，通过视、触、听、问、交谈等方法，有目的、有计划、按步骤，动态地观察孕妇的情绪、言语、思维与行为的变化，根据观察所得进行分析、判断其心理活动发生、发展过程中的特征与规律性。

2. 搜集资料

通过观察、交谈等方法，了解孕妇对羊水过少和健康问题的理解，了解孕妇是否知道羊水过少的危害性；了解孕妇对压力的常用应对方式和应激水平情况，如睡眠状况、精神体力、食欲及情绪等；同时评估孕妇的个人应对能力；评估孕妇个性特征：即个性类型，内向或外向、主动或被动、独立或依赖。

3. 评估其他心理社会状况

宗教信仰、生活方式、家庭状况及经济能力等。

广州市第一人民医院产科制定医院焦虑抑郁（HAD）情绪测定量表，对46例接受宫内治疗的孕妇进行心理调查评定，结果显示：焦虑阳性例数39例，阳性率84.7%；抑郁阳性例数31例，阳性率67.3%。

二、心理问题

当孕妇被确诊为羊水过少时，胎儿的健康问题将直接影响孕妇的情绪反应，孕妇可能表现为郁闷、烦躁不安和自责，同时因为胎儿生命遭受危险而产生焦虑，又因孕妇的性格、病程、文化、社会和家庭背景的不同，对宫内治疗的认识程度各异，使其在妊娠中期及妊娠晚期的不同阶级所呈现的心理特点各有所侧重。

在妊娠中期，孕妇由于对宫内治疗的不了解而产生犹豫和无助感，担心抽羊水检查会发生胎儿受伤、宫内感染、检验结果异常以及早产等意外。孕妇的这种想法可给其心理上造成负面影响，表现出下列种种心理和行为方面的改变：

1. **抵触心理**

不愿意接受羊水过少的现实，拒绝住院治疗。

2. **恐惧心理**

害怕胎儿有畸形、检查结果事与愿违。

3. **疑虑心理**

对治疗的方法及效果产生怀疑，缺乏信心，但若拒绝治疗又怕错失良机，因此对接受宫内治疗表现犹豫不决的态度。

4. **紧张和焦虑的心理**

担心胎儿受伤、发育不良及宫内感染，表现出寝食不安，失眠多梦。

5. **抑郁心理**

以情绪低落为主要特征，担心妊娠不能继续，与其他正常孕妇比较而感到深深的自责，觉得自己没有尽到做母亲的责任，住院期间闷闷不乐，不愿与他人交谈，少活动甚至不活动，食欲下降、精神萎靡不振。

在妊娠晚期，羊水过少孕妇对接受宫内治疗的不良心理表现主要有以下几种：

1. **恐惧心理**

害怕胎儿夭折，担心治疗所用药物对自身和胎儿会产生不良影响，羊膜腔穿刺可能导致胎膜早破、早产、宫内感染和治疗效果不理想等。

2. **紧张和焦虑心理**

孕妇怀孕已到末期，自身和家庭都付出了大量的精力、财力和心血，一旦宫内治疗出现并发症，容易导致人财两空的结局，因此出现紧张和焦虑心理。或因家庭经济不宽裕，认为治疗费用相对过高而带来的压力。

3. **不安情绪**

有些孕妇在怀孕中期已接受过宫内治疗，而在孕晚期又出现羊水过少需再次治疗，此时孕妇会感到害怕、沮丧、无奈和自责，情绪波动大，有反常言行或对家人和医务人员持对立的态度。

4. **焦躁心态**

多由于对宫内治疗手术操作不适应，对刺激的敏感性增加所致。

5. **依赖心理**

对治疗的期望值过高，在一些决策方面都希望依赖他人的决定，从而减少自己的责任。

三、预期目标

1）孕妇表现出不适感减轻，有较为放松的行为。

2）孕妇能回答、复述有关宫内治疗的知识。

3）孕妇主动配合宫内治疗的过程。

四、心理护理措施

（一）护士的责任

孕妇入院后，护士应热情接待，主动、详细地介绍病区情况，使孕妇知道自己的主治医生和主管护士，尽快建立良好的医患关系，有利于取得孕妇的配合，增强对医务人员的信任，使其产生安全感和归属感，减轻其在医院这种特殊环境的恐惧心理，减少心理压力。

护士应运用护理程序评估患者，将心理咨询技巧应用于个性护理之中，根据患者各自不同的心理问题采取不同的护理方法，同时与其家属进行沟通，给予孕妇支持、鼓励，使其增加对治疗的依从性。

（二）对孕中期接受宫内治疗的孕妇心理护理的要点

1）向孕妇及家属讲解羊水过少的危害性、宫内治疗的必要性与基本知识，指出羊水过少较有效的治疗方法是经羊膜腔内灌注羊水替代液和药物，其作用是保护胎儿在宫内防止直接受压，有利于胎儿活动和防止胎体粘连，保持宫内的恒温与恒压，保持胎儿的新陈代谢和水平衡，以及注入肾上腺糖皮质激素可促进胎肺发育成熟等。

2）向孕妇讲解在宫内治疗的同时还可以取羊水进行检验，羊水中的胎儿细胞可用于诊断胎儿是否患有染色体疾病、神经管发育畸形及胎儿是否患有代谢性疾病等。

3）向孕妇及家属解释治疗期间医护人员所采取的安全措施能有效预防并发症的发生，同时教导孕妇在治疗过程中如何与医护人员配合。还可以告诉孕妇在孕中期接受治疗并非一定要住院，这样可减轻经济负担。若患者拒绝治疗，应指出可能发生的不良后果并告知宫内诊治的重要意义，让其权衡利弊。

（三）对孕晚期接受宫内治疗患者的心理护理的要点

宫腔内灌注治疗是一项新技术，患者及家属对此过程不了解，有恐惧心理，因此要注意与其沟通，如实告知风险，不隐瞒病情，在患者及家属充分理解宫内治疗的情况下，签署知情同意书。

关于治疗费用的压力给患者带来的焦虑心理，公费医疗与自费孕妇的状况有显著差异，应向孕妇讲解经宫内治疗后，新生儿因肺发育不成熟而发生呼吸窘迫综合征的机会大幅度减少，这样就可缩短住院时间并节省新生儿的治疗费用。

（四）羊膜腔灌注手术期间对孕妇的心理干预措施

1. 术前心理疏导

向孕妇提供羊水过少的相关信息及应对方法，改变孕妇不良心理及表现出的行为方式，强调家庭支持，家庭支持对孕妇焦虑程度及治疗效果都有重要影响。向孕妇讲解经宫腔注入羊水替代液后，在分娩期羊水可协助宫口扩张，正确传导宫缩所产生的压力，保护胎儿及脐带免受宫缩时的直接挤压。当羊水过少时，以上的功能均不能充分发挥作用，而在宫内治疗后以上症状可得到改善。

2. 术中心理干预

为减轻孕妇对手术的惧怕和焦虑心理，应安排其主管护士在手术全程陪伴患者，并在术中不断地用鼓励、安慰性语言与其沟通，由经验丰富的主管医生操作，这样将明显减轻孕妇的恐惧感，缓解其紧张情绪，增强手术的信心。随着手术的进行应及时向孕妇解释手术的进程并指导如何配合，同时严密观察孕妇和胎儿情况，如监测胎心音，防止异常情况的出现。

3. 术后心理干预

再次嘱咐术后注意事项，例如术后孕妇需卧床大约1～3 h以上才能适当活动；指导孕妇若出现不适时如何应对和及时报告，鼓励家属陪伴，让孕妇说出自身感受；及时将胎心监测或胎儿生物物理评分结果告知孕妇，消除孕妇及家属的担忧。

五、结果评价

1）孕妇感到舒适感增加。
2）孕妇能主动配合宫内治疗。

第二节　胎儿生长受限宫内治疗患者的心理护理

胎儿生长受限的围生儿死亡率为正常儿的4～6倍。胎儿生长受限不仅影响胎儿的发育，也影响其出生后儿童期和青春期的体能和智力的发育。对外因性不均型胎儿发育受限，可在胎儿期进行治疗，效果较好，而宫内治疗就是一种简便经济、直接有效的治疗手段。但宫内治疗是入侵性操作，大多数孕妇对手术均会产生不同程度的生理和心理应激反应，将不利于治疗。因此护士应有针对性地应用心理护理方法，帮助患者克服心理问题，使其配合治疗是至关重要的。

一、心理社会状况评估

1. 搜集资料

包括孕妇的个性特征，即情绪的稳定性、既往的经验、个人所处的社会地位和得到社会及家庭支持的程度。个人的应对能力：即积极应对与消极应对的倾向性、策略及心理防卫机制。

2. 评估孕妇对胎儿发育受限的危害性及对宫内治疗的认识水平，对治疗的期望值

3. 重点评估孕妇的焦虑及抑郁程度

二、心理问题

1. 否认心理

不承认胎儿发育迟缓，不愿意接受宫内治疗。或认为胎儿个子小容易通过产道，出生时只要无畸形即可，体重轻一点可待孩子出生后通过大量补充营养来补救。

2. 惧怕心理

惧怕疼痛，担心手术中穿刺针刺伤胎儿，担心宫内灌注所用的药物对自身和胎儿有副作用，怀疑营养药物能否起作用。

3. 焦虑心理

担心手术出现意外，如胎儿受伤、胎膜早破、早产、宫内感染等。有的孕妇以为宫内治疗是万能的，期望值过高，缺乏正确的认识，或对宫内治疗不了解，对医生的技术不放心。

三、预期目标

（1）孕妇能讲述宫内治疗的作用和好处。
（2）孕妇以积极的心态接受与配合宫内治疗。

四、心理护理措施

（一）心理疏导

在与患者的交谈过程中，正确运用解释、鼓励、安慰、保证、暗示等支持性治疗方法去解决患者的心理问题。耐心倾听诉说，主动向孕妇解释宫内治疗的目的、作用、方法及注意事项，并与其讨论治疗方案和护理措施，减轻孕妇的焦虑和恐惧感，并争取孕妇家人的理解与支持，使家属可协助消除孕妇的思想顾虑。

护士应帮助患者接受胎儿发育迟缓的现实，阐明治疗的必要性与重要性，说明宫内治疗是直接、有效、经济的治疗手段，而治疗方案是经过充分研究讨论才制定的。在交谈中强调治疗的有利条件，医务人员对其病情熟悉、重视，同时也向患者提供其他治疗方法，说明利弊，让其选择，在患者充分了解的情况下签署知情同意书。

（二）术前心理干预措施

1）向孕妇说明术前有轻度焦虑是正常的，因为轻度焦虑恰恰反应了病人的正常心理适应功能，说明其对宫内治疗有充分准备，但严重的焦虑则会影响治疗效果。如果孕妇完全没有焦虑，说明她对治疗的危险性、术后并发症的可能性缺乏足够的心理准备，一旦面临不尽如人意的现实时，孕妇难以接受，甚至崩溃。因此在术前帮助孕妇做好心理准备，减轻焦虑，对于配合治疗是至关重要。

2）介绍治疗小组成员，主治医生的资历、技术水平，治疗成功的同类病例。讲解治疗的程序、术前注意事项及治疗所用的主要药物的作用，宫内注入的主要药物为小儿氨基酸。氨基酸是胎儿蛋白质合成的主要来源，是胎儿生长发育的物质基础，其以主动运输的方式通过胎盘让胎儿吸收，当胎儿发育迟缓时胎盘灌注不良，如果经静脉注射营养物质必须通过胎盘屏障才能发挥作用，而直接宫内给药，通过胎儿吞咽吸收营养能收到更好的效果。

（三）术中心理护理

安排主管护士陪伴孕妇，主动向其介绍手术步骤，以取得积极配合，协助医生完成诊断性检查和治疗，如羊水泡沫实验、宫腔输液的配合。术中严密观察患者的反应和胎心情况，及时了解孕妇的心理反应，倾听其对手术过程的感受，及时提供心理支持。

（四）术后心理护理

护士应想方设法解除孕妇的思想顾虑，及时反馈治疗情况，指导其饮食以增加营养、自我监护和治疗后的注意事项，使之保持愉快的心情维持自身的健康。应注意聆听护理对象的诉说，重视其感受，注意多传达有利的信息，减轻患者的疑虑。

五、结果评价

1）孕妇能够正确认识宫内治疗的作用并积极配合治疗。
2）孕妇能够正确应对手术所带来的心理应激。

第三节　妊娠期糖尿病行宫内治疗患者的心理护理

妊娠期糖尿病对母儿均有较大危害，尤为严重的是妊娠期糖尿病常伴有严重的产科并发症，影响胎盘的血供。此外，该病令胎儿肺泡表面活性物质不足而在出生后易发生新生儿呼吸窘迫综合征（RDS），增加了新生儿的死亡率。临床上应用地塞米松能促进胎儿肺泡表面活性物质的产生而减少RDS的发生，但静脉或肌肉注射该药会引起母体血糖的升高，而宫内灌注是较为理想的给药途径。孕妇由于缺乏有关宫内治疗的知识而导致不良心理反应，影响治疗措施的正常实施及效果，护士应给予针对性的心理护理，有助于治疗顺利完成。

一、心理社会状况的评估

1. 资料收集
询问孕妇有无糖尿病史、有无糖尿病家族史，本次妊娠情况。观察孕妇的精神状态，如外表、行为举止，人格特征，感情情绪、思维方式及自我调节能力。了解孕妇对妊娠期糖尿病的危害和健康问题的认识程度。

2. 了解孕妇对宫内治疗的认识、对手术的应激水平和应对方式
如睡眠状况、精力、食欲，评估孕妇的应对能力。

3. 其他心理和社会状况
宗教信仰、生活方式，社会和家庭支持程度，家庭经济状况等。

二、心理问题

（一）妊娠中期孕妇的主要心理问题

1. 恐惧心理

此期主要担心胎儿及自身安全；胎儿有否畸形。

2. 怀疑心理

对宫内治疗的有效性、必要性和危险性产生怀疑，并担心所用药物对母婴有副作用，对主管医生及护士的技术水平不信任，甚至有抵触情绪，拒绝治疗。

3. 焦虑心理

对妊娠期糖尿病的病因、转归、预后不了解，对治疗缺乏信心。

（二）妊娠晚期孕妇的主要心理问题

1. 紧张和焦虑心理

担心胎儿发育异常，胎儿过大影响顺产；胎儿出生后是否健康。

2. 焦躁状态

对宫内治疗手术不适应，对刺激敏感性增加。

3. 疑虑心理

怀疑宫内治疗和所用药物的有效性及安全性。

4. 依赖心理

对治疗期望值过高。

三、预期目标

1）孕妇能回答、复述有关宫内治疗的知识。

2）孕妇表现出不适减轻、较为轻松的行为。

3）孕妇积极参与宫内治疗的过程。

四、心理护理措施

（一）心理支持

告诉孕妇及家属，妊娠期间有治疗小组负责对其进行监护和治疗，小组成员包括产科、内分泌、营养科医生及妊娠期糖尿病教育的护士。要教会患者有关妊娠期糖尿病的治疗与护理的知识和技能，同时对家属进行知识教育，既要使其了解糖尿病对孕妇、胎儿、新生儿的影响，提高对此病的重视，又要认识宫内治疗及良好的血糖控制将有效预防母婴并发症的发生，帮助患者减轻心理负担，澄清错误观点，鼓励其正确对待疾病，配合治疗。良好的家庭关系能使患者感受到关怀和照顾，还可以让家属准确地了解患者的需求，起到监督、支持的作用，促进其健康行为。

在孕妇住院期间，应努力创造良好的就医环境，选用诊断相似、治疗方法相同、疗效理想的病友进行现身说法，增强治疗信心。

（二）妊娠中期心理护理

护士应耐心向孕妇解释羊膜腔穿刺检测羊水的目的和方法，在B超引导下抽羊水能够进行多项检验：胎儿染色体疾病诊断；测定AFP含量，诊断胎儿神经管畸形；酶分析及各项测定，诊断胎儿代谢性疾病等。对于有较明显焦躁表现的患者，应在高度同情的基础上理解并关心患者，有针对性进行心理疏导，创造宽松环境和气氛，充分利用权威效应和环境效应的作用，纠正患者对治疗的不依从性行为（不信任、不配合、发脾气等）。

（三）妊娠晚期心理护理

此期护士应关注患者的情绪变化，及时了解患者主要心理问题，帮助其做好孕晚期自我监测和迎接新生儿的心理准备。向孕妇讲解实施宫内治疗的同时取羊水作泡沫试验，目的在于测定胎肺的成熟度。在促进胎肺发育治疗方面，需多次使用地塞米松，若为肌肉或静脉用药，药物需经母体作用于胎儿，易使妊娠期糖尿病孕妇血糖升高及升高血压。而宫内直接给药的优势在于不经母体循环、不抑制母体免疫功能和不干扰母体糖代谢，对母体副作用少，胎儿可直接吸收药物，改善肺泡功能，从而预防新生儿RDS的发生。

（四）术中护理

在羊膜腔穿刺术中由护士陪伴孕妇，安置受术者舒适体位，随时提供心理支持，协助缓解不适，加强巡视观察，及时通报治疗进展情况，增加其信心和主动配合治疗过程。

（五）术后注意事项

在术后应告知孕妇各项检测结果，是否需要再次行宫内治疗，并交代治疗后的注意事项和自我监护内容。

五、结果评价

1）孕妇主动参与宫内治疗并了解其注意事项。
2）孕妇能掌握有关妊娠期糖尿病的自我保健知识和技能。

（广州市第一人民医院　岑春华）

参 考 文 献

陈勉予，黄志红. 羊膜腔内灌注治疗羊水过少的护理32例. 实用护理杂志，2002，（18）10：29
杜玉凤，李建明. 医学心理学. 天津：天津科学技术出版社，2002
李宝瑜，韦枝红，周霞平. 羊膜腔穿刺注药促胎肺成熟治疗的护理. 现代医院，2005，（5）7：

106～107

刘宝华，李俊英. 电子胎心率监护. 北京：中国医药科技出版社，2002

卢丽娜，康佳丽，张玉洁，等. 羊水粪染的羊水置换与新生儿预后［J］. 中国实用妇科与产科杂志，
2000，16（8）：471～473

孙慕义，张慰丰. 医学心理学. 南京：东南大学出版社，2003

王兆莉，简美好. 羊膜腔内输液治疗羊水过少的护理. 实用护理杂志，1997，（13）7：360～361

赵黎敏. B超介导羊膜腔内灌注扩充羊水的护理. 护士进修杂志，2003，（18）9：831

第二十三章 超声介入宫内治疗妇女的护理

第一节 产前诊断的护理配合

产前诊断包括筛查和诊断性检测。产前筛查可通过测定母体血清生化标志物（如 AFP，HCG，u-E$_3$，P-APPA）来筛查染色体病（特别是21三体），对筛查阳性者可进一步采取诊断性检测。产前诊断的主要诊断方法包括创伤性和非创伤性两大类。前者包括羊膜腔穿刺、绒毛取样、脐周血取样、胎儿镜和胚胎活检等；后者包括超声波图像以及母体外周血胎儿细胞检测等。通过产前诊断可以早期发现出生缺陷儿，给予恰当处理以降低缺陷儿的发生率，对今后提高我国的人口素质有着极为重要的意义。因此，护理人员要认真做好产前诊断的各项配合工作，促进产前诊断的顺利开展。

一、产前诊断的检测方法对母体及胎儿的影响

由于需进行产前诊断的妇女，其生育遗传性疾病和先天性疾病患儿的风险相对明显增高，因此，不管是接受创伤性还是非创伤性的产前诊断方法都会带来或多或少的心理影响，其中以增加孕妇及家属的忧虑与不安为最常见，这是各种方法对孕妇影响的共性。针对产前诊断给孕妇所带来的精神负担，要求医护人员一定要做好个体化的解释和心理疏导，根据其所担忧的问题给予细致的解释及相关指导，使其获得适当的精神支持。

超声波图像以及母体外周血胎儿细胞检测等均属于非创伤性诊断方法，不会对母体及胎儿带来其他不良影响。而创伤性产前诊断方法除以上影响外，还有可能引起流产、胎儿畸形、宫内感染。其中自然流产是创伤性产前诊断方法对胎儿最大的危害，但研究指出，目前，由孕中期羊膜腔穿刺和绒毛取样引起的流产率都已控制在0.5%~1%，但孕早期（15孕周以下）羊膜腔穿刺对胎儿的影响明显，除有较高的流产率外，还发现在孕11~12周进行的羊膜腔穿刺会导致畸形足的发生。1998年加拿大早期羊膜腔穿刺研究组发现，由孕早期羊膜腔穿刺引起的流产率高达3%，胎儿畸形腿的发生率为1.5%。而由绒毛取样引起的短肢畸形至今仍有争论，包括世界卫生组织（WHO）最近发布的综合性资料都认为，短肢畸形与绒毛取样方法无关，并且确认绒毛取样方法是目前安全可靠的孕早期胎儿诊断方法，以往出现的因手术引起的孕妇感染现已属罕见现象。由脐血取样引起的流产率比羊膜腔穿刺和绒毛取样的都要高，可达3%或更高，但这取决于技术熟练程度。随着操作技术的改善和经验的积累，并在先进设备（如超声仪）的配合下，以上的副作用都可予以避免或使之减轻到最低限度。因此，目前产前诊断方法仍以创伤性方法为主，而且是较为安全可靠的。

二、产前诊断的护理配合

产前诊断是现代医学的一项重要进展。护士必须明确产前诊断的意义，熟悉产前诊断的基本理论知识，了解产前诊断的各种方法和技能，了解各种产前诊断方法对孕妇及胎儿的影响。此外，还需要具备高度的责任心、同情心和一定的语言沟通技巧。在交谈中应亲切诚恳、语气温和、耐心细致，应尊重孕妇及家属，并注意交谈的周围环境，做好保密，以增强孕妇及家属接受产前诊断的信心。

对产前诊断对象，护士应配合医生做好以下工作：

1）了解孕妇及其家属的心理状态，进行心理疏导，给予恰当的安慰和鼓励，以减轻精神压力。

2）了解孕妇及家属对产前诊断相关知识的获取需要，进行有针对性的讲解，以消除不必要的顾虑，把握最佳的产前诊断时间。

3）讲解进行产前诊断的有关注意事项，以取得孕妇及家属的配合。

4）按需用宣教有关的优生优育或孕期保健与防护等知识，预防先天性畸形。

如孕妇需接受创伤性产前诊断检测，护士除做好以上工作外，还应做好以下配合：

1）检查前了解。了解孕妇及家属是否已理解所接受的产前诊断技术的必要性、有效性、安全性、风险性和局限性，是否已签署知情同意书。

2）检查前指导。让孕妇放松身心，并了解检查的过程及应该如何配合，如何把握检查时机，如羊膜腔穿刺用以诊断出生缺陷或确定胎儿性别，以孕16～18周为最佳（以末次月经日期推算并以超声波检测为准），用以测定胎儿成熟度或疑为母儿血型不合，应在妊娠末期进行；绒毛取样通常在孕早期孕10～12周进行；脐周血取样一般在孕16周后进行；胎儿镜诊断通常选择在孕11周之后进行等。

3）做好检查室及所需用物的消毒，检查要在严格消毒处理的情况下进行，并严格执行无菌操作。

4）让孕妇排空膀胱，按需取仰卧位或截石位。

5）术前先经B超检查定位，在整个操作过程中必须借助超声波进行引导，因此术前应确保仪器能正常使用。

6）检查完毕，应用棉球或纱块盖住穿刺点，压迫5 min后胶布固定。

7）检查完毕孕妇应卧床休息，如羊膜腔穿刺后应卧床休息2～3 h，胎儿镜检查后应卧床休息3～5 h，绒毛取样后应卧床半小时，嘱孕妇检查当天应减少活动，并注意穿刺点和阴道有无液体渗出或流血，有无腹痛。术后3天内勿沐浴。

8）注意观察胎动、胎心情况，如有异常立即通知医生处理。

9）注意观察孕妇的一般情况，如有发热应及时通知医生。

（广州市第一人民医院　姚文英）

第二节　羊膜腔灌注治疗羊水过少孕妇的护理

羊水是胎儿宫内赖以生存的必需内环境，妊娠足月时羊水量少于300 mL称为羊水过少。羊水过少的围生儿死亡率为羊水正常儿的10倍。近年来由于B型超声技术在产前检查中的广泛应用，羊水过少的检出率由过去的0.1%上升至0.4%～4%。早、中期妊娠发生的羊水过少多合并有胎儿畸形，而晚期妊娠羊水过少，使脐带受压、胎儿窘迫及胎粪吸入综合征等发生率明显增加，常导致围生儿预后不良。目前采用介入超声技术，向羊膜腔内灌注羊水替代液，可有效地扩充羊水量，重建羊水的保护功能，并缓解羊水减少所造成的胎儿、胎盘及脐带受压致胎儿缺氧。对延长孕周，防治胎儿窘迫、胎粪吸入综合征及新生儿窒息等并发症，提高阴道分娩率和降低剖宫产率具有重要的临床意义，是目前治疗羊水过少或偏少的理想方法之一。这为羊水过少患者提供全面的身心护理，重视做好羊膜腔灌注治疗的配合及护理工作，对保障母婴安全是十分重要的。

一、护理评估

（1）病史

了解孕妇年龄、职业、生育史，重点了解有无妊娠高血压疾病、胎儿生长受限、先兆早产等病史。于妊娠期间有无使用过对胎儿有害的药物或接触过放射线，有无病毒感染史，有否使用过某些能引起羊水减少的药物，如：前列腺素合成酶抑制剂吲哚美辛、血管紧张素转化酶抑制剂、利尿剂和布洛芬等。

（2）身心状况

1）仔细询问末次月经时间，正确推算预产期。过期妊娠是羊水过少的重要原因之一，由于此时胎儿肾小管对抗利尿激素敏感性提高，尿浓缩功能增强，以致小便量减少故羊水过少。此外，过期妊娠时胎盘功能减退，胎儿宫内慢性缺氧致肾血流量减少也可导致羊水过少。

2）测量子宫底高度，判断子宫大小是否与孕周相符。羊水过少时孕妇腹围及子宫底高度均小于妊娠月份，由于胎儿活动受限，宫内自然回转较难，故胎方位为臀先露多见。

3）评估孕妇有无因胎动而感到腹部疼痛不适，疼痛产生的原因是由于胎动时羊水过少，不能缓解胎体对宫壁的撞击所致。同时，羊水过少时子宫的敏感性较高，轻微的刺激即可引起宫缩。此外，还要注意观察有无胎膜早破的表现。

4）观察胎儿窘迫：妊娠晚期羊水过少改变了胎儿的宫内环境，子宫壁四周的压力直接作用于胎体、脐带等，可致脐带受压，影响胎儿胎盘血液循环而引起胎儿缺血缺氧，若出现胎动过频或次数减少，胎心率加快≥160次/min或减缓≤120次/min，提示胎儿窘迫。在分娩过程中羊水过少者胎心监护较常出现一种异常波形——VD波，其产生原因是由于宫缩时脐带、胎盘反复一过性受压，使迷走神经兴奋所致，如果这种状况未得到及时改善，进一步发展下去就可能引起胎儿宫内低氧血症和酸中毒。有学者报道，当羊水指数AFI≤5 cm的时候，就会导致胎儿宫内窒息及出生后Apgar评分降低。

5）羊膜腔灌注术前重点评估：孕妇的体温、出凝血时间，是否存在感染和出血的高危因素；腹部穿刺部位皮肤的情况；B超结果提示胎儿、羊水及胎盘位置；电子胎心监护结果等资料。

6）心理社会评估：在心理和情绪反应方面，若为妊娠中期羊水过少，孕妇及其家属主要担心胎儿有无畸形及妊娠能否继续，而在妊娠晚期则重点关注胎儿的安危，担心在羊水过少的情况下能否经阴道分娩，对需要接受羊膜腔灌注治疗手术产生犹豫、无助感。孕妇表现多为食欲下降、失眠，注意力难集中，反复向医护人员询问可否不做手术，手术是否对胎儿产生不良影响，而家属的紧张担忧更加重了孕妇的焦虑。

（3）诊断检查

B超检查是诊断羊水过少的重要方法，若羊水指数（AFI）≤5 cm为羊水过少，AFI为5～8 cm为羊水偏少。此外，测量羊水池最大垂直深度（AFV）≤2 cm亦为羊水过少，≤1 cm为严重羊水过少。B超检查要注意观察胎儿有无畸形。

二、可能的护理诊断及合作性问题

（1）有胎儿受伤的危险

与羊膜和胎体表面粘连引起畸形或脐带受压致胎儿宫内缺氧有关。

（2）焦虑

与担心胎儿健康及分娩安全等因素有关。

（3）潜在并发症

宫内感染等。

三、预期目标

1）孕妇羊膜腔内羊水量增加，胎儿宫内情况改善，缺氧得到纠正。

2）孕妇能够运用有效的应对机制来控制焦虑。

3）孕妇能够积极配合羊膜腔灌注治疗措施，有效预防各种并发症。

四、护理措施

1. 一般护理

（1）休息

保持室内空气新鲜，通风良好。孕妇采取左侧卧位，可以改善子宫胎盘供血状况，纠正胎儿缺氧。

（2）增加营养，保证胎儿发育需要

多喝水，以增加血容量，降低孕妇血液渗透压，对缓解羊水过少有一定的作用。对合并胎儿生长受限的孕妇应指导进食高蛋白、高热量食物，补充维生素、铁、钙及多种氨基酸，促进胎儿生长发育。

（3）间歇吸氧

有利于提高胎盘血氧浓度，氧流量2.5～3 L/min，每日3次，每次30 min。

（4）加强胎儿监护

密切观察胎心率及胎动情况，尤其要对孕妇强调自我胎动计数的必要性和教导正确的方法，有条件者每日行电子胎心监护（在羊膜腔灌注治疗前及灌注治疗后均需行电子胎心监护），定期进行B超、胎儿生物物理评分监护。

（5）指导孕妇主动接受有关妊娠合并症的治疗

2. 心理护理与健康指导

参见第二十三章第一节相关内容。

3. 羊膜腔灌注治疗的护理

（1）术前护理

1）测量孕妇体温，了解血常规、凝血功能检查结果，体温超过37.5 ℃或有凝血功能异常者暂不宜手术。

2）穿刺操作前医护人员应与孕妇进行沟通，向孕妇讲解羊膜腔灌注治疗的目的、手术过程及配合穿刺的重要性，教导配合手术的要点和术后注意事项，告诉孕妇该手术的疼痛感受与一般的静脉穿刺相似，个人是完全能够承受的，不必过分顾虑，使孕妇信任医生，在接受穿刺过程中不紧张，减轻恐惧感，以平稳的心态接受灌注治疗。

3）病人准备：按腹腔穿刺手术常规进行皮肤准备。根据医嘱行青霉素皮试，叮嘱孕妇于穿刺前1 h左右适量进食，防止发生低血糖导致胎动频繁而不利于穿刺。于穿刺前30 min给予孕妇口服硫酸舒喘灵4.8 mg，其目的在于抑制子宫收缩，保证手术的顺利进行。术前孕妇须排空膀胱避免因膀胱充盈影响手术操作。

4）环境物品准备：穿刺操作前B超室先进行紫外线空气消毒30 min，调节适宜室温及湿度，更换治疗床上的床单与枕套。备物：B超阴道探头、无菌阴道探头套，腹穿包1个（内有治疗碗1，5 mL、50 mL注射器各1，孔巾1，无菌纱块数块），20～23号长穿刺针1，三通阀1，硅胶管1，0.9%氯化钠溶液500 mL（预热至37 ℃），根据孕龄及胎儿情况决定是否准备营养液及地塞米松注射液。此外，操作室内需配备抢救羊水栓塞和胎儿心动过缓所需的有关药物和器材。

（2）手术配合与护理

1）手术体位

胎膜早破经阴道宫颈置管灌注者采取膀胱截石位，可适当垫高臀部；若胎膜未破经腹穿刺灌注，护士应帮助患者采取舒适仰卧位，身体稍倾侧，全身放松。护士须告知受术者在穿刺操作过程中不要随意转动身体，以免影响穿刺定位，误伤胎儿或胎盘。

2）灌注治疗方法

分为经宫颈管和经腹两种。灌注治疗前首先采用B超仪连续2次测量孕妇羊水指数，核实孕周，确定胎儿大小、胎位及胎盘位置，排除胎儿畸形。经宫颈管灌注者消毒外阴阴道后将宫腔测压管通过宫颈口置入羊膜腔内，注入预先准备好的生理盐水；经腹穿刺者则常规消毒腹壁皮肤，铺以无菌孔巾，在B超引导下经腹选择最大羊水暗区处（避开胎儿头部、躯干和胎盘）进针，穿刺应力争一次成功，当穿刺针到达羊膜腔内时拔出针芯，见羊水溢出，抽吸10 mL，观察其性状或行羊水泡沫试验，随即留置导管于羊膜腔内，导管另一端外接带有三通阀的输液器，一端测量羊膜腔内压力，使之维持

1.47～2.1 kPa，另一端输注已预热至37 ℃之0.9%生理盐水，在输注同时常规应用抗生素预防感染。对妊娠<36周者，加注地塞米松10 mg，该药可在胎儿吞咽羊水时被较好地吸收，由于用药剂量小，吸收快，又不抑制母体免疫功能，并能提前促进胎肺成熟，所以能有效预防新生儿RDS的发生，为早产儿生存创造了条件。

输注速度：未临产无胎膜早破者输注速度以2～3 mL/min为宜；临产后若要快速解除羊水过少所致脐带受压、胎儿窘迫等症状，开始灌注时速度可适当加快，以后根据羊水指数的变化及宫颈口羊水溢出与否来调整灌注速度；若为胎膜早破则灌注速度可适当加快，开始以30滴/min的速度滴注250～500 mL，经B超监测羊水指数AFI≥8后，根据阴道流水情况以8～10滴/min的速度维持滴注。输注完毕拔除导管，用无菌纱块覆盖腹壁穿刺孔并按压约5 min。若穿刺中不可避免经过胎盘，则操作完必须在B超下观察胎盘穿刺点出血情况，探查有无胎盘早剥等。手术操作全过程应严格按照无菌技术要求进行，术毕孕妇平卧30 min后送返病房。

3）术中观察与护理

在灌注治疗前应测量孕妇的血压、脉搏、呼吸及胎心率，在灌注治疗过程中，要严格控制输注速度，及时发现输液不畅或过快并适时进行调整。若输注速度过快而致羊膜腔内压力急增，可出现胎儿心率过缓并易诱发子宫收缩，使妊娠难以继续。输入液体的温度应维持在37 ℃左右，密切观察孕妇和胎儿的反应及宫缩情况。当输入液体温度明显<37 ℃时，胎儿在宫内受到冷的刺激致脐带胎盘血管收缩，血压增高反射性引起胎心缓慢。一旦出现频发延长减速，应警惕脐带脱垂的可能。此外，在输注过程中仍需监视针尖有否移动，以及避免胎儿运动碰到针尖引起损伤。因此，输注全过程要有专人看护，严密监测胎心率，宫缩情况，必要时进行持续胎心监护。

（3）术后护理

羊膜腔灌注治疗术后护理工作的重点是观察与预防并发症的发生。护士要详细了解手术过程是否顺利及所用药物，认真进行术后评估，指导孕妇做好自我监护，提供良好的护理，使妊娠或分娩顺利进行。

1）术后监测

立即测量孕妇的血压、脉搏和呼吸，术后头两天每日2次测量体温并做好记录，同时观察血象变化。密切监测胎儿宫内安危，定时测量胎心率，每日自我胎动计数，进行胎儿电子监护（NST），定期行B超、生物物理评分监护，发现异常及时报告医生给予妥善处理。

2）抑制宫缩

术后孕妇取左侧卧位休息约2～3 h，避免用腹压，给予氧气间歇吸入。严密观察孕妇有无腹痛及阴道流血或流液，必要时遵医嘱给硫酸舒喘灵2.4～4.8 mg口服，每6～8 h一次，用以舒张子宫平滑肌，抑制宫缩。若孕妇出现临产迹象，妊娠不足36周者宜给予安胎治疗。

3）预防感染

术后按医嘱给予抗生素预防感染。护士须认真观察孕妇腹壁穿刺孔有无渗血或渗液，指导孕妇沐浴时避免弄湿覆盖该处的敷料以防感染，穿刺孔无渗血者24 h后可去除敷料，用安尔碘消毒局部皮肤。对胎膜早破者，应保持外阴清洁，准确记录羊水性质及羊水流出量，适当抬高臀部，避免增加腹压的动作，防止脐带脱垂。

4）并发症的观察与护理

参见本章第七节。

4. 分娩期护理

（1）足月妊娠羊水过少经严密监护无发现异常或没有其他合并症者，可试行阴道式分娩

由于临产后子宫频繁收缩，羊水过少使子宫压力直接作用于胎儿，脐带受压，易加重胎儿缺氧。胎儿缺氧时肠系膜血管收缩使局部缺血增加肠蠕动，肛门排便导致羊水粪染，新生儿容易发生胎粪吸入综合征、胎儿窘迫及新生儿窒息等并发症。因此，在试产期间应密切监护，进行人工破膜了解羊水性状，若出现羊水粪染、胎心监护（包括无负荷试验、催产素激惹试验）结果异常，应及时剖宫产终止妊娠，可快速解除胎儿宫内缺氧。

（2）给予孕妇氧气吸入

无论采取何种分娩方式，都要做好新生儿窒息抢救的准备，胎儿娩出后，及时清理干净口咽及呼吸道内容物，以防发生胎粪吸入综合征及新生儿窒息。

5. 结果评价

1）孕妇子宫羊水量增加，胎儿无发生窘迫、窒息等危险。

2）孕妇焦虑感减轻或消失。

3）孕妇主动参与、配合治疗，获取自我护理的知识和技能，无发生穿刺感染、胎膜早破和胎儿损伤等并发症。

（广州市第一人民医院　黄志红）

第三节　胎儿生长受限宫内治疗孕妇的护理

胎儿生长受限（fetal growth restriction，FGR），是指孕37周后，胎儿出生体重<2 500 g，或低于同孕龄正常体重的第10百分位数，或低于其孕龄平均体重的2个标准差。FGR是常见的产科并发症，也是对围生期婴儿影响最为严重的疾病，其死亡率约为正常婴儿的5倍。此外，还可影响胎儿出生后儿童期及青春期的体能和智能发育。导致FGR的原因主要包括孕妇、胎儿、胎盘与脐带4个方面，其中孕妇因素最为常见，如母亲的遗传、营养、妊娠合并症与并发症、宫内感染、孕期接触毒物、烟酒及药物的影响等。FGR的治疗原则为首先治疗引起FGR的原发病，去除病因，促进胎儿宫内生长，对染色体病变引起胎儿畸形所致的FGR应及时终止妊娠。在护理方面则以卧床休息，增加营养，积极配合胎儿宫内治疗相关措施的实施尤为重要。

（一）护理评估

1. 病史

仔细询问月经史、孕产史，评估孕母的饮食营养及休息状况，有无吸烟及喝酒的习惯，怀孕期间有无妊娠高血压疾病、前置胎盘、心脏病、慢性肾炎及贫血等能够导致子宫胎盘灌注不良的疾病，有否病毒感染及毒物接触史。

2. 身心状况

1）询问末次月经日期，了解早孕反应及胎动开始出现的时间，孕早期检查及超声检查结果，从而正确估算孕周。

2）准确测量宫高、腹围及孕妇体重，根据宫高、腹围和体重值，推测胎儿的大小和增长速度。若在孕28周之后，每周产检一次，两周后测量宫高、腹围值均小于相应孕周正常值的第10百分位数，或孕妇体重连续3周未增加，则有可能为FGR。

3）孕妇如果存在妊娠合并症或并发症时，应注意观察相关症状及体征（血压、水肿、尿量、肾功能）等异常改变。

4）FGR合并羊水过少时，由于胎儿脐带受压，可引起胎儿窘迫，若出现胎动过频或次数减少，胎心率加快≥160次/min或减缓≤120次/min，提示胎儿宫内缺氧。

5）羊膜腔灌注术前重点评估。孕妇的体温、出凝血时间，是否存在感染和出血的高危因素；腹壁穿刺局部皮肤情况；B超结果提示胎儿、羊水及胎盘位置；电子胎心监护结果等资料。

6）心理社会评估。多数孕妇和家属对FGR的危害在认识上存在误解，常认为胎儿个子小容易通过产道，自然分娩的机会大，出生时只要无畸形体重轻一点无所谓，可待孩子出生后通过大量补充营养来补救，因而对孕期接受静脉输注营养不重视，甚至不愿意接受羊膜腔灌注治疗的方法。而当孕妇一旦得知FGR的不良后果，紧张、焦虑的心理随之加重，悲观自责，担心胎儿是否有畸形，能否健康发育至足月，孩子将来的智力是否受影响等，甚至对治疗失去信心。因此，需要重点关注孕妇对该病的认识及其支持系统的认知与帮助程度。

3. 诊断检查

（1）B超监测

采用B型超声对可疑FGR者进行多项指标动态监测。①胎头双顶径（BPD）增长：为最常用的观察指标，正常情况下BPD平均增长值，孕早期为3.6～4.0 mm，孕中期为2.4～2.8 mm，孕晚期为2.0 mm。若每周连续测量BPD，发现每周增长<2.0 mm；或每3周增长<4.0 mm；或每4周增长<6.0 mm；于妊娠晚期BPD每周增长<1.7 mm，则有可能为FGR。②胎儿头围与腹围的比值（HC/AC）：若HC/AC的比值小于正常同孕周平均值的第10百分位数，提示有可能为FGR。此外，B超检测羊水量与胎盘成熟度能为诊断FGR提供依据，大多数FGR显示羊水过少、胎盘老化图像。胎儿生物物理评分（BPS）也可协助诊断。

（2）超声多普勒脐血流测定

应用超声多普勒脐动脉血流测定可早期发现FGR，通过对脐动脉的收缩（S）与舒张

（D）血流峰值之比值（S/D），来观察胎儿胎盘血管动力学的情况。一般以孕晚期S/D值≤3.0作为正常值，若脐血流S/D值随胎龄增加不下降反而上升者，预示FGR的发生率明显增高。

（3）胎心电子监护

应用胎儿胎心电子监护，可以更好地判断胎儿宫内状态，FGR时无应激试验（NST）可出现无反应型或伴有不同程度的变异减速。

（4）生化测定

当FGR时，连续动态观察孕妇以下生化检测项目可出现异常：血、尿E_3或尿E/C比值显著降低，胎盘生乳素（HPL）值明显降低，妊娠特异性β糖蛋白（SP1）呈低值。

（二）可能的护理诊断及合作性问题

（1）有胎儿受伤的危险

与FGR时极易发生胎儿窘迫、新生儿窒息有关。

（2）焦虑

与担心胎儿健康和出生后体格、智力发育等因素有关。

（3）潜在并发症

感染（如绒毛膜羊膜炎）、出血。

（4）知识缺乏

缺乏胎儿宫内发育及营养供给的相关知识。

（三）预期目标

1）胎儿宫内生长迟缓的状况得到纠正，体重增加。

2）孕妇的焦虑感减轻或消失。

3）孕妇能认识胎儿宫内治疗的重要性并积极配合治疗，未发生感染、出血等并发症。

4）孕妇有关孕期营养知识增加。

（四）护理措施

1. 一般护理

（1）卧床休息

取左侧卧位，可以有效增加子宫胎盘血液灌注量，改善胎盘功能，有利于胎儿营养物质的摄取，从而使胎儿生长迟缓得以纠正。注意保持室内环境温馨舒适，空气流通。

（2）指导合理膳食

对营养缺乏引起的FGR且S/D值正常者，指导其合理补充营养，采用优质蛋白质如蛋、瘦肉、牛奶、豆制品等及高热量食物，使蛋白质、脂肪、碳水化合物比例适宜，防止偏食，并注意补充维生素及铁、锌、钙等微量元素，因微量元素缺乏与FGR的发生密切相关。对害怕难产有意控制饮食量以期获得顺产的孕妇，应予以耐心解释，使其认识FGR对胎儿的危害及远期不良影响，及时纠正错误的想法，并建立起正确的饮食行为模式；对食欲差、进食少的孕妇鼓励少量多餐，逐渐增加食量，可适当给予多酶片、B族维生素等增进食欲，促进消化吸收。

（3）供氧

孕妇吸氧可增加胎盘血流的氧浓度，改善胎儿缺氧并促进生长发育。采用鼻导管吸氧，每天3次，每次30 min，氧流量2.5～3.0 L/min。吸氧过程中应观察管道是否畅通并维持上述氧流量，针对有些孕妇擅自加大氧流量或延长吸氧时间的错误行为，护士应加强巡视并给予正确指导。

2. 经母体给药的护理

对FGR的治疗应做到早发现、早治疗，最适宜的治疗时间是在孕32周之前，药物经母体通过胎盘进入胎儿血循环而起作用。目前主要应用对细胞起分化、生长、繁殖重要作用的药物进行治疗，同时采取扩容、抗凝、活血化瘀等改善胎盘血循环、提高胎盘运输功能的措施，可以收到较好的效果。

（1）经静脉补充营养的药物

①葡萄糖。糖类是维持胎儿发育的重要能源，经易化扩散通过胎盘屏障被胎儿直接利用。一般采用10%葡萄糖液500 mL加维生素C静滴，每日1次，连用10天。②氨基酸。氨基酸是胎儿蛋白质合成的主要来源，由于FGR胎儿血液中总氨基酸含量明显低于正常胎儿，故补充氨基酸有助于改善胎儿的营养状况，临床常用复方氨基酸250 mL或500 mL静滴，每日1次，7天为1疗程，部分患者在静脉给药后可能出现腹胀、血管疼痛和食欲不振等不适感觉，应在用药前向患者做好解释工作并将输液速度适当调慢，则可减轻或避免上述症状的发生。③微量元素和维生素，包括维生素C、维生素B_{12}、锌、铁等，有利于核酸及蛋白质的合成。

（2）扩容、抗凝、活血化瘀的药物

①低分子右旋糖酐加复方丹参注射液缓慢静滴，每日1次，10天为1疗程。其主要作用为扩容及解除血管痉挛，降低子宫及脐动脉血流阻力，防止胎盘绒毛的纤维蛋白沉积并降低全血黏滞度，从而改善微循环，促进胎儿宫内生长。由于复方丹参具有扩张血管作用，个别人用药后可出现脸色潮红、心慌等症状，一般停药后症状即可改善。偶有患者对低分子右旋糖酐及复方丹参会出现过敏反应，因此滴注开始时速度宜慢，并严密观察孕妇的血压、脉搏变化及自觉症状，一旦出现不良反应立即停止注射，并报告医师及时处理。②肝素。应用小剂量肝素治疗可改善孕妇血液高凝状态，减少胎盘梗死并增加胎盘血流量。肝素静脉滴注速度宜缓慢，使用过程中要常以试管法监测凝血时间，同时观察孕妇有无牙龈渗血、皮下出血等现象。③阿司匹林。用于预防反复自发的FGR，口服小剂量阿司匹林能有效抑制血小板活性，预防微血栓形成，降低胎儿胎盘循环阻力，使胎盘功能得以改善。应指导孕妇在饭后服药，于用药期间须观察大便潜血，以便及时发现消化道出血。

（3）子宫松弛及血管活性药物

常用硫酸舒喘灵口服4 mg，每日2～3次，7天为1疗程。该药能够直接扩张血管，松弛子宫平滑肌，显著改善子宫胎盘血供。副作用为心跳加快、血压下降、恶心、头痛等，应告知患者并加强观察。其他扩血管剂，如氨茶碱、硫酸镁也有增加子宫胎盘灌注量、增加对胎儿供血供氧的效果。应用硫酸镁静脉滴注速度宜慢，以1 g/h为宜。用药期间要注意观察镁中毒的表现：膝反射减弱或消失，尿量24 h<600 mL或每小时<25 mL，肌张力下降及呼吸抑制，严重者出现心搏骤停。为此，需随时准备10%葡萄糖酸钙作为解毒剂以防急需。

（4）组织细胞活化剂

能量合剂（ATP、辅酶A、细胞色素C）有促进代谢、加强胎盘氨基酸运转的作用，能促进胎儿生长发育。

3. 羊膜腔内给药治疗的护理

近年来应用超声介导下羊膜腔内给药的方法治疗胎儿生长受限，是一种较新的尝试。胎儿生长受限常与胎盘功能障碍有关，当胎盘功能低下时，母体经胎盘向胎儿体内运送营养的能力下降，尤其当母体有严重并发症时，经母体静脉给药胎儿吸收差，而采用羊膜腔内直接给药得以避开胎盘屏障，所灌注的营养液及药物经胎儿吞咽，通过消化道进入胎儿血循环，就能更好地促进自身发育。灌注液一般采用小儿氨基酸100 mL，因为小儿氨基酸更符合胎儿生长发育的需要，它含有19种氨基酸，同时增加了牛磺酸，并提高了胱氨酸、酪氨酸及必需氨基酸的含量，能够促进胎儿生长。若合并羊水过少灌注中应注入适量生理盐水。

羊膜腔灌注操作方法及其护理内容参照本章第二节。由于FGR的胎儿自身存在发育不良的情况，并且耐受性比较差，因此在宫内治疗手术过程中容易出现胎心率的改变，尤其是胎心率过缓，故在手术过程中应加强全面监护，可给予吸氧、静推高渗葡萄糖等对症处理，经3～5 min后胎心率多能逐渐恢复正常。术后密切观察孕妇体温变化，有无腹痛、手术并发症出现。

4. 母婴监护

在FGR治疗期间应指导孕妇每天早、中、晚自测胎动1 h，以观察胎儿宫内情况及缺氧改善的效果；每周测量孕妇宫高、腹围、体重2次，以了解胎儿生长情况；若孕母合并有贫血、糖尿病、低血糖、肝炎或先天性心脏病等疾病时，应加强对合并症的监护，同时向孕妇强调做好自我监测的重要性。

5. 心理护理与健康教育

在评估孕妇和家属对FGR的认知程度后，医护人员应主动向孕妇及其家属耐心解释及时施治和加强监护的重要性，使他们认识到FGR除出生体重低于正常同龄儿外，在胎儿期因对缺氧耐受性差，易导致宫内慢性缺氧，对孩子将来出生后成长过程中的智力及体格发育均可造成不同程度的影响，因此要重视对FGR的防治，把握治疗的最佳时机为孕32周以前，且越早越好。同时也要向家属告知羊膜腔穿刺手术的危险性、术中可能发生的并发症及术后的恢复过程，并签署知情同意书，以取得病人和家属的理解和信任，增强治疗的信心。其余参照第二十三章第二节相关内容。

6. 分娩期护理

1）对合并FGR的孕妇，分娩期应加强监护，防止产程延长。因FGR胎儿储备能力低下，对缺氧耐受性差，容易发生胎儿窘迫，故必须高度重视孕妇分娩时胎心率变化及密切观察产程进展情况。有条件者最好持续进行胎儿监护，及时发现和纠正胎儿宫内窘迫，持续给予氧气吸入，并适时结束分娩，努力降低新生儿窒息发生率。

2）对FGR出生的新生儿，无论是采取顺产或是剖宫产分娩方式，都要在娩出前做好窒息抢救的准备，娩出后实施正确的复苏方法，以期提高新生儿窒息复苏成功率。由于该类胎儿娩出时极有可能吸入羊水，所以要重视处理好第一次呼吸，及时清理干净口、咽及上呼吸道内的黏液和被胎粪污染的羊水，尤其对有窒息伴羊水Ⅲ度污染者，应在新生儿建立呼吸前及时行气管插管以清除呼吸道深部的黏稠胎粪，防止发生胎粪吸入综合征。同时，注意不将剩余的脐带血挤入胎儿循环血中，以免加重红细胞增多症的病情。新生儿复苏及复苏后监护应由儿科医师协同产科医师共同实施，出生后的新生儿一律按高危儿护理并严密监护。

（五）结果评价

1. 孕妇的宫高、腹围及体重增加，胎儿宫内生长达到正常水平
2. 孕妇的焦虑感减轻
3. 孕妇能认识FGR治疗的重要性并主动配合治疗，无发生早产、感染、出血等并发症

（广州市第一人民医院　黄志红）

第四节　妊娠合并糖尿病行宫内治疗患者的护理

糖尿病（diabetes mellitus）是一种因胰岛素分泌缺陷和（或）胰岛素作用缺陷而引起的以糖代谢障碍为主，并伴脂肪、蛋白质和电解质代谢紊乱的内分泌代谢性疾病，久病可导致多系统损害或功能衰竭。糖尿病与妊娠同时存在时称之为妊娠合并糖尿病，其中包括妊娠合并糖尿病和妊娠期糖尿病（gestational diabetes mellitus，GDM）两种类型，还有一种情况为妊娠期糖耐量异常，但不管何种类型对母儿均有很大的危害，可增加与之相关的围生期疾病的患病率和病死率，例如流产、早产、感染、妊娠期并发症、巨大儿、胎儿生长受限、新生儿呼吸窘迫综合征（RDS）和新生儿低血糖等并发症。因此，必须重视做好妊娠合并糖尿病患者的治疗与护理。对该类患者在妊娠晚期实施宫内治疗，能够有效促进胎肺成熟，预防新生儿RDS的发生，同时对纠正胎儿生长受限、羊水过多及降低早产、围生儿死亡率具有积极的意义。

一、护理评估

（一）病史

详细询问糖尿病病史及糖尿病家族史，注意收集不良孕产史，例如不明原因的流产、胎死宫内、畸胎、巨大儿或小样儿，分娩足月新生儿合并呼吸窘迫综合征病史、新生儿死亡史等。了解本次妊娠经过、疾病治疗及用药情况，有无顽固性外阴阴道假丝酵母菌病。评估有否心血管、神经系统、肾脏及视网膜病变等合并症存在，但应注意到约

半数的妊娠期糖尿病患者并无高危因素存在。

（二）身心状况

1. 孕期重点评估

孕妇有无糖代谢紊乱症候群，即三多一少（多饮，多食，多尿，体重下降）症状；有无皮肤瘙痒，尤其外阴瘙痒或阴道假丝酵母菌病；有否因高血糖导致眼房水、晶体渗透压改变，从而引起患者眼屈光改变致视力模糊；有无产科并发症如低血糖、高血糖、妊娠期高血压疾病、酮症酸中毒、羊水过多、呼吸道或泌尿系感染等；胎儿宫内发育状况，有无胎儿偏大或生长受限、胎动异常、胎心电子监护结果异常等。

2. 宫内治疗术前重点评估

孕妇的体温、血象、血糖水平及凝血功能等，是否存在感染和出血的高危因素；腹部穿刺部位皮肤是否完整；B超结果提示胎儿、羊水及胎盘位置；电子胎心监护结果等资料。

3. 分娩期重点评估

孕妇有无低血糖或酮症酸中毒症状，低血糖可表现为心悸、出汗、面色苍白、饥饿感等；酮症酸中毒则表现有恶心、呕吐、视力模糊、呼吸加快且有烂苹果味。评估母体生命体征、子宫收缩、胎心率及产程进展有无异常。

4. 产褥期重点评估

产妇有无产后出血、低血糖或高血糖及感染征兆；新生儿呼吸、血糖及血钙有无异常，尤其要注意Ⅰ型糖尿病易发生新生儿低血糖，发生率可达18%～49%。此外，分娩时母体血糖＞90 mg/dL者新生儿低血糖发生率也明显增高。由于胰岛素能影响肺表面活性物质的合成，所以胎儿高胰岛素血症可导致出生后新生儿RDS发生率升高。

5. 心理社会评估

重点评估孕妇及家属对妊娠合并糖尿病相关知识的了解和认知程度，以及对治疗的依从性、社会及家庭支持系统是否完善等。当孕妇和家属了解到由于本病的特殊性及其可能产生的各种并发症，将会对孕妇和胎儿的健康造成多种危害，往往表现出焦虑不安、无助或悲伤。有的孕妇不了解控制饮食的重要性或不能忍受糖尿病饮食的约束，对饮食及运动计划、药物治疗的依从性差，最后导致各种并发症的发生。

（三）诊断检查

1. 血糖测定

2次或2次以上空腹血糖＞5.8 mmol/L。

2. 糖筛查试验

于妊娠24～28周进行。方法：取葡萄糖50 g溶于200 mL水中，5 min内服完，服后1 h测血糖≥7.8 mmol/L（140 mg/dL）为糖筛查异常；若血糖≥11.2 mmol/L的孕妇，则GDM可能性大。对糖筛查异常者需进一步测定空腹血糖，如异常即可确诊，若正常应进行葡萄糖耐量试验（OGTT）以明确诊断。

3. 葡萄糖耐量试验（OGTT）

禁食12 h后，口服葡萄糖75 g。血糖值诊断标准为：空腹5.6 mmol/L，1 h 10.3 mmol/

L，2 h 8.6 mmol/L，3 h 6.7 mmol/L，若其中有2项或2项以上达到或超过正常值者，即可诊断为GDM；如1项高于正常值，则诊断为糖耐量异常。

4. 肝肾功能测定、24 h尿蛋白定量、尿酮体及眼底等相关检查

二、可能的护理诊断及合作性问题

1. 营养失调

低于或高于机体需要量：与血糖代谢异常有关。

2. 知识缺乏

缺乏饮食控制、运动及自我监测相关知识。

3. 有胎儿受伤的危险

与血糖控制不良导致胎盘功能低下、胎死宫内、巨大儿或胎儿发育受限等有关。

4. 有新生儿受伤的危险

与胎儿高胰岛素血症，使肺泡表面活性物质分泌减少，导致胎肺成熟延迟，出生后发生RDS有关。

5. 有感染的危险

与糖尿病孕妇机体抵抗力降低有关。

三、预期目标

（1）孕妇及家人能够正确掌握控制血糖及自我监测的方法。

（2）孕妇能够掌握疾病治疗的相关知识要点。

（3）孕妇能够保持良好的自我照顾能力，以维持母儿的健康。

（4）孕妇积极配合宫内治疗措施，未发生感染。

四、护理措施

（一）妊娠期护理

1. 糖尿病教育

评估孕妇学习需求，与孕妇及家属共同制定健康教育计划，通过讲解、阅读、操作演示等教育方法，使其了解有关糖尿病的基本知识及自我监测和自我护理的方法。指导孕妇掌握注射胰岛素的正确操作、药物作用的峰值时间，合理饮食及适度的运动和休息，并掌握自我测试血糖和尿糖，自我胎动计数。向孕妇讲解妊娠合并糖尿病对母儿的种种危害，发生高血糖或低血糖的症状及有效应对措施，以及预防各种并发症和缓解心理压力的方法。

2. 孕期监测

应包括监测孕妇与胎儿两个方面。孕早期每周产前检查1次至第10周，孕中期每2周检查一次，32周后每周检查一次。为确保母婴的健康与安全，建议孕妇在孕32～36周时住院治疗直至分娩。

孕妇监测：由于妊娠期并发症的发生与糖尿病孕妇的血糖水平密切相关，因此，除产前检查的常规内容外，应对孕妇血糖水平进行严格监控使之接近或达到正常水平。常用血糖值和糖化血红蛋白作为监测指标，空腹血糖＜7.0 mmol/L（126 mg/dL），餐后2 h血糖＜10.0 mmol/L，每月查1次糖化血红蛋白HbAlc＜6.0%。此外，应定期监测尿酮体和尿蛋白，每次产检时查尿常规，每月检查1次肾功能及眼底，预防并发症的发生。

胎儿监测：密切观察胎儿宫内状况。监测方法：①胎动计数。从孕28周开始，指导孕妇掌握正确的自数胎动方法，若12 h胎动次数≤10次，或胎动次数减少超过自我测胎动规律的50%而不能恢复时，提示胎儿宫内缺氧。②B超检查。了解胎儿有无畸形，监测胎头双顶径、羊水量、胎盘成熟度等。③电子胎心监护。妊娠32~35周，每周行一次无应激试验（NST）检查，36周后每周行2次NST，若结果呈现无反应型，则需进一步行缩宫素激惹试验（OCT）或生物物理评分，以判断胎儿宫内储备能力。④胎盘功能监测。动态监测孕妇尿雌三醇及血HLP值可判断胎盘功能。

3. 饮食控制

控制饮食是糖尿病治疗及护理的重要手段，饮食控制能否达到预期效果，很大程度上取决于孕妇的理解和主动配合，以及膳食的合理搭配，并按血糖水平及时做出正确的调整。由于孕妇对营养有特殊需要，故饮食控制的原则是保持一个平衡的饮食，既保证足够营养以适宜胎儿的生长发育，而又不因血脂浓度升高而继发血管病变，或过度节制造成饥饿性酮症酸中毒而危害胎儿。孕妇在孕早期需要的热量与孕前相同，孕中期后，每周热量增加3%~8%，其中碳水化合物占40%~50%，蛋白质20%~30%，脂肪30%~40%。一般建议将热量分配于三餐及3次点心中，即早餐摄取热量25%，午餐摄取热量30%，晚餐摄取热量30%，睡前摄入热量15%，睡前进食应包含蛋白质和碳水化合物，以防夜间低血糖。此外每日还需要给予钙剂1~1.2 g，叶酸5 mg，铁15 mg及适量维生素，适当限制食盐的摄入。鼓励多食绿叶蔬菜、豆制品、粗谷物和低糖水果等。控制餐后1 h血糖＜7.8 mmol/L。

4. 适度运动

孕妇适度的运动可帮助减轻体重、提高胰岛素敏感性及改善血糖和脂代谢紊乱，从而利于糖尿病的病情控制和正常分娩。运动方式以有氧运动最佳，如散步、中速步行，每日至少1次，于餐后1 h进行，持续20~40 min。运动时须注意安全，运动后不引起宫缩。通过饮食控制和适度运动，使孕期体重增加控制在10~12 kg内较为理想。

5. 合理用药

对经过正规饮食控制后仍未达到血糖标准的糖尿病孕妇，需应用胰岛素进行治疗，忌用口服降糖药。因磺脲类和双胍类降糖药均能通过胎盘进入胎儿循环，前者能刺激胎儿胰岛细胞增生导致巨大儿及新生儿低血糖，并有致畸报道，而后者则对胎儿产生毒性反应。因此，孕前已口服降糖类药物者，妊娠期亦应改为胰岛素治疗。胰岛素的剂量及使用方法应严格按照医嘱执行，不能随意自行更改，否则由此引起血糖波动明显将对母儿健康造成直接危害。

6. 供氧

妊娠合并糖尿病时，因母体红细胞释放氧的能力降低，同时自身血管病变及微循环障碍，使对胎儿的供氧减少，而该类胎儿因高胰岛素血症致代谢率增高，耗氧量增加。

这对矛盾的综合结果必然加剧了胎儿缺氧，严重时导致死胎。死胎容易发生在妊娠36周之后，所以，供氧是改善胎儿缺氧的重要措施。供氧氧流量2.5～3 L/min，每天3次，每次30 min。

7. 预防感染

糖尿病孕妇容易发生上呼吸道、泌尿生殖系统、皮肤等部位感染，因此，应加强对孕妇的宣传教育，指导其掌握增强机体抵抗力并预防感染的正确方法。

8. 心理护理

参见第二十三章第三节相关内容。

（二）羊膜腔灌注及放液治疗的护理

妊娠期母体高血糖，可致胎儿高胰岛素血症，而胰岛素增加能抑制胎儿肺表面活性物质的合成及分泌，延迟胎肺成熟导致RDS的发生。此外，可能由于胎儿高血糖或渗透性利尿、羊水中含糖浓度过高，刺激羊膜分泌增加等因素，使羊水过多发病率较非糖尿病孕妇增加10倍，羊水过多可使胎膜早破和早产发病率上升。若糖尿病病情严重，并发肾脏、视网膜血管病变，常导致胎儿宫内生长受限。目前我们采用羊膜腔灌注及宫内用药治疗的方法对上述并发症进行预防和处理，获得了较好的妊娠结局，从而有效降低了孕产妇并发症及新生儿RDS发生率。

具体方法：对孕晚期的糖尿病孕妇，在排除胎儿畸形后，行羊膜腔穿刺抽取羊水10 mL作泡沫试验，测定胎儿肺成熟度，同时向羊膜腔内灌注0.9%生理盐水10 mL（预热至37 ℃）加地塞米松10 mg，促进胎肺成熟，再注入0.9%生理盐水10 mL加有效抗生素预防感染。对合并胎儿生长受限者输入小儿氨基酸100 mL，经胎儿吞咽、胃肠吸收后就能更好地促进胎儿发育。而对于合并羊水过多者，可给予放液治疗，每次缓慢放出羊水600～1 000 mL，放羊水后使子宫腔的过高张力得以缓解，并有效延长妊娠时限。放羊水后腹部应立即放置沙袋或加腹带包扎以防止血压骤降引起休克。

羊膜腔穿刺操作方法及其护理内容参照本章第二节。由于糖尿病孕妇存在高血糖、容易发生感染等特点，故术中羊膜腔内灌注液忌用葡萄糖，尤其手术过程应严格无菌操作，防止发生感染。进行羊水过多放液治疗时，放羊水的速度不宜过快，每次量不可过多，以一次放出量不超过1 000 mL为宜。因FGR的胎儿耐受性比较差，在宫内治疗过程中容易出现胎心率的改变。为此，手术过程中应加强监护，可给予吸氧、补液及左侧卧位等对症处理，经3～5 min后胎心率多能逐渐恢复正常。术后密切观察孕妇体温变化，有无腹痛、手术并发症出现。

（三）分娩期护理

1）严密监测孕妇血糖、尿糖和尿酮体，分娩过程中勿使血糖<5.6 mmol/L，可按每4 g糖加1 IU胰岛素比例给予静脉补液，提供热量。阴式分娩者鼓励进食，左侧卧位，以增加胎盘血流。

2）严密观察孕妇的生命体征及产程进展，密切监护胎儿状况，给予氧气吸入。应在12 h内结束分娩，若产程超过16 h易发生酮症酸中毒。对产程进展缓慢或胎儿宫内窘迫者应及时行剖宫产结束分娩。无论采取何种分娩方式，均应做好新生儿窒息抢救的准备。

3）新生儿的处理：新生儿无论体重大小，均按早产儿护理。娩出30 min后开始定时喂服糖水防止低血糖，同时应密切观察RDS、低血钙及高胆红素血症的发生。

（四）产褥期护理

1）胰岛素应用：分娩后由于胎盘的娩出，体内抗胰岛素激素水平急剧下降，故产后24 h内胰岛素的用量减少至原用量的1/2，48 h后约为原用量的1/3，以防低血糖。

2）预防产褥感染，保持腹部或会阴伤口清洁，同时注意乳房、皮肤清洁，防受凉。

3）鼓励母乳喂养，让家属更多地关爱产妇，积极为母亲创造亲子互动机会，及时提供新生儿喂养和护理知识，以促进产妇顺利完成心理调适过程。

4）指导产后长期避孕，建议使用安全套或手术结扎，不宜应用药物及宫内避孕器具。

5）指导产妇定期复查血糖，产后重新评估糖尿病情况，GDM患者即使产后血糖正常也需每3年复查血糖一次。

五、结果评价

1）护理对象妊娠、分娩经过顺利，母婴健康。

2）孕妇能掌握控制血糖及自我监测的方法和技能，保持良好的自我照顾能力。

3）出院时，孕妇无发生感染。

（广州市第一人民医院　黄志红）

第五节　妊娠期高血压疾病行宫内治疗孕妇的护理

妊娠期高血压疾病是妊娠期特有的疾病。临床表现为高血压、蛋白尿等症状，严重时出现头痛、眼花、恶心、呕吐甚至发生抽搐、昏迷，心肾功能衰竭。妊娠期高血压疾病时，全身小动脉痉挛，子宫胎盘血流灌注不足，使胎盘功能受损，影响胎儿对氧及营养物质的摄取，可导致胎儿生长受限，胎儿宫内慢性缺氧、早产，严重时可致胎死宫内。分娩时胎儿对缺氧的耐受力减弱，故常出现胎儿窘迫及新生儿窒息，甚至死亡。尤其重度子痫前期常并发较高的孕产妇和围生儿病死率，需要急诊剖宫产挽救围产儿及孕妇，然而胎龄小、肺尚未成熟的围生儿死亡率极高。因此通过对妊娠期高血压疾病患者进行超声介导下羊膜腔内给药治疗，能够促进胎儿生长发育，纠正慢性宫内缺氧，减少FGR、胎儿窘迫、死胎、死产的发生，提高围产儿生存质量。

一、护理评估

（一）病史

了解孕产史；详细询问患者本次妊娠前及妊娠20周前、后有无高血压、蛋白尿等病史；既往病史中有无原发高血压、慢性肾炎及糖尿病等；有无高血压家族史；本次妊娠经过，出现异常现象的时间及治疗经过等。

（二）身体状况

1）了解患者有无头晕、头痛、眼花、恶心、胸闷、腹痛等自觉症状；了解饮食、睡眠情况；双下肢有无浮肿，膝反射是否存在。

2）观察患者精神状态、神志；测量血压、脉搏、呼吸、体重及宫底高度、腹围；检查胎方位，测胎心率。

3）羊膜腔灌注术前重点评估：孕妇的体温、血压、血象、24 h尿蛋白定量、出凝血时间等；询问孕妇有无头晕、头痛、眼花、恶心、胸闷、腹痛等自觉症状，了解其使用降压药物情况；腹部穿刺部位皮肤是否完整；B超结果提示胎儿、羊水及胎盘位置；电子胎心监护结果等资料。

4）心理社会评估：妊娠期高血压疾病孕妇的心理状态与病情的严重程度密切相关。病情较轻的孕妇由于身体上未感明显不适，心理上往往易忽略。随着病情的发展，当血压明显升高，自觉症状明显及出现胎儿宫内窘迫时会产生紧张、焦虑、恐惧心理，害怕发生意外及胎儿在宫内发生危险，尤其妊娠期高血压疾病合并胎儿生长受限时，更担心胎儿发育异常；孕妇的心理状态与社会支持系统（丈夫、父母、亲友等）的帮助有关；孕妇的心理状态与孕妇及家属对疾病的知识和超声介导下羊膜腔给药治疗方法的认知有关。

（三）诊断检查

1. 尿常规检查

根据蛋白定量确定病情严重程度，以24 h尿蛋白检测为准确。轻度子痫前期时，尿蛋白≥300 mg/24 h或（+），重度子痫前期时，尿蛋白≥2.0 g/24 h或（++）。当尿比重≥1.020时说明尿液浓缩。

2. 血液检查

测定血红蛋白、红细胞压积、血浆黏度、全血黏度以了解血液浓缩程度；重度子痫前期孕妇以下生化检测项目可出现：血肌酐＞106 μmol/L，血小板＜100×10^9/L，微血管病性溶血（血LDH升高），血清ALT或AST升高，必要时测定凝血酶原时间、纤维蛋白原和鱼精蛋白副凝试验（3P试验）等。

3. 眼底检查

视网膜小动脉的痉挛程度反映全身小血管痉挛的程度，是反映本病的严重程度的一项重要参考指标。重度子痫前期患者，眼底小动脉痉挛，动静脉比例可由正常的2：3变为1：2，甚至1：4，或出现视网膜剥离，一时性失明。

二、可能的护理诊断及合作性问题

1. 潜在并发症

子痫、胎儿发育受限、胎儿窘迫、早产、感染。

2. 焦虑

与担心疾病的预后及胎儿的安全有关。

3. 知识缺乏

与缺乏本病的相关知识和缺乏超声介导下羊膜腔给药治疗方法认识有关。

三、预期目标

1）患者在治疗期间，并发症被及时发现与防治。

2）患者焦虑程度减轻，能安心接受治疗。

3）患者对疾病知识、治疗护理及手术配合知识增加，能复述有关教育内容。

四、护理措施

（一）一般护理

1. 保证休息

创造安静、清洁环境，以保证患者充足的睡眠。在休息和睡眠时以左侧卧位为宜，要避免平卧位，其目的是解除妊娠子宫对下腔静脉的压迫，改善子宫胎盘的循环。此外，孕妇精神放松、心情愉快也有助于妊娠期高血压疾病的好转。

2. 营养与饮食

妊娠期高血压疾病孕妇需摄入足够的蛋白质、维生素、铁和钙剂。食盐不必严格限制，因为长期低盐饮食可引起低钠血症，易发生产后血液循环衰竭，而且低盐饮食也会影响食欲，减少蛋白质的摄入，对母儿均不利。但全身浮肿的孕妇应限制食盐。

3. 低流量吸氧

每天3次，每次30 min。

4. 加强监护

加强母儿监测措施，观察有无腹痛及阴道流血，定时测量宫底高度及腹围大小，密切注意病情变化，防止发展为重症。

5. 化验检查

根据医嘱指导孕妇配合各项检验和检查。

（二）心理护理

1）向孕妇及家属讲解有关疾病的知识，介绍治疗成功的病例，以增强其治疗信心，取得配合。

2）鼓励孕妇说出内心感受及提出有关疾病及胎儿的问题，并给予耐心、详细解答。

3）做好家属工作，控制探视，在孕妇前尽量减少不必要的交谈，以减少对孕妇的刺激；给予孕妇心理上的支持，可保证孕妇得到充分休息及避免精神刺激加重病情。

（三）健康指导

1）向孕妇介绍疾病知识。

2）介绍妊娠期高血压疾病引起胎儿发育受限、胎儿宫内窘迫的原因及治疗方法，以及超声介导下羊膜腔给药治疗术前准备和术中配合的方法，增加孕妇战胜疾病及配合治疗的信心。

3）超声介导下羊膜腔给药治疗术后，向孕妇及家属介绍监护方法和目的，指导孕妇做好自我监护，预防并发症的发生。

（四）羊膜腔内给药治疗的护理

由于妊娠期高血压疾病孕妇，全身小血管痉挛，子宫胎盘血流灌注不足，宫内的环境不利于胎儿生长发育，尤其是胎龄小、合并羊水过少、FGR等产科严重并发症、合并症时，过早终止妊娠围生儿死亡率极高。国内有些文献报道围生儿死亡率达51%～88.9%，而期待治疗中母体生命随时受到威胁，需要急诊剖宫产挽救围产儿及孕妇，终止妊娠是惟一治愈方法。然而胎龄小，胎肺尚未成熟的围生儿死亡率极高，现采用介入超声羊膜腔内灌注药物治疗，通过在羊膜腔内灌注不同的"人工羊水"来改善胎儿宫内的生存环境；通过宫内直接进入胎儿血液循环，促进胎儿发育；通过宫内注入肾上腺皮质激素及抗生素，促进胎儿肺成熟，预防感染。这些比经母体给药穿过胎盘屏障达胎儿体内更直接、作用更好，为必要时提早结束分娩创造了条件。另外，行羊膜腔内灌注术时抽取少量羊水，检测L/S比值及泡沫震荡试验，了解胎肺情况，一旦胎肺成熟，无论孕周多少，及时终止妊娠，对改善围产儿及孕妇预后有重要意义。羊膜腔灌注操作方法及其护理内容参照本章第二节。

1. 术前准备

（1）孕妇准备

除作常规准备外，术前需测量血压，当血压升高160/110 mmHg以上，应及时报告医生处理，暂缓穿刺手术。询问孕妇有无自觉症状，了解其使用降压药物情况，掌握孕妇的心理状态，并向孕妇及家属作好解释，舒缓紧张情绪。

（2）物品准备

除作常规物品准备外，重度子痫前期的孕妇接受手术时，需要准备开口器、压舌板、舌钳、遮光眼罩、吸氧装置及电动吸痰装置等。

（3）药物准备

根据孕妇妊娠不同合并症，遵医嘱备小儿氨基酸100 mL，0.9%生理盐水100 mL，地塞米松10 mg及抗生素。

2. 手术中配合

评估孕妇术前准备情况、自觉症状、心理状态后，护士协助病人取合适体位，灌注治疗前应测量孕妇的血压、脉搏、呼吸及胎心率。向孕妇作好手术配合的解释工作，解除紧张心理，避免因孕妇情绪波动而引起血压升高。手术者消毒铺巾，换消毒穿刺探头，在B超监测下，用7～9 G穿刺针沿穿刺引导线经皮肤直入羊膜腔内，取出针芯，取羊水5～10 mL进行泡沫试验了解胎儿肺成熟度，注入药物宫内，术后拔出穿刺针，复查B超及胎监。羊膜腔内压力维持在1.47～2.1 kPa。在灌注治疗过程中，要有专人看护，了解孕妇的自觉症状，严密监测胎心率、宫缩情况，必要时给予持续低流量吸氧，进行持续胎心监护和心电监护。手术中治疗和护理操作一起进行，病人避免声光刺激。如孕妇在静脉滴注硫酸镁时，应密切观察输注情况。

3. 术后护理

1）护士了解孕妇手术过程是否顺利，询问孕妇自觉症状，立即测量孕妇血压、呼吸，指导孕妇做好自我监护，预防并发症的发生。

2）术后孕妇取左侧卧位休息约2～3 h，避免用腹压，给予氧气间歇吸入。严密观察孕妇有无腹痛及阴道流血或流液，必要时遵医嘱给硫酸舒喘灵2.4～4.8 mg口服，每6～8 h 1次，用以舒张子宫平滑肌，抑制宫缩。

3）根据孕妇病情，严密病情观察、体温监测、血压监测，准确留取24 h尿液测定尿蛋白总量、标本行生物化学检测（包括ALT，AST，LDH）、血象检查、凝血功能检测。

4）密切监测胎儿宫内安危，定时测量胎心率，每日自我胎动计数，进行胎儿电子监护（NST），定期行B超、生物物理评分监护和多普勒脐带血流变化，发现异常及时报告医生给予妥善处理。

（五）分娩期护理

妊娠期高血压疾病孕妇的分娩方式应根据母儿的情形而定。

1）若决定经阴道分娩，在第一产程中，应密切监测孕妇的血压、脉搏、尿量、胎心率及子宫收缩情况以及有无自觉症状。一旦出现头痛、眼花、恶心、呕吐等症状，以及出现羊水粪染和胎心监护结果异常，应及时报告医师，并做好剖宫产术前准备。

2）在第二产程中，应尽量缩短产程，避免产妇用力，初产妇可行会阴后——侧切并用低位产钳术或胎头吸引术助产。无论采取何种分娩方式，都要做好新生儿窒息抢救的准备，胎儿娩出后，及时清理干净口咽及呼吸道内容物，以防发生胎粪吸入综合征及新生儿窒息。

3）在第三产程中，必须预防产后出血，在胎儿娩出前肩后立即静脉推注催产素（禁用麦角新碱），及时娩出胎盘并按摩子宫，观察血压变化，重视病人的主诉。

（六）产褥期护理

妊娠期高血压疾病孕妇在产褥期仍需继续监测血压，产后48 h内应至少每4 h观察一次血压。重度子痫前期的孕妇产后1～10天内仍有发生子痫的可能，故产后48 h内仍应继续硫酸镁的治疗。使用大量硫酸镁的孕妇，产后易发生子宫收缩乏力、恶露较常人多，因此应严密观察子宫复旧情况，严防产后出血。

（七）并发症观察与预防

1. 胎儿窘迫、胎盘早剥

1）指导孕妇加强营养，多取左侧卧位。合并胎儿生长受限（FGR）者，遵医嘱使用能量合剂、氨基酸等治疗。

2）嘱孕妇避免长时间取仰卧位，防止子宫静脉压升高，发生胎盘早剥及体位性低血压。

3）定时听取胎心音，教会孕妇自数胎动，发现胎心音异常或胎动过频、过少应及时报告，并根据病情给予氧气吸入。

4）观察有无腹痛及阴道流血，定时测量宫底高度及腹围大小。

5）遵医嘱及时送检尿雌三醇（E_3）或B超检查，了解胎盘功能及胎儿宫内情况。

6）分娩期密切观察胎心音变化及产程进展，必要时持续胎儿电子监护，并做好手术产及新生儿窒息的抢救准备。

2. 子痫

1）为孕妇创造一个舒适、安静的休息环境。置孕妇单人暗室，避免声、光刺激，保持病房安静，嘱孕妇绝对卧床休息，进行各项治疗及护理操作应相对集中进行，动作轻柔，以免诱发子痫发作。

2）监测并记录血压、脉搏、呼吸。

3）观察孕妇精神状态及神志变化，注意有无头晕、头痛、眼花、胸闷、恶心等自觉症状，有异常及时报告医生。

4）病室备好抢救物品，如压舌板、开口器、氧气、吸痰器、药物等。

5）按医嘱使用镇静、解痉、降压药物，并观察药物治疗效果，如发现血压不下降或进一步升高，及时报告医生处理。

6）发生子痫时，按医嘱使用硫酸镁或冬眠合剂，控制抽搐，给予氧气吸入。

7）防止损伤。床边加床档，防止坠床，用开口器或用纱布包裹的压舌板，置于孕妇上、下磨牙之间，防止抽搐时唇舌咬伤。抽搐时切勿暴力按压孕妇肢体，以免发生骨折；专人监护，监测并记录血压、脉搏、呼吸、体温，观察记录抽搐次数、持续及间歇时间、昏迷时间，填写特殊护理记录单，详细记录病情、检查结果及治疗经过；观察有无临产征象，并勤听胎心音。

五、结果评价

1）妊娠期高血压疾病孕妇的病情得到有效控制，未发生子痫、胎儿窘迫、胎盘早剥、早产、感染等并发症。

2）孕妇焦虑感减轻或消失，积极配合产前检查及治疗。

3）孕妇主动参与、配合治疗，获取自我护理的知识和技能，无发生穿刺感染、胎儿损伤等并发症。

（广州市第一人民医院 曾艳华）

第六节 羊水粪染行羊水置换术患者的护理

当胎儿在子宫内由于缺氧致肠蠕动加快，肛门括约肌松弛引起胎粪排入羊水中。因此，羊水胎粪污染即为胎儿窘迫的征象之一。传统的处理方法除了给孕妇供氧、左侧卧位及尽快采取剖宫产外，对如何改变羊水量和性质，防治胎儿窘迫尚缺乏很好的对策。

随着羊膜腔输液及羊水置换技术在产科应用的日益推广，将该方法应用于羊水胎粪污染的治疗，能在短时间内补充羊水量至正常，直接改善胎儿宫内生存环境，并缓解了宫缩对胎盘、脐带受压所引起的循环障碍，有效改善胎心变异、延长减速，纠正胎儿酸中毒。同时输入的液体能稀释羊水中稠厚颗粒状物，使胎儿娩出时鼻咽部分泌物稀薄易吸出，减少了胎儿声门下胎粪吸入及胎粪吸入综合征的发生，从而有效预防新生儿窒息，并显著降低因胎儿窘迫所致剖宫产率和围产儿死亡率，是一种安全、有效、适于推广的技术。

一、护理评估

（一）病史

询问产妇的一般情况，如年龄、末次月经、孕产史、药物过敏史及慢性病史等；评估本次妊娠经过及健康状况，收集专科病史，了解有无产科合并症及并发症，曾进行过何种治疗；了解阴道流液的时间、量和性状。

（二）身心状况

（1）生命体征监测

定时测量体温、脉搏、呼吸和血压，若体温超过37.5 ℃提示产妇可能有感染，应及时报告医生，暂缓手术。

（2）临床症状

评估阴道流液的发生时间、量及性质；有无伴子宫收缩，子宫收缩的强度、间隔时间；胎心率的变化及胎心电子监护的结果。

（3）体征

测量子宫底高度，判断子宫大小是否与孕周相符；测量骨盆各径线，排除骨盆异常；肛诊检查：了解胎先露、先露高低、子宫颈扩张程度、胎头是否衔接等。

（4）心理社会评估

了解产妇及家属对羊水异常的认知程度，全面评估产妇的个体差异及心理社会方面的不同表现。因羊水粪染需要进行羊膜腔内灌注置换污染的羊水，产妇可有不同程度的紧张和焦虑情绪，担心母婴安全，加之对羊膜腔内灌注置换羊水的治疗方法缺乏了解，又怀疑其效果，因此，护士应注意做好心理疏导工作。

（三）辅助检查

血、尿常规检验，肝肾功能测定；凝血功能检查；心电图、胸部X光、B超，胎心电子监护（NST）。

二、可能的护理诊断

1. 知识缺乏

与缺乏羊水粪染治疗及护理知识，缺乏配合手术的知识有关。

2. 气体交换受损（胎儿）

与胎盘子宫的血流改变（脐带受压）或子宫—胎盘功能不良有关。

3. 焦虑

与担心胎儿安危和手术能否顺利有关。

三、预期目标

（1）孕妇对治疗及手术配合的知识增加，能够主动配合羊膜腔灌注治疗措施。

（2）孕妇子宫羊水污染情况得到改善，胎儿宫内缺氧得到纠正。

（3）孕妇能够运用有效的应对机制来控制焦虑。

四、护理措施

（一）孕妇监护

孕妇采取左侧卧位，间歇吸氧，严密监测胎心率及胎动变化，每隔15 min测量1次胎心率或行胎心电子监护。

（二）心理支持

护士主动向患者介绍主管医生及陪产人员，耐心听取患者的倾诉，对其顾虑和担忧表示理解和同情，并以和蔼可亲、认真负责的工作态度取得病人的信任，建立良好的护患关系。行羊膜腔灌注前应向患者详细介绍其治疗目的、手术过程及安全性，特别交待术中配合注意事项，对过去治疗成功的实例加以宣传。在手术及产程中安排专人陪护，消除孕妇恐惧心理，增进其与医生和助产士的合作。

（三）羊水置换术的护理

1. 术前准备

1）羊水置换术前应测量体温、脉搏和血压，了解血常规检验结果，发现有感染情况应及时报告医生。根据医嘱指导病人做好各项检查。

2）外阴皮肤准备：用肥皂液及温水清洁外阴，再用高效碘溶液消毒外阴皮肤。

3）根据医嘱准备抗生素。因为羊水置换本身是一种介入性操作，而胎粪中有促进细菌增长因子，易诱发细菌性肺炎，所以，预防性应用抗生素对防治胎儿或新生儿吸入粪染羊水而引起肺部感染，并对防治母亲的潜在感染是十分必要的。对术中灌注氨苄青霉素者需行青霉素皮试，同时遵医嘱给予氨苄青霉素0.2 g静脉注射，每日2次。该药抗菌谱广，副反应小，对于预防和治疗母儿感染均有较好作用。

4）环境物品准备：操作前室间先进行紫外线空气消毒30 min，调节适宜室温及湿度，准备灭菌硅胶管2条（直径5 mm），三通阀1个，静脉滴注用0.9%氯化钠溶液500～1 500 mL（预热至37 ℃）。

2. 经阴道羊膜腔灌注及羊水置换术配合

（1）操作方法

灌注前行B超了解胎盘位置，产妇取膀胱截石位，臀部稍抬高，严格消毒外阴和阴道并行骨盆内诊，排除骨盆狭窄、头盆不称及脐带脱垂后，经阴道从胎膜破口处将一导管沿宫颈及子宫下段缓缓送入，避开胎盘附着处，置管于胎儿肢体侧，置管时尽量放出被胎粪污染的羊水。将一条导管末端经三通阀与置换液装置连接，以10～20 mL/min速度输注37 ℃0.9%氯化钠溶液，另一条导管则放出宫腔内被胎粪污染的液体，如此循环，直至放出的宫腔液接近清亮为止。与此同时，于孕妇臀下放置一聚血盆以便收集外流液体量并观察其性状，认真记录灌注液总量。根据B超动态监测羊水指数的变化来调节灌注液的量及速度，以免出现医源性羊水过多或宫内压力过高。

停止灌注时机：如输入液量500～1 000 mL已达到预期效果，液体放出量与输入量接近且羊水转清亮即可停止输注。若此时胎头已入盆者输液毕即可拔管，未入盆者待入盆后拔管。

灌注液体温度：保持灌注液体温度适宜是安全操作的重要环节，因冷刺激可引起宫缩不协调和胎动频繁及胎心率减慢，因此液体输入前应预热至37 ℃，输液中可用棉套包裹减少散热，以保持较为恒定的温度。

（2）过程监护

在羊水置换过程中应严密监测产程进展，保证在羊水置换后短时间内分娩。如宫缩乏力者，可按医嘱静脉滴注催产素调至最佳宫缩，并密切观察孕妇血压，派专人陪护在孕妇身旁并亲切交谈，分散其注意力，鼓励孕妇进食高热量易消化食物，并注意摄入足够水分，以保证体力充沛。可预防性供氧，如产妇过度紧张给予安定10 mg静注，有异常情况及时汇报医生。

（3）胎儿监护

由于羊水置换操作可引起胎儿心率减慢或脐带脱垂等并发症，故应予持续胎心电子监护。灌注前应评估基线胎心率，观察有否出现变异减速及晚期减速等。灌注后应及时评估胎心变异及晚期减速改善情况，并认真记录。当胎儿娩出时应做好新生儿窒息抢救的措施。

3. 严格无菌操作

凡术中所用敷料及器械均需经过灭菌处理，操作者应严格执行无菌操作制度，避免多次阴道操作或过多肛查。行破膜和灌注后，孕妇臀部应置无菌巾并及时更换，以防感染。

（四）羊水置换并发症的防治

当羊水置换输入的液体过多、过快时，可致医源性羊水过多和宫内压力过高，易诱发脐带脱垂。因此护士应注意调节输入速度使之与放液速度相近，宫腔内保留液体为700 mL左右。应用冷的灌注液可引起新生儿寒战和低体温，故应尽可能保持灌注液温度在37 ℃左右。羊水置换为一种介入性操作，需严格无菌操作，合并有感染者须应用抗生素控制感染。

五、护理评价

1）孕妇能够主动配合羊膜腔灌注治疗措施。

2）孕妇子宫羊水污染情况改善，胎儿情况好转，胎心率120~160次/min。

3）孕妇能够运用有效的应对机制来控制焦虑，情绪稳定。

（广州市第一人民医院　杨美英）

第七节　羊膜腔灌注治疗并发症的观察与护理

超声介入宫内诊断及治疗是在超声介导下，经母体腹壁穿刺或宫颈置管进入子宫羊膜腔内抽取羊水进行产前诊断，或注入药物/营养液对胎儿进行治疗的一种新技术。该技术具有创伤小、操作简便安全，且对改善围生儿预后效果明显等优点，故目前正越来越广泛地被应用于临床。但由于该技术的侵入性操作有可能引起胎膜早破、胎盘早剥、羊水栓塞、穿刺感染及胎儿损伤等并发症，这些并发症将构成对母儿健康与安全的威胁。为了保障宫内治疗的顺利完成，将手术风险降至最低程度，医护人员应严格遵守治疗原则和操作规程，对接受宫内治疗的对象进行认真细致的观察与护理，一旦发生下述并发症应给予及时正确地处理。

一、胎膜早破

胎膜早破是羊膜腔灌注术较为常见的并发症之一，其发生原因大多是由于羊膜腔灌注术中输注液体速度过快或输入液量过多而造成医源性羊水过多，宫腔内压力急剧增高所致。因此，术中操作者应严格控制灌注速度和输入液量，灌注速度以2~3 mL/min为宜，输入液量一般以B超测定羊水指数≥8，同时术中应监测宫内压力维持在正常孕周水平为宜（参见第六章）。当患者接受羊膜腔灌注术后应卧床休息1 h，严密观察有无阴道流液或子宫收缩。一旦发生胎膜早破，应做好以下护理：

1）胎先露未衔接者绝对卧床，并协助垫高臀部，避免增加腹压的动作，防止脐带脱垂造成胎儿缺氧或宫内窘迫。

2）仔细观察羊水性状、颜色及量，严密监测胎心率及胎动变化。

3）保持外阴清洁，每日2次用高效碘溶液擦洗外阴，勤换消毒会阴垫，预防上行性感染。

4）对孕<35周胎膜早破者，遵医嘱给地塞米松促进胎肺成熟。

5）有的孕妇可因担心胎膜早破的不良后果而产生焦虑或恐惧的心理，护士应及时给予安慰并指导患者正确应对突如其来的病情变化。

二、脐带脱垂

脐带脱垂是羊膜腔灌注术严重的并发症，对胎儿的生命安全将构成严重威胁。在孕妇胎膜已破的情况下持续羊膜腔输液或进行羊水置换，使阴道流液量增加，此时脐带有顺水（势）下滑，在胎先露与产道之间受压而使胎盘循环降低的可能。此外，由于操作者导管放置不当或孕妇本身脐带过长隐性脱垂也是造成脐带脱垂的原因之一。其预防及护理措施是：

1）操作者在实施羊膜腔灌注术中应严格控制羊水替代液灌注速度，不能过快。若为羊水置换应注意调节输液速度与放液速度相近，当B超测定羊水指数≥8时，根据阴道流水情况调节8~10滴/min的速度维持滴注为宜。术中应密切监测胎心率变化。

2）胎膜早破孕妇在期待治疗期间必须严格卧床，左侧卧位，必要时抬高臀部，由护士提供生活护理。遵医嘱给予静滴或口服宫缩抑制剂，严密监测胎动、胎心率变化，及时发现胎儿宫内窘迫。

3）孕妇临产后进行持续胎心监护，若发生脐带先露或脐带脱垂，应立即采取措施在数分钟内结束分娩，并做好新生儿复苏和复苏后护理，确保新生儿安全。

三、早产

早产是羊膜腔穿刺术另一常见并发症。由于羊膜腔穿刺对子宫有一定的刺激作用，可诱发宫缩，同时羊水渗漏至羊膜与绒毛之间，也可引起炎症反应而导致早产。因此，应对行羊膜腔穿刺术的孕妇落实以下措施以避免早产的发生。

1）于羊膜腔穿刺前30 min给予孕妇口服硫酸舒喘灵4.8 mg，术后继续口服硫酸舒喘灵2.4 mg，每8 h 1次，连服3~5天，用以舒张子宫平滑肌，抑制宫缩，预防早产的发生。

2）妊娠未足月者术后卧床休息3天，左侧卧位，由护理人员提供生活护理，指导孕妇避免增加腹压的动作，坚持每日自我胎动监测。

3）术后密切观察孕妇有无子宫收缩及阴道流血，重视其主诉，如感觉有下腹坠胀、隐痛或阴道流血等异常，须警惕早产先兆。应注意观察其腹痛的部位及性质，正确辨别穿刺点疼痛与子宫收缩引起的疼痛，并及时采取供氧、抑制宫缩等措施。若妊娠不足36周者宜给予硫酸镁、硝苯地平等安胎治疗，用药期间必须密切注意孕妇血压及胎儿情况的变化，应告诉患者使用上述药物的副作用与应对办法。

4）若早产已不可避免，应综合考虑采取更利于胎儿安全的分娩方式。如经阴道分娩者应尽量缩短产程，可选择产钳和会阴切开术使胎儿及早娩出，从而减少分娩过程中对胎头的压迫。产程中给孕妇供氧，慎用镇静剂，避免发生新生儿呼吸抑制，同时做好早产儿的复苏和保暖护理。

四、宫内感染

羊膜腔穿刺术是一种有创操作，病原微生物有可能通过子宫壁→胎盘→胎儿血循环或胎膜、羊水→脐带、胎盘→胎儿血循环的途径，导致宫腔内发生感染，若为胎膜早破和胎粪污染者也可并发宫内感染。因此，无论经腹还是经宫颈羊膜腔灌注，始终存在感染的潜在危险，尤其是妊娠合并糖尿病孕妇使用地塞米松后，容易引起高血糖使感染更易发生。由于宫内感染对母儿的危害极大，可致胎膜早破、早产、难产及产褥感染等，并可致围生儿窒息、感染，使围生儿发病率和死亡率增加。因此，应高度重视宫内感染的预防，切不可掉以轻心。

在临床中，该类宫内感染患者的临床征象不易被察觉，有时要待胎膜早破后48～72 h或临产后才出现症状，主要表现为阴道排液呈脓性或有腐臭味，产妇发热、无原因的产妇心率加速，子宫偶有压痛，胎心率可能加快。对该类患者预防和控制宫内感染应做好以下措施：

1）对胎膜早破时间超过24 h或已有临床感染或感染征兆者不宜应用羊膜腔输液或羊水置换方法，以免引起或加重感染。

2）在施行羊膜腔穿刺灌注时操作者应严格无菌操作，可加用抗生素预防感染，尤其在胎膜早破情况下，必须使用广谱抗生素预防和控制感染。

3）术后严密监测孕妇体温、脉搏、血象及血糖变化。每天测量体温2次，定期复查血常规、C反应蛋白和血糖。若体温升高、心率加速应考虑感染存在。如为胎膜早破者，要注意观察羊水的性状和气味，常规给予抗生素预防感染，保持外阴清洁，每日用高效碘溶液清洗外阴。一旦出现感染征兆，应积极抗炎治疗，并及时终止妊娠。在胎儿娩出前要做好窒息抢救的准备。

4）加强对胎儿宫内情况的监护，每日自我胎动计数，定期测胎心率，并进行电子胎儿监护和生物物理评分，若出现胎心率加快应警惕宫内感染，及时予孕妇供氧，左侧卧位，胎儿娩出后及早应用抗生素。

五、羊水栓塞

由于羊膜腔穿刺时子宫壁受损处静脉窦可能成为羊水进入母体的通道，使孕妇具有发生羊水栓塞的潜在危险，虽然其发生率极低，但后果异常严重。一旦羊水进入母体血循环可引起肺栓塞、休克和发生弥散性血管内凝血、肾功能衰竭等危害。孕妇的主要临床表现为：在术中或术后突然出现烦躁不安、寒战、呛咳、紫绀和呼吸困难，继而迅速出现循环衰竭、休克或昏迷。其预防及紧急处理措施如下：

1）操作者进行羊膜腔穿刺手术时应避免粗暴操作，宜选择较细之穿刺针，在超声引导下力争一针穿刺成功，最多2针，尽可能减少对子宫壁血管的损伤，从而避免羊水从受损的血管处进入母体血循环而引起栓塞。对穿刺部位无法回避胎盘者，可选择在胎盘相对较薄处进针，为安全起见，不应重复穿刺，灌注需特别慎重。

2）羊膜腔灌注术中应严格控制输液速度及输液量，注入羊膜腔内的药液量原则上应与抽出的羊水量相等，避免由于医源性羊水过多，宫内压过高引起胎膜早破。特别是孕妇临产后进行羊水置换更应严格按照正确的方法进行宫内输液，让羊水缓慢流出，防止因输液过快过多导致宫内压增加，促使羊水从破损的宫颈内膜静脉处进入母体血循环。

3）对宫缩乏力需静脉滴注催产素者，应有专人严密监护，注意调节滴速至最佳宫缩，避免宫缩过强或强直性宫缩，并密切观察孕妇血压及胎儿宫内状况。

4）一旦发生羊水栓塞，即应停止羊膜腔手术操作，并配合医生做好抢救：①氧气供给，安置患者半卧位，采用面罩正压吸氧，必要时行气管插管或气管切开，防止肺水肿，并改善脑缺氧；②建立静脉通道，及早使用盐酸罂粟碱、酚妥拉明、硫酸阿托品等解痉剂，以解除肺动脉高压；③抗过敏，遵医嘱静脉注射地塞米松或氢化可的松；④抗休克，使用低分子右旋糖酐补充血容量，若血压仍不回升，首选多巴胺静滴，以改善微循环；⑤保护心肌，防止心衰，可应用西地兰或毒毛旋花子甙K，以增强心肌收缩力，同时使用速尿帮助消除肺水肿；⑥适时补充凝血因子，抗纤溶治疗；⑦严密监测患者生命体征变化，并做好记录。

六、胎盘早剥

羊膜腔灌注术中由于过量输注羊水替代液，可致医源性羊水过多而诱发宫缩及胎盘早剥。此外，穿刺不当引起胎盘后血肿，也可导致胎盘早剥，故应严格限制输入量及加强监测。进行羊膜腔穿刺应尽量避开胎盘，遇到前壁胎盘无法回避时，应选择相对较薄部位进针，并避免重复穿刺。灌注前后必须仔细检查胎盘变化情况，通过B超观察有否胎盘后血肿形成。术中及术后均应严密监护孕妇及胎儿情况，重视孕妇腹胀、腹痛等主诉，并加以分析观察，若有怀疑应及时报告医生处理。

（广州市第一人民医院 黄志红）

参 考 文 献

爱新觉罗毓星. 计划生育超声诊断学. 北京：科学技术文献出版社，1997

包立华，王敬. 羊膜腔输液及羊水置换治疗妊娠晚期羊水过少临床研究. 山东医药，2001，41（17）：13～14

陈勉予，黄志红. 羊膜腔内灌注治疗羊水过少的护理32例. 实用护理杂志，2002，（18）10：29

陈淑贤，张玉洁，祝琳. 羊膜腔灌注术改变重度子痫前期围生儿的结局分析. 中国优生与遗传，2005，13（7）：87～88

邓玲红，张玉洁，祝琳，等. 羊膜腔灌注用于重度子痫前期的治疗观察［J］. 中国基层医药，2006，13（02）：289～290

邓玲红，张玉洁，祝琳，等. 羊膜腔灌注治疗重度子痫前期围生儿的结局分析［J］. 中国妇幼保健，2006，21（20）：2867～2869

郭秋云，丁孝娥，王谢桐. 早发型妊高征的围产期管理及妊娠结局. 中国妇幼保健，2004，19（9）：30～31

黄怀宇. 妇产科护理学. 第四版. 广州：广东人民出版社，1999

解左平，金社红，张秀兰，等. 超声引导下经腹羊膜腔内灌注治疗羊水过少的临床应用. 中华超声影像学杂志，2004，（13）2：142～143，330～339

康佳丽，卢丽娜，张玉洁，等. 介入性超声羊膜腔内治疗与母儿安危评估. 中华超声影像学，1999，8（6）：341～343

乐杰. 妇产科学. 第6版. 北京：人民卫生出版社，2005

乐杰. 妇产科学. 第6版. 北京：人民卫生出版社，2004

李宝瑜，韦枝红，周霞平. 羊膜腔穿刺注药促胎肺成熟治疗的护理. 现代医院，2005，（5）7：106～107

卢丽娜，张玉洁，康佳丽，等. 羊膜腔内输注氨基酸治疗胎儿宫内发育迟缓. 中华妇产科杂志，2000，

35（5）：297～298

陆国辉．产前遗传病诊断．广州：广东科技出版社，2002

马旭，王毅，王琳，等．经母血采集胎儿细胞行产前诊断的最佳时间探讨．中华妇产科杂志，1997
（32）：425

苏应宽，徐增祥，江森．实用产科学．第2版．济南：山东科学技术出版社，2004

汪树德，赵云，王惠珠．B超监测羊膜腔滴注林格氏液治疗32～36周胎膜早破的临床观察．实用医学杂
志，2005，16（21）：1772～1773

王蕴慧，张睿，张建平，等．羊膜腔穿刺及脐带穿刺术在高危妊娠中的应用体会．中山医科大学学报，
2002，23（5S）

王兆莉，简美好．羊膜腔内输液治疗羊水过少的护理．实用护理杂志，1997，（13）7：360～361

肖雁冰，孙丽君，刁英．羊膜腔灌注术治疗产时羊水过少40例分析．中国实用妇科与产科杂志，2000，
16（8）：475～476

杨虹，谢庆煌，卢海英，等．经腹羊膜腔输液治疗孕中晚期羊水过少．实用妇产科杂志，2004，1
（20）：60～61

张惜阴．实用妇产科学．第2版．北京：人民卫生出版社，2003

张秀兰，谢文娟，周夫群，等．经腹羊膜腔内灌注术扩充羊水后母儿围产结局研究．中华围产医学杂
志，2004，2（7）：87～88

赵黎敏．B超介导羊膜腔内灌注扩充羊水的护理．护士进修杂志，2003，9（18）：831

赵三存，艾林英，张惠琴，等．产程中持续内监护下行羊膜腔输液及羊水置换治疗胎儿窘迫［J］．中华
妇产科杂志，2000，35（1）：20～22

赵三存，李芳，艾林英．羊膜腔输注药物治疗羊水过少并发胎儿窘迫的临床效果观察．中华妇产科杂
志，2006，41（6）：391～393

郑修霞．妇产科护理学．第4版．北京：人民卫生出版社，2002

郑修霞．妇产科护理学．第4版．北京：人民卫生出版社，2006

朱宝馀，符玉良，何惠仪，等．羊膜腔内输液及其压力测定治疗胎膜未破羊水过少的临床意义．中华医
学杂志，1998，78（10）：776～778